临床路径释义

血液内科分册

主　编　黄晓军

中国协和医科大学出版社

图书在版编目（CIP）数据

临床路径释义·血液内科分册/黄晓军主编. —北京：中国协和医科大学出版社，2016.4

ISBN 978-7-5679-0524-5

Ⅰ. ①临…　Ⅱ. ①黄…　Ⅲ. ①临床医学-技术操作规程 ②血液病-诊疗-技术操作规程　Ⅳ. ①R4-65

中国版本图书馆CIP数据核字（2016）第051492号

临床路径释义·血液内科分册

主　　编： 黄晓军
责任编辑： 许进力　王朝霞

出版发行： 中国协和医科大学出版社
（北京东单三条九号　邮编100730　电话65260378）
网　　址： www.pumcp.com
经　　销： 新华书店总店北京发行所
印　　刷： 北京佳艺恒彩印刷有限公司

开　　本： 787×1092　1/16开
印　　张： 16.25
字　　数： 229千字
版　　次： 2016年7月第1版　　2016年7月第1次印刷
定　　价： 68.00元

ISBN 978-7-5679-0524-5

《临床路径释义》丛书指导委员会名单

《临床路径释义》丛书编辑委员会名单

《临床路径释义·血液内科分册》编审专家名单

编写指导委员会委员（按姓氏笔画排序）

王　迎　中国医学科学院血液学研究所血液病医院
王建祥　中国医学科学院血液学研究所血液病医院
王健民　上海长海医院
吴德沛　苏州大学附属第一医院
邹　萍　武汉协和医院
邵宗鸿　天津医科大学总医院
赵永强　北京协和医院
黄晓军　北京大学人民医院

主　编　黄晓军

编　委（按姓氏笔画排序）

王　迎　中国医学科学院血液学研究所血液病医院
王建祥　中国医学科学院血液学研究所血液病医院
王峰蓉　北京大学人民医院
卢　静　上海长征医院
朱　军　北京大学肿瘤医院
江　浩　北京大学人民医院
李军民　上海瑞金医院
李建勇　南京医科大学第一附属医院
吴德沛　苏州大学附属第一医院
宋　嘉　天津医科大学总医院
陈　丽　上海瑞金医院
邵宗鸿　天津医科大学总医院
苗　瞄　苏州大学附属第一医院
郑　文　北京大学肿瘤医院

胡　豫　武汉协和医院
侯　明　山东大学齐鲁医院
侯　健　上海长征医院
洪　梅　武汉协和医院
秦　平　山东大学齐鲁医院
黄晓军　北京大学人民医院
缪扣荣　南京医科大学第一附属医院

总　序

作为公立医院改革试点工作的重要任务之一，实施临床路径管理对于促进医疗服务管理向科学化、规范化、专业化、精细化发展，落实国家基本药物制度，降低不合理医药费用，和谐医患关系，保障医疗质量和医疗安全等都具有十分重要的意义，是继医院评审、“以病人为中心”医院改革之后第三次医院管理的新发展。

临床路径是应用循证医学证据，综合多学科、多专业主要临床干预措施所形成的“疾病医疗服务计划标准”，是医院管理深入到病种管理的体现，主要功能是规范医疗行为、增强治疗行为和时间计划、提高医疗质量和控制不合理治疗费用，具有很强的技术指导性。它既包含了循证医学和“以病人为中心”等现代医疗质量管理概念，也具有重要的卫生经济学意义。临床路径管理起源于西方发达国家，至今已有20余年的发展历史。美国、德国等发达国家以及我国台湾、香港地区都已经应用了大量常见病、多发病的临床路径，并取得了一些成功的经验。20世纪90年代中期以来，我国北京、江苏、浙江和山东等部分医院也进行了很多有益的尝试和探索。国内外的实践证明，实施临床路径管理，对于规范医疗服务行为，促进医疗质量管理从粗放式的质量管理，进一步向专业化、精细化的全程质量管理转变具有十分重要的作用。

经过一段时间临床路径试点工作，对适合我国国情的临床路径管理制度、工作模式、运行机制以及质量评估和持续改进体系进行了探索。希望通过《临床路径释义》一书，对临床路径相关内容进行答疑解惑及补充说明，帮助医护人员和管理人员准确地理解、把握和正确运用临床路径，起到一定的作用。

马晓伟

序 言

开展临床路径工作是用于医务保健优化、系统化、标准化和质量管理的重要工具之一。临床路径在医疗机构中的实施为医院管理提供标准和依据，是医院管理的抓手，是实实在在的医院内涵建设的基础，是一场重要的医院管理革命。

在医院管理实践中，规范医疗行为、提高医疗质量、降低医疗费用、防止过度医疗是世界各国都在努力解决的问题。研究与实践证明，临床路径管理是解决上述问题的有效途径，尤其在整合优化资源、节省成本、避免不必要检查与药物应用、建立较好医疗组合、减少文书作业、减少人为疏失、提高医疗服务质量等诸多方面具有明显优势。因此，实施临床路径管理在医改中扮演着重要角色。国家卫计委于2011年1月公布的《2011年卫生工作要点》中特别把"继续制定常见病、多发病临床路径，增加实施病种数量，扩大临床路径实施覆盖面"作为一项公立医院的改革任务来布置。到目前为止，临床路径试点工作已进行两年多。对绝大多数医院而言，这是一项全新的、有挑战性的工作，不可避免地会遇到若干问题，既有临床方面的问题，也有管理方面的问题，尤其对临床路径的理解需要统一思想，在实践中探索解决问题的最佳方案。

为更好地贯彻国务院办公厅医药卫生体制改革的有关精神，帮助各级医疗机构开展临床路径管理，保证临床路径试点工作顺利进行，受卫计委委托，中国医学科学院承担了组织编写《临床路径释义》的工作。中国协和医科大学出版社在组织专家编写《临床路径释义》过程中，根据《临床路径》及《临床路径释义》内容，又组织国内临床药学、药理专家共同编写了《临床路径治疗药物释义》，就临床路径及释义的"治疗方案选择"、"选择用药方案"中所涉及药物相关信息做了补充说明。

由于历史、教育、培训、管理等方方面面的原因，血液病的临床管理缺乏有效规范，总体上不容乐观。两年前出版的《临床路径治疗药物释义·血液病分册》就是该丛书中的重要一本，已在临床工作中起到了重要的指导作用。近年来，卫计委不断推进临床路径管理工作，目前发布的临床路径已增至400余个病种。随之，血液病专业领域发展迅速，各指南、共识更新，为配合广大临床工作者的实际需要，卫计委再次委托中国医学科学院，由中国协和医科大学出版社组织专家对《临床路径释义·血液病分册》进行再版编写。专家们按疾病最新指南及共识对于第一版的2个病种释义做了修订；并新增9个新病种的治疗释义，以指导临床医生规范诊治。新版《临床路径释义·血液病分册》增加了给药方案列表，用示意图展示并加以扩展说明，力图使基层医师"看得懂、学得会、用得上"，从而增强了"路径"的实用性。这本再版"临床路径释义"可以帮助血液病从业人员更加准确地理解、解读临床路径的每一个具体操作流程，把握和正确运用临床路径，使临床路径的实施真正起到规范医疗行为、提高医疗质量的作用。

中国工程院　院士

江苏省血液研究所 所长

前 言

开展临床路径工作是我国医药卫生改革的重要举措。临床路径在医疗机构中的实施为医院管理提供标准和依据，是医院管理的抓手，是实实在在的医院内涵建设的基础，是一场重要的医院管理革命。

为更好地贯彻国务院办公厅医疗卫生体制改革的有关精神，帮助各级医疗机构开展临床路径管理，保证临床路径试点工作顺利进行，自2011年起，受国家卫生和计划生育委员会委托，中国医学科学院承担了组织编写《临床路径释义》的工作。

在医院管理实践中，提高医疗质量、降低医疗费用、防止过度医疗是世界各国都在努力解决的问题。重点在于规范医疗行为，抑制成本增长与有效利用资源。研究与实践证实，临床路径管理是解决上述问题的有效途径，尤其在整合优化资源、节省成本、避免不必要检查与药物应用、建立较好医疗组合、提高患者满意度、减少文书作业、减少人为疏失等诸多方面优势明显。因此，临床路径管理在医改中扮演着重要角色。2011年1月，卫生部公布的《2011年卫生工作要点》中特别把“继续制定常见病、多发病临床路径，增加实施病种数量，扩大临床路径实施覆盖面”作为一项公立医院的改革任务来布置。2015年2月，国家卫计委发布《关于印发进一步改善医疗服务行动计划的通知》，明确要求两年后，所有三级医院和80%的二级医院均要实行临床路径管理。实现患者明白就诊，至2017年底，所有三级医院和80%的二级医院实行临床路径管理，三级医院50%的出院患者和二级医院70%的出院患者按照临床路径管理。

到目前为止，临床路径试点工作已进行一段时间，对绝大多数医院而言，这是一项有挑战性的工作，不可避免地会遇到若干问题，既有临床方面的问题，也有管理方面的问题，最主要是对临床路径的理解一致性问题。这就需要统一思想，在实践中探索解决问题的最佳方案。临床路径释义是对临床路径的答疑解惑及补充说明，目的是帮助试行临床路径医疗单位的医护人员和管理人员，能够准确地理解、把握和正确运用临床路径，解读每一个具体操作流程，合理配置医疗资源规范医疗行为，提高医疗质量，保证医疗安全。

本书由黄晓军教授等数位知名专家亲自编写审定。编写前，各位专家认真研讨了临床路径在试行过程中各级医院所遇到的有普遍性的问题，在专业与管理两个层面，从医师、护士、患者多个角度进行了释义和补充，供临床路径管理者和实践者参考。

对于每个病种，我们补充了“疾病编码”和“检索方法”两个项目，将临床路径表单细化为“医师表单”、“护士表单”和“患者表单”，并对临床路径及释义中涉及的“给药方案”进行了详细地解读，即细化为“给药流程图”、“用药选择”、“药学提示”、“注意事项”、“参考文献”。

疾病编码可以看做适用对象的释义，兼具标准化意义，使全国各医疗机构能够有统一标准，明确进入临床路径的范围。对于2009版临床路径公布时个别不准确的编码我们也给予了修正和补充。例如，原临床路径文件中的“肝硬化腹水”，其ICD-10编码“K74伴有R18”。这组编码虽然表明肝硬化腹水，但它把一些特定病因的肝硬化腹水排除在外，因此在释义中给予修改，增加了特定病因的肝硬化腹水编码，使其更加准确。增加“检索方法”是为了使医院运用信息化工具管理临床路径时，可以全面考虑所有因素，避免漏检、误检数据。这样医院检索获取的数据能更完整，也有助于卫生行政部门的统计和考核。

依国际惯例，表单细化为“医师表单”、“护士表单”和“患者表单”，责权分明，便于使用。这些仅为专家的建议方案，具体施行起来，各医疗单位还需根据实际情况修改。

实施临床路径管理意义重大，但也艰巨而复杂。在组织编写这套释义的过程中，我们对此深有体会。因时间和条件限制，书中不足之处难免，欢迎同行诸君批评指正。

编　者

2016年5月

目 录

第一章　特发性血小板减少性紫癜临床路径释义

一、特发性血小板减少性紫癜（ITP）编码

特发性血小板减少性紫癜（ITP）是一种自身免疫性血小板减少性紫癜，是体内产生抗血小板表面某些糖蛋白（如 gpⅠb、gpⅡb/Ⅲa 等）的自身抗体，主要通过Ⅱ型超敏反应而损伤血小板，导致出血性疾病。

疾病名称及编码：特发性血小板减少性紫癜（ITP）D69.3 或 O99.1（O99.1 需要加细目。原临床路径编码 ICD-10：D69.3）。

二、临床路径检索方法

D69.3 或 O99.1（O99.1 需要加细目），不包括经治疗后，血小板仍持续低于 20×10^9/L 并大于 2 周，此情况退出该路径。

三、特发性血小板减少性紫癜临床路径标准住院流程

（一）适用对象

第一诊断为特发性血小板减少性紫癜（ITP）（ICD-10：D69.3）。

释义

■ 适用对象编码参见第一部分。

■ 特发性血小板减少性紫癜，现称原发性免疫性血小板减少症（ITP）。

■ 本路径适用对象为新诊断的原发性免疫性血小板减少症，即确诊后 3 个月以内的原发性免疫性血小板减少症，不包括继发性血小板减少症患者。

■ 合并轻度缺铁性贫血的患者，如果是因为血小板减少所致慢性出血，除外其他系统严重疾病，不影响第一诊断的可以进入本路径。

（二）诊断依据

根据《血液病诊断及疗效标准》（张之南，沈悌主编. 第 3 版. 科学出版社，2008）和《美国血液学会免疫性血小板减少症循证实践指南（2011 版）》［Blood，2001，117（16）：4190-207］，《临床诊疗指南 · 血液学分册》（中华医学会编. 人民卫生出版社，2008）。

1. 病史。
2. 多次检查血小板计数减少（包括血涂片）。
3. 脾脏不大或轻度增大。
4. 骨髓检查巨核细胞数增多或正常，有成熟障碍。

5. 排除血小板减少的其他原因。

释义

■ 近年来ITP的诊断标准有所更新，目前的诊断标准是根据《成人原发免疫性血小板减少症诊断与治疗中国专家共识（2012年版）》[中华医学会血液学分会血栓与止血学组. 中华血液学杂志，2012，33（11）：975-977] 和《美国血液学会免疫性血小板减少症循证实践指南（2011版）》[Blood，2011，117（16）：4190-4207]。

■ 目前的诊断标准：①至少2次化验血小板计数减少，血细胞形态无异常；②体检脾脏一般不增大；③骨髓检查巨核细胞数正常或增多，有成熟障碍；④排除其他继发性血小板减少症。

■ 血细胞减少一般为单纯性血小板减少，有时可能伴有轻度的缺铁性贫血，如伴有白细胞减少等异常，需要考虑其他血液系统疾病的可能。如果没有任何出血倾向，注意除外假性血小板减少的可能。血涂片注意观察是否存在细胞形态的异常，这是与其他血液系统疾病鉴别最为简单便捷的筛选方法。

■ 查体或B超检查如果发现脾脏明显增大，则患者诊断为ITP的可能性不大，需要进一步除外其他疾病的可能。

■ 目前巨核细胞数量的正常标准是每张骨髓涂片上巨核细胞数量7~35个，但是血涂片的厚薄、涂片面积大小都可能影响结果。注意只有部分患者巨核细胞明显增多，亦即巨核细胞数量正常不能除外ITP的诊断；但是如果巨核细胞数量明显减少，则ITP的可能性较小，需要仔细排查其他血液系统疾病，如再生障碍性贫血等。

■ 其他导致血小板减少的原因很多，需要进行仔细的甄别和排查。包括：假性血小板减少、先天性血小板减少、自身免疫性疾病、甲状腺疾病、药物诱导的血小板减少、同种免疫性血小板减少、淋巴系统增殖性疾病、骨髓增生异常（再生障碍性贫血和骨髓增生异常综合征等）、恶性血液病、慢性肝病脾功能亢进、血小板消耗性减少、妊娠血小板减少及感染等所致的继发性血小板减少。

（三）选择治疗方案的依据

根据《邓家栋临床血液学》（邓家栋主编. 上海科学技术出版社，2001）和《美国血液学会免疫性血小板减少症循证实践指南（2011版）》[Blood，2001，117（16）：4190-4207]，《临床诊疗指南·血液学分册》（中华医学会编. 人民卫生出版社，2008）。

1. 糖皮质激素作为首选治疗：可常规剂量或短疗程大剂量给药。

2. 急症治疗：适用于严重、广泛出血；可疑或明确颅内出血；需要紧急手术或分娩者。

（1）静脉输注丙种球蛋白。

（2）输注血小板。

释义

■ 近年来ITP的治疗有很大进展，目前的治疗依据《成人原发免疫性血小板减少症诊断与治疗中国专家共识（2012年版）》［中华医学会血液学分会血栓与止血学组. 中华血液学杂志，2012，33（11）：975-977］和《美国血液学会免疫性血小板减少症循证实践指南（2011版）》［Blood，2001，117（16）：4190-207］。

■ 新诊断ITP的一线治疗药物包括糖皮质激素和免疫球蛋白。大部分患者对激素治疗能获得治疗反应，缺点是疗效一般不能持续，多数终将复发。常规剂量激素疗程一般不大于1个月，以避免严重的激素副作用。

■ 免疫球蛋白是目前已知的能够最快起效，提高血小板计数的药物，同样很少有持久疗效，而且价格昂贵，因此一般不作为常规使用，多用于紧急情况需要尽快提高血小板计数，使患者脱离严重出血风险的情况。

■ 血小板输注一般效果较差，需要从严掌握指征，多在出现危及生命的出血或术前需要立即提高血小板计数的情况下应用。

■ ITP的急症治疗还应包括大剂量甲泼尼龙，1.0g/d×3d。

■ ITP的急症治疗还包括重组人活化凝血因子Ⅶ（rhFⅦa），一般用于出血较重、静脉输注大剂量甲泼尼龙、丙种球蛋白和输注血小板无效的患者，病情危急者可联合应用以上治疗措施。

（四）临床路径标准住院日为14天内

释义

■ ITP患者入院后，第1~2天完善外周血及骨髓检查，尽量同时开始给予治疗；在第3~13天继续给予相应治疗，期间复查血小板计数；第14天左右血小板计数恢复后出院。总住院时间不超过15天均符合路径要求。

（五）进入临床路径标准

1. 第一诊断必须符合ICD-10：D69.3特发性血小板减少性紫癜疾病编码。

2. 血液检查指标符合需要住院指征：血小板数<20×10^9/L，或伴有出血表现或出血危险（如高血压、消化性溃疡等）。

3. 若患者同时具有其他疾病诊断，但在住院期间不需要特殊处理，也不影响第一诊断的临床路径流程实施，可以进入临床路径。

释义

■ 血小板计数>20×10^9/L的年轻患者（年龄<60岁），如果不伴有血小板功能异常，很少单纯因为血小板数量的减少发生危及生命的出血，因此将该标准作为住院治疗的标准。但需要注意老年患者血管弹性差，合并症多，仍有可能在血小板计数>20×10^9/L时出现严重的出血。存在高血压、消化性溃疡等可能导致严重出血的合并症时，应积极治疗和处理相应疾病，减少出血风险。

■ 经入院常规检查发现以往所没有发现的疾病，而该疾病可能对患者健康影响更为严重，或者该疾病可能影响本路径实施的，暂不宜进入本路径。若既往患有上述疾病，经合理治疗后达到稳定，抑或目前尚需要持续用药，但不影响该病预后和路径实施的，则可进入本路径。但可能会增加医疗费用，延长住院时间。

（六）明确诊断及入院常规检查需2~3天（指工作日）

1. 必须检查的项目：

（1）血常规、尿常规、便常规+潜血。

（2）肝肾功能、电解质、凝血功能、输血前检查、血沉、血涂片、血型、自身免疫系统疾病筛查。

（3）X线胸片、心电图、腹部B超。

2. 发热或疑有感染者可选择：病原微生物培养、影像学检查。

3. 骨髓形态学检查。

释义

■ 三大常规中血常规有助于判断是否为单纯性血小板减少，是否合并小细胞低色素性贫血，如果合并白细胞减少，则ITP可能性不大。尿便常规有助于判断是否患者存在泌尿道及胃肠道出血，用以评估患者的出血情况。

■ 肝肾功能及电解质用于判断患者是否合并其他疾病，并了解患者一般情况。凝血功能检查有助于判断患者是否合并凝血功能异常，明确患者出血风险。患者住院期间可能需要输注血小板或来源于血液的免疫球蛋白，因此需要进行输血前检查和血型检查备用。需要输注血小板时，签输血同意书、做血型及输血前检查。

■ 病毒学检查主要包括人类免疫缺陷病毒、丙型肝炎病毒及巨细胞病毒，主要用于排除病毒感染所致的继发性血小板减少。

■ 自身免疫系统疾病的筛查主要包括ENA抗体谱，抗双链DNA抗体、抗核抗体、抗心磷脂抗体等，主要用于除外可能导致血小板减少的自身免疫性疾病，因为ITP目前仍为排除性诊断，因此为避免误诊，本类检查属于必须检查的项目。

■ X线胸片有助于明确肺部情况，是否合并肺部感染；心电图用于筛查患者是否合并心脏疾病；腹部B超则用于明确患者是否合并肝脾肿大及其他腹部脏器的异常，这也是ITP诊断标准的重要组成部分。

■ 发热或疑有感染者可选择：病原微生物培养、影像学检查。很多 ITP 患者发病前有细菌或病毒感染的症状和体征，如果患者存在发热或疑有感染，需要进行病原微生物培养和影像学检查，明确感染情况，为后续抗感染治疗提供依据。

■ 骨髓形态学检查是 ITP 国内诊断标准之一，有助于鉴别患者是否为其他的血液系统疾病。其中巨核细胞的数量和成熟情况尤为重要。

（七）治疗开始于诊断第 1 天

（八）治疗选择

1. 糖皮质激素作为首选治疗：注意观察皮质激素的副作用并对症处理；防治脏器功能损伤，包括抑酸、补钙等。

（1）常规剂量［泼尼松 1mg/(kg · d) ］。

（2）短疗程大剂量给药（甲泼尼龙 1.0g/d×3d，或地塞米松 40mg/d×4d）。

2. 急症治疗：适用于严重、广泛出血；可疑或明确颅内出血；需要紧急手术或分娩者。

（1）静脉输注丙种球蛋白：0.4g/(kg · d)×5d 或 1.0g/(kg · d)×2d。

（2）输注血小板。

释义

■ 糖皮质激素是 ITP 患者的一线首选治疗方案，常规剂量激素的使用疗程不宜过长，以减少或避免不良反应的发生。如果应用大剂量给药方案，需要注意按照疗程用毕后直接停药，不用逐渐减量。

■ 关于急症治疗，大剂量甲泼尼龙能够迅速提高患者血小板计数，减轻出血症状，可用于 ITP 的急症治疗。免疫球蛋白能够较快地提高血小板计数。而血小板输注的指征需要从严把握，因其疗效有限。此外，可使用重组人白细胞介素-11 等促血小板生长因子，以维持血小板计数，避免出血风险。如上述方法无效，伴有危及生命的出血需要积极治疗的情况，还可考虑应用重组人活化凝血因子Ⅶ（rhFⅦa）或进行紧急切脾术。

（九）出院标准

不输血小板情况下，血小板>20×10^9/L 并且持续 3 天以上。

释义

■ 糖皮质激素治疗 ITP 多数有效，但是最终多将复发。达到出院标准后，需告知患者激素逐渐减量，并尽量在 4~6 周减至安全的维持量（<15mg/d），以避免激素副作用的出现。如果血小板计数再次下降到 20×10^9/L 以下，可考虑二线治疗，如血小板生成素及血小板生成素受体激动药［重组人血小板生成素（rhTPO）、艾曲波帕、罗米司亭］、抗 CD20 单克隆抗体等。

■ 告知患者避免感染，因其可能导致患者血小板计数迅速降低至危险水平。

（十）变异及原因分析

经治疗后，血小板仍持续<20×10^9/L并大于2周，则退出该路径。

释义

■ 如患者疗效欠佳，首先需要重新评估病情，明确是否为ITP。

■ 如仍确诊ITP，合并明显出血倾向，可建议二线治疗，如血小板生成素及血小板生成素受体激动药［重组人血小板生成素（rhTPO）、艾曲波帕、罗米司亭］、抗CD20单克隆抗体等。

■ 治疗过程中出现任何严重不良事件，退出该路径。

■ 治疗过程中患者出现其他疾病，需要紧急处理，退出该路径。

■ 患者自愿要求退出路径。

四、特发性血小板减少性紫癜临床路径给药方案

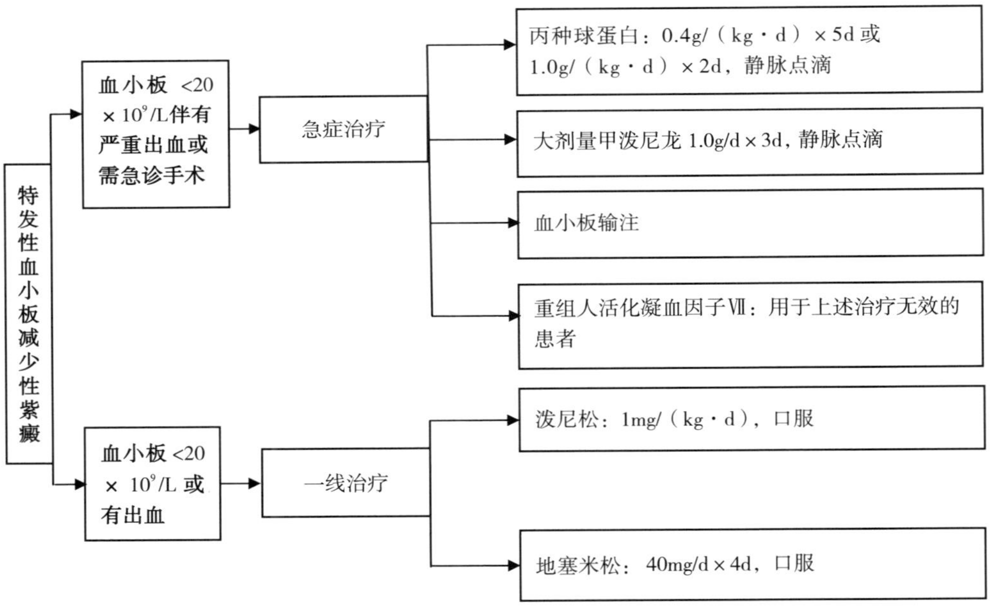

五、推荐表单

（一）医师表单

特发性血小板减少性紫癜临床路径医师表单

（现称原发免疫性血小板减少症）

适用对象：**第一诊断为**特发性血小板减少性紫癜（ICD-10：D69.3）的新诊断 ITP

患者姓名：________性别：________年龄：________门诊号：________住院号：________

住院日期：_____年___月___日　出院日期：_____年___月___日　标准住院日：14 天内

时间	住院第 1 天	住院第 2 天
主要诊疗工作	□ 询问病史及体格检查 □ 完成病历书写 □ 开化验单 □ 上级医师查房，初步确定诊断 □ 对症支持治疗 □ 向患者家属发病重或病危通知，并签署病重或病危通知书（必要时） □ 患者家属签署输血知情同意书（必要时） □ 患者家属签署骨髓穿刺同意书	□ 上级医师查房 □ 完成入院检查 □ 骨髓穿刺术（形态学检查） □ 继续对症支持治疗 □ 完成必要的相关科室会诊 □ 完成上级医师查房记录等病历书写 □ 向患者及家属交代病情及其注意事项
重点医嘱	**长期医嘱：** □ 血液病护理常规 □ 一级护理 □ 饮食 □ 视病情通知病重或病危 □ 其他医嘱 **临时医嘱：** □ 血常规、尿常规、便常规+潜血 □ 肝肾功能、电解质、血沉、凝血功能、血涂片、血型、输血前检查、自身免疫系统疾病筛查 □ X 线胸片、心电图、腹部 B 超 □ 输注血小板（有指征时） □ 其他医嘱	**长期医嘱：** □ 患者既往基础用药 □ 其他医嘱 **临时医嘱：** □ 血常规 □ 骨髓穿刺 □ 骨髓形态学 □ 输注血小板（有指征时） □ 其他医嘱
病情变异记录	□ 无　□ 有，原因： 1. 2.	□ 无　□ 有，原因： 1. 2.
医师签名		

时间	住院第 3~13 天	出院日
主要诊疗工作	□ 上级医师查房 □ 复查血常规 □ 观察血小板变化 □ 根据体检、骨髓检查结果和既往资料，进行鉴别诊断和确定诊断 □ 根据其他检查结果进行鉴别诊断，判断是否合并其他疾病 □ 开始治疗 □ 保护重要脏器功能 □ 注意观察糖皮质激素的副作用，并对症处理 □ 完成病程记录	□ 上级医师查房，进行评估，确定有无并发症情况，明确是否出院 □ 完成出院记录、病案首页、出院证明书等 □ 向患者交代出院后的注意事项，如：返院复诊的时间、地点，发生紧急情况时的处理等
重点医嘱	**长期医嘱**（视情况可第 2 天起开始治疗）： □ 糖皮质激素：常规剂量［泼尼松 1mg/(kg・d)］或短疗程大剂量给药（甲泼尼龙 1.0g/d×3d 或地塞米松 40mg/d×4d） □ 丙种球蛋白 0.4g/(kg・d)×5d 或 1.0g/(kg・d)×2d（必要时） □ 重要脏器保护：抑酸、补钙等 □ 其他医嘱 **临时医嘱**： □ 复查血常规 □ 复查血生化、电解质 □ 输注血小板（有指征时） □ 对症支持 □ 其他医嘱	**出院医嘱**： □ 出院带药 □ 定期门诊随访 □ 监测血常规
病情变异记录	□ 无 □ 有，原因： 1. 2.	□ 无 □ 有，原因： 1. 2.
医师签名		

（二）护士表单

特发性血小板减少性紫癜临床路径护士表单

（现称原发免疫性血小板减少症）

适用对象：**第一诊断为**特发性血小板减少性紫癜（ICD-10：D69.3）的新诊断 ITP

患者姓名：________性别：________年龄：________门诊号：________住院号：________

入院日期：_____年___月___日 出院日期：_____年___月___日 标准住院日：14 天内

时间	住院第 1 天	住院第 2 天
健康宣教	□ 入院宣教：介绍病房环境、设施、医院相关制度、主管医师和护士 □ 告知各项检查、化验的目的及注意事项 □ 指导饮食、卫生、活动等 □ 安全宣教 □ 做好心理安慰，减轻患者入院后焦虑、紧张的情绪	□ 宣教疾病知识 □ 介绍骨髓穿刺的目的、方法、注意事项 □ 做好用药指导
护理处置	□ 入院护理评估：询问病史、相关查体、血常规、检查皮肤和黏膜有无出血、营养状况等 □ 监测和记录生命体征 □ 建立护理记录（病危、重患者） □ 卫生处置：剪指（趾）甲、沐浴，更换病服 □ 完成各项化验检查的准备	□ 完成各项化验检查标本的留取并及时送检 □ 遵医嘱完成相关检查
基础护理	□ 根据患者病情和生活自理能力确定护理级别（遵医嘱执行） □ 晨晚间护理 □ 安全护理	□ 执行分级护理 □ 晨晚间护理 □ 安全护理
专科护理	□ 执行血液病护理常规 □ 病情观察 □ 填写患者危险因素评估表（需要时） □ 心理护理	□ 观察患者病情变化 □ 出血的观察 □ 心理护理
重点医嘱	□ 详见医嘱执行单	□ 详见医嘱执行单
病情变异记录	□ 无 □ 有，原因： 1. 2.	□ 无 □ 有，原因： 1. 2.
护士签名		

时间	住院第 3~13 天	出院日
健康宣教	□ 介绍疾病治疗、护理知识 □ 告知活动时注意事项，减少出血 □ 介绍药物作用、副作用 □ 告知激素作用、副作用及注意事项 □ 指导患者输液、采血等拔针后按压至出血停止	□ 出院宣教：用药、饮食、休息、监测血常规、复查日期等 □ 指导办理出院手续 □ 告知患者科室联系电话 □ 定期门诊随访
护理处置	□ 遵医嘱完成相关检查 □ 遵照医嘱及时给予对症治疗 □ 注意保护静脉，做好静脉选择	□ 为患者领取出院带药 □ 协助整理患者用物 □ 床单位终末消毒
基础护理	□ 执行分级护理 □ 晨晚间护理 □ 安全护理	□ 安全护理（护送出院）
专科护理	□ 密切观察病情变化，尤其观察出血情况 □ 生命体征监测，必要时做好重症记录 □ 心理护理	□ 预防出血指导 □ 心理护理
重点医嘱	□ 详见医嘱执行单	□ 详见医嘱执行单
病情变异记录	□ 无 □ 有，原因： 1. 2.	□ 无 □ 有，原因： 1. 2.
护士签名		

（三）患者表单

特发性血小板减少性紫癜临床路径患者表单

（现称原发免疫性血小板减少症）

适用对象：**第一诊断为**特发性血小板减少性紫癜（ICD-10：D69.3）的新诊断 ITP

患者姓名：________性别：________年龄：________门诊号：________住院号：________

入院日期：_____年___月___日 出院日期：_____年___月___日 标准住院日：14 天内

时间	入院第 1 天	入院第 2 天
医患配合	□ 接受询问病史、收集资料，请务必详细告知既往史、用药史、过敏史 □ 请明确告知既往用药情况 □ 配合进行体格检查 □ 有任何不适请告知医师 □ 配合进行相关检查 □ 签署相关知情同意书	□ 配合完成相关检查（B 超、心电图、X 线胸片等） □ 配合完成化验：血常规、血生化及出凝血检查等 □ 配合骨髓穿刺、活检等 □ 配合用药 □ 有任何不适请告知医师
护患配合	□ 配合测量体温、脉搏、呼吸、血压、身高、体重 □ 配合完成入院护理评估（回答护士询问病史、过敏史、用药史） □ 接受入院宣教（环境介绍、病室规定、探视陪伴制度、送餐订餐制度、贵重物品保管等） □ 有任何不适请告知护士	□ 配合测量体温、脉搏、呼吸，询问排便情况 □ 配合各项检查（需要空腹的请遵照执行） □ 配合采集血标本 □ 接受疾病知识介绍 □ 接受用药指导 □ 接受出血预防指导 □ 接受心理护理 □ 接受基础护理 □ 有任何不适请告知护士
饮食	□ 遵照医嘱饮食 □ 有消化道出血倾向的进流质饮食或禁食，避免生、硬饮食	□ 遵照医嘱饮食 □ 有消化道出血倾向的进流质饮食或禁食，避免生、硬饮食
排泄	□ 尿便异常时及时告知医护人员	□ 尿便异常时及时告知医护人员
活动	□ 根据病情适当活动 □ 有出血倾向的卧床休息，减少活动	□ 根据病情适当活动 □ 有出血倾向的卧床休息，减少活动

时间	入院第 3~13 天	出院日
医患配合	□ 配合相关检查 □ 配合用药 □ 配合各种治疗 □ 有任何不适请告知医师	□ 接受出院前指导 □ 遵医嘱出院后用药 □ 明确复查时间 □ 获取出院诊断书
护患配合	□ 配合定时测量生命体征、每日询问排便 □ 配合各种相关检查 □ 配合采集血标本 □ 配合选择静脉输液途径 □ 接受输液、服药等治疗 □ 接受疾病知识介绍和用药指导 □ 接受预防出血措施 □ 接受基础护理 □ 接受心理护理 □ 有任何不适请告知护士	□ 接受出院宣教 □ 办理出院手续 □ 获取出院带药 □ 熟悉服药方法、作用、注意事项 □ 掌握预防出血措施 □ 知道复印病历方法
饮食	□ 遵照医嘱饮食 □ 有消化道出血倾向的进冷、流质饮食或禁食，避免生、硬饮食	□ 正常饮食 □ 避免进生、冷、硬、辛辣和刺激饮食
排泄	□ 尿便异常时及时告知医护人员	□ 尿便异常及时告知医护人员
活动	□ 根据病情适当活动 □ 有出血倾向的卧床休息，减少活动	□ 适当活动，避免疲劳 □ 注意安全，减少出血

附：原表单（2009 年版）

特发性血小板减少性紫癜临床路径表单

适用对象：**第一诊断为**特发性血小板减少性紫癜（ICD-10：D69.3）

患者姓名：________性别：________年龄：________门诊号：________住院号：________

住院日期：_____年___月___日 出院日期：_____年___月___日 标准住院日：14 天内

时间	住院第 1 天	住院第 2 天
主要诊疗工作	□ 询问病史及体格检查 □ 完成病历书写 □ 开化验单 □ 上级医师查房，初步确定诊断 □ 对症支持治疗 □ 向患者家属发病重或病危通知，并签署病重或病危通知书（必要时） □ 患者家属签署输血知情同意书、骨髓穿刺知情同意书	□ 上级医师查房 □ 完成入院检查 □ 骨髓穿刺术（形态学检查） □ 继续对症支持治疗 □ 完成必要的相关科室会诊 □ 完成上级医师查房记录等病历书写 □ 向患者及家属交代病情及其注意事项
重点医嘱	**长期医嘱：** □ 血液病护理常规 □ 一级护理 □ 饮食 □ 视病情通知病重或病危 □ 其他医嘱 **临时医嘱：** □ 血常规、尿常规、便常规+潜血 □ 肝肾功能、电解质、血沉、凝血功能、血涂片、血型、输血前检查、自身免疫系统疾病筛查 □ X 线胸片、心电图、腹部 B 超 □ 输注血小板（有指征时） □ 其他医嘱	**长期医嘱：** □ 患者既往基础用药 □ 其他医嘱 **临时医嘱：** □ 血常规 □ 骨髓穿刺 □ 骨髓形态学 □ 输注血小板（有指征时） □ 其他医嘱
主要护理工作	□ 介绍病房环境、设施和设备 □ 入院护理评估 □ 宣教	□ 观察患者病情变化
病情变异记录	□ 无 □ 有，原因： 1. 2.	□ 无 □ 有，原因： 1. 2.
护士签名		
医师签名		

时间	住院第3~13天	出院日
主要诊疗工作	□ 上级医师查房 □ 复查血常规 □ 观察血小板变化 □ 根据体检、骨髓检查结果和既往资料，进行鉴别诊断和确定诊断 □ 根据其他检查结果进行鉴别诊断，判断是否合并其他疾病 □ 开始治疗 □ 保护重要脏器功能 □ 注意观察糖皮质激素的副作用，并对症处理 □ 完成病程记录	□ 上级医师查房，进行评估，确定有无并发症情况，明确是否出院 □ 完成出院记录、病案首页、出院证明书等 □ 向患者交代出院后的注意事项，如：返院复诊的时间、地点，发生紧急情况时的处理等
重点医嘱	**长期医嘱**（视情况可第2天起开始治疗）： □ 糖皮质激素：常规剂量［泼尼松1mg/(kg·d)］或短疗程大剂量给药（甲泼尼龙1.0g/d×3d或地塞米松40mg/d×4d） □ 丙种球蛋白0.4g/(kg·d)×5d或1.0g/(kg·d)×2d（必要时） □ 重要脏器保护：抑酸、补钙等 □ 其他医嘱 **临时医嘱**： □ 复查血常规 □ 复查血生化、电解质 □ 输注血小板（有指征时） □ 对症支持 □ 其他医嘱	**出院医嘱**： □ 出院带药 □ 定期门诊随访 □ 监测血常规
护理工作	□ 观察患者病情变化	□ 指导患者办理出院手续
病情变异记录	□ 无 □ 有，原因： 1. 2.	□ 无 □ 有，原因： 1. 2.
护士签名		
医师签名		

第二章　急性早幼粒细胞白血病（APL）临床路径释义

一、急性早幼粒细胞白血病（APL）编码

疾病名称及编码：急性早幼粒细胞白血病 C92.4，M9866/3。

二、临床路径检索方法

C92.4 伴（M9866/3）。

三、急性早幼粒细胞白血病（APL）临床路径标准住院流程

（一）适用对象

第一诊断急性早幼粒细胞白血病（ICD10：C92.4，M9866/3）。

释义

■ 急性早幼粒细胞白血病（APL）因其特异基因与染色体核型改变，是急性髓系白血病（AML）中独具特征的一种亚型，在初发 AML 中占 10%～15%。该病临床表现凶险，起病及治疗过程中容易发生出血和栓塞而引起死亡。近 20 年来，由于全反式维 A 酸（ATRA）及砷剂的临床应用，APL 已成为可以治愈的白血病之一。

（二）诊断依据

根据 World Health Organization Classification of Tumors. Pathology and Genetic of Tumors of Haematopoietic and Lymphoid Tissue（2008），《血液病诊断及疗效标准》（张之南、沈悌主编，第 3 版，科学出版社，2007）。

1. 体检有或无以下体征：发热、皮肤黏膜苍白、皮肤出血点及淤斑、淋巴结及肝脾肿大、胸骨压痛等。
2. 血细胞计数及分类。
3. 骨髓检查：形态学（包括组化检查）。
4. 免疫分型。
5. 细胞遗传学：核型分析［t（15；17）及其变异型］，FISH（必要时）。
6. 白血病相关基因（PML/RAR 及其变异型）。

释义

■ 本临床路径制订主要依据国内和国际的权威指南，上述临床资料及实验室检查是正确诊断 APL 的主要依据。

■ APL 起病急，早期易出现弥散性血管内凝血（DIC）及原发性纤溶亢进，病死率高，而早期予以维 A 酸治疗可明显降低出血风险。故早期拟诊并及时干预非常重要。临床遇有不明原因的出血、贫血、发热、感染，尤以淤点淤斑、鼻出血、齿龈出血、月经过多甚至呼吸道、消化道等出血症状为主要表现时，需要高度怀疑 APL，应首先检查血常规（包括外周血涂片找异常细胞）和凝血指标。

■ APL 患者外周血白细胞（WBC）常为（3～15）$\times10^9$/L，大多数低于 5×10^9/L，可伴红细胞和（或）血小板（PLT）降低。外周血细胞的检测对预后分析具有重要意义。根据 WBC 和 PLT 水平可将 APL 患者分为低危（WBC≤10×10^9/L 且 PLT>40×10^9/L）、中危（WBC≤10×10^9/L 且 PLT≤40×10^9/L）、高危（WBC>10×10^9/L）。

■ APL 骨髓中以异常早幼粒细胞为主，占有核细胞的 30%～90%。按照细胞形态的不同，FAB 分型又将其分为 M3 和 M3v 两类（即 M3a 和 M3b）。

■ 典型的 APL 表达 CD13、CD33、CD117 和 MPO，不表达或弱表达 CD3、CD7、CD14、CD64、HLA-DR、CD34、CD56。

■ 经典的染色体 t（15；17）易位和 PML-RARα 融合基因为 APL 的特征性表现。RQ-PCR 可检出 99%APL 患者的 PML-RARα 融合基因，检测 PML/RARα 融合基因是诊断 APL 最特异、敏感的方法之一，也是 APL 治疗方案选择、疗效分析、预后分析和复发预测最可靠的指标。部分 APL 患者可伴有 FLT3/ITD 突变。

（三）选择治疗方案的依据

根据《急性早幼粒细胞白血病（APL）治疗的专家共识》（中华医学会血液学分会，白血病学组）。

1. 诱导治疗：

（1）单独使用全反式维 A 酸（ATRA）或联合使用柔红霉素（DNR）：ATRA 25～45mg/(m^2·d)×28～40d；如联合 DNR，DNR 在 ATRA 治疗后第 4 天开始，最大量可达 135 mg/m^2，至少分为 3 天给予。

（2）ATRA 联合三氧化二砷（ATO）：ATRA：25～45mg/(m^2·d)×28～40d；ATO：10mg/d×28～35 天。

可根据治疗过程中白细胞数量变化适量加用 DNR、羟基脲等细胞毒药物。

释义

■ 详见初治 APL 治疗路径。

2. 缓解后巩固治疗，可行 3 疗程化疗，分别为 DA、MA、HA 方案：

（1）DA 方案：DNR 40～45mg/(m^2·d)×3d，Ara-C 100～200mg/(m^2·d)×7d。

（2）MA 方案：米托蒽醌（MTZ）6～10mg/(m^2·d）×3d；Ara-C 100～200mg/(m^2·d)×7d。

（3）HA 方案：高三尖杉酯碱（HHT）2.0～2.5mg/(m^2·d)×7d；Ara-C 100～200mg/(m^2·d)×7d。

如为高危患者（初诊时 WBC≥10×10^9/L），可将 DA 或 MA 方案中的 Ara-C 换为 1～2g/m^2，每 12 小时 1 次，3 天。

释义

■ 详见完全缓解的 APL 治疗路径。

3. 中枢神经白血病（CNSL）的防治：腰椎穿刺及鞘内注射至少 4 次，确诊 CNSL 退出本路径。鞘内注射方案如下：甲氨蝶呤（MTX）10～15mg，Ara-C 40～50mg，地塞米松（DXM）5mg。

释义

■ 详见完全缓解后 APL 患者治疗路径。

4. 缓解后维持治疗，序贯应用 ATO、ATRA、巯嘌呤（6-MP）+甲氨蝶呤（MTX）三方案，每方案 1 个月，3 个月为 1 个周期，共 5 个周期。

（1）ATO：10mg/d×21～28d。

（2）ATRA：25～45mg/(m^2·d)×28d。

（3）6-MP+MTX：6-MP 100mg，第 1～7 天，第 15～21 天；MTX 20mg，第 9、12、23、26 天。

释义

■ 详见完全缓解后 APL 患者治疗路径。

（四）根据患者的疾病状态选择路径

初治 APL 临床路径和完全缓解的 APL 临床路径（附后）。

释义

■ 初治及完全缓解的 APL 患者治疗策略不同，应依照疾病状态进入相应的临床路径。

第一节　初治 APL 临床路径释义

一、初治 APL 编码

疾病名称及编码：急性早幼粒细胞白血病（初治 APL）ICD10：C92.4，M9866/3。
急性早幼粒细胞白血病（初治 APL）化疗 Z51.1。
手术操作及编码：静脉注射化疗（ICD-9-CM-3：99.25）。

二、临床路径检索办法

C92.4，M9866/3 伴（99.25）（不包括诱导分化治疗 40 天未达完全缓解者）。

三、初治 APL 临床路径标准住院流程

（一）标准住院日为 40 天内

释义

■ 95%的初治 APL 患者应用维 A 酸联合蒽环/蒽醌类药物诱导治疗在 40 天内获得血液学缓解，病情稳定达到出院标准。血液学缓解但因合并症者需要进行相关的诊断和治疗，可适当延长住院时间。维 A 酸、蒽环类药物联合 ATO 的三联诱导方案已列入 2014 年 NCCN 指南，成为 APL 诱导Ⅰ类推荐。《中国急性早幼粒细胞白血病诊疗指南（2014 年版）》也将砷剂（包括口服砷剂）列为诱导治疗的一线用药。

■ 诱导治疗 40 天内无法获得缓解需要延长住院时间的患者需要退出本临床路径。

（二）进入临床路径标准

1. 第一诊断必须符合 ICD-10：C92.4，M9866/3 急性早幼粒细胞白血病（APL）疾病编码，行诱导分化治疗。

2. 若患者同时具有其他疾病诊断，但在住院期间不需要特殊处理，也不影响第一诊断的临床路径流程实施，可以进入临床路径。

释义

■ 由于 APL 治疗与其他类型 AML 具有显著的不同，尽早使用诱导分化剂对于改善患者预后具有重要意义。严重出凝血紊乱、细胞形态学提示 APL 诊断的患者可进入本临床路径，5 日内分子/细胞遗传学检测证实 APL 诊断者继续按照本路径制订原则进行治疗。若分子/细胞遗传学检测排除 APL 诊断则应当退出本路径。

（三）明确诊断及入院常规检查需 3~5 天（指工作日）

1. 必须检查的项目：

（1）血常规、尿常规、便常规。

（2）肝肾功能、电解质、凝血功能、血型、输血前检查。

（3）X 线胸片、心电图、腹部 B 超、眼底检查。

2. 发热或疑有感染者可选择：病原微生物培养、影像学检查。

3. 骨髓检查（形态学包括组化）、免疫分型、细胞遗传学、白血病相关基因（PML/RARα 及其变异型）检测。

释义

■ 上述常规化验所有患者均应完成。血常规检查可了解患者血红蛋白、血小板水平，及时进行成分输血改善患者临床状况；白细胞水平高的患者应及时使用皮质醇激素防治诱导分化综合征；尿便常规有助于了解是否存在消化系统、泌尿系统的小量出血，若存在严重的泌尿系统出血应避免使用抗纤溶药物；凝血功能检测有助于了解患者出凝血紊乱情况，积极纠正出凝血紊乱有助于改善临床出血症状，减少治疗早期死亡；生化电解质检测可了解患者是否存在肝肾基础疾病，改善肝肾功能状况及电解质紊乱对于 APL 本病的治疗顺利进行具有重要意义；砷剂使用期间注意维持电解质正常，尤其是血钾、血镁及血钙的正常，避免因此而导致的心脏不良事件；输血前病原学检测可为安全输血提供保障。

■ 由于正常造血功能受抑及出血情况的存在，APL 患者就诊时多数存在不同程度的贫血，可影响心功能，尤其对存在心脏基础病变者，APL 患者尤其是高白细胞的患者往往由于白细胞淤滞影响心肺功能，X 线胸片检查可评价患者心肺基础疾病。腹部 B 超检查有助于发现严重的肝脏疾病。心电图检查发现显著 Q-T 间期延长者应避免使用砷剂。眼底检查了解有无眼底出血和浸润。

■ 白血病患者中性粒细胞减少，易合并不同部位感染发热，尤其化疗抑制期感染易加重，病原微生物培养及影像学（CT 等）检查有助于明确感染部位及致病菌，指导抗菌药物的合理使用，有利于后期治疗的顺利进行。若存在严重感染可能影响路径实施的患者不宜进入本路径。

■ 相对于其他类型白血病，APL 细胞形态学和免疫表型具有鲜明特点，细胞形态学提供早期诊断的依据，尽早开始使用诱导分化剂，可减低早期病死率，但是 APL 诊断最终的确立依靠遗传学检测发现 t（15；17）易位和（或）PML/RARα 融合基因及其变异型，因此上述检查缺一不可。

■ 签署上述知情同意书的同时，告知患者诊断及治疗过程中的相关风险及获益，加强医患沟通，有助于患者及其家属进一步理解病情，积极配合治疗。

（四）化疗前准备

1. 建议对发热患者立即进行病原微生物培养并使用抗菌药物，可选用头孢类（或青霉素类）±氨基糖苷类药物抗感染治疗，3 天后发热不缓解者，可考虑更换碳青霉烯类和（或）糖肽类和（或）抗真菌药物治疗；有明确脏器感染患者应根据感染部位及病原微生物培养结果选用相应抗菌药物。

释义

■ 发热是白血病患者就诊时及治疗过程中最主要的症状之一，部分患者感染部位及病原菌均难以明确，早期广谱抗菌药物的使用可避免感染的进一步加重，保证后期治疗的顺利进行。抗菌药物的选择应当参照所在医院病原学监控数据。

2. 对于 Hb<80g/L，PLT<30×10⁹/L 或有活动性出血的患者，分别输浓缩红细胞和单采血小板；若存在弥散性血管内凝血（DIC）倾向时，当 PLT<50×10⁹/L 即应输注单采血小板。有心功能不全者可放宽输血指征。

释义

■ 积极成分输血保证 Hb>80g/L，可明显改善患者一般状况，维持心肺功能的正常，对于心功能基础差的患者，应当维持 Hb 在 90~100g/L 及以上，避免心功能不全的发生或加重，保证化疗的顺利进行；维持 PLT>30×10⁹/L 可明显降低致命出血的发生；存在 DIC 的患者，血小板消耗增加，血小板输注应更积极并维持适当水平，避免出血症状的恶化；合并内部脏器出血情况应当积极输注血小板，维持血小板水平>50×10⁹/L。

3. 对于有凝血功能异常的患者，输注相应血液制品。纤维蛋白原<1.5g/L 时，输注新鲜血浆或浓缩纤维蛋白原。

释义

■ APL 患者出血倾向除了与血小板水平低下有关，出凝血紊乱更加重了临床出血症状，凝血因子和纤维蛋白原消耗明显减低，新鲜血浆或浓缩纤维蛋白原/凝血酶原复合物的适当应用可维持凝血因子在合理安全的水平，避免致命的出血。应当密切监测凝血功能直至出凝血紊乱得以纠正。

（五）化疗开始于诊断第 1 天

释义

■ 形态学提示 APL 诊断即应开始诱导分化治疗。

■ 根据《中国急性早幼粒细胞白血病诊疗指南（2014 年版）》，化疗的起始时间：低危组患者可于 ATRA 或双诱导治疗 72 小时后开始，高危组患者可考虑与 ATRA 或双诱导治疗同时进行。

（六）化疗方案

诱导治疗：可选用下列方案之一进行治疗。

（1）ATRA 方案：ATRA 25~45mg/(m^2·d)×28~40d。

（2）ATRA+DNR 方案：ATRA 25~45mg/(m^2·d)×28~40d；DNR 在 ATRA 治疗后第 4 天开始，最大量可达 135 mg/m^2，至少分为 3 天给予。

（3）ATRA+ATO 方案：ATRA 25~45mg/(m^2·d)×28~40d；ATO 10mg/d×28~35d；可根据治疗过程中白细胞数量变化适量加用 DNR、羟基脲等细胞毒药物。

释义

■ 2014 年 NCCN 指南及《中国急性早幼粒细胞白血病诊疗指南（2014 年版）》均建议根据危险分层进行治疗，具体治疗方案的选择参照上述指南。

（1）诱导治疗中单独使用维 A 酸缓解率在 70%~85%，加入蒽环类药物可提高缓解率至 90%以上。上述方案的结果肯定了砷剂在诱导和维持治疗中的地位。维 A 酸、蒽环类药物联合砷剂的三联诱导方案已写入 2014 年 NCCN 指南及《中国急性早幼粒细胞白血病诊疗指南（2014 年版）》，成为 APL 诱导Ⅰ类推荐。

（2）无法耐受蒽环类药物者使用维 A 酸及砷剂双诱导治疗，治疗过程中可加用羟基脲等药物避免白细胞进一步升高，减少分化综合征发生率。

（3）治疗过程中可以使用口服砷剂代替静脉砷剂。

（4）研究表明，初始高白的 APL 患者，累积复发率高。因而自 2010 年起，以初发时外周血白细胞计数为标准的分层治疗成为国际指南标准。诱导治疗前 WBC≤$10×10^9$/L 且 PLT>$40×10^9$/L 为低危，WBC≤$10×10^9$/L 且 PLT≤$40×10^9$/L 为中危，WBC>$10×10^9$/L 高危。

（5）高白细胞 APL 患者一般不推荐白细胞分离术。

（七）治疗后 30 天内必须复查的检查项目

1. 血常规、肝肾功能、电解质。

释义

■ 对于初诊及治疗过程中白细胞数明显升高（尤其白细胞>$30×10^9$/L）的患者，及时应用足量皮质醇激素防治分化综合征，可明显降低诱导治疗早期病死率；砷剂使用期间注意维持电解质正常，尤其是血钾、血镁及血钙的正常，避免电解质紊乱导致的心脏不良事件；因此必须行血常规、血生化监控。

2. 脏器功能评估。

释义

■ 维A酸、砷剂、蒽环类药物对患者心、肝、肾等重要脏器功能可造成不同程度的损伤，诱导分化综合征亦可导致多脏器功能障碍，因此治疗过程中定期评估脏器功能可指导临床对症支持治疗。必要时可暂停使用维A酸、砷剂。

3. 骨髓检查。

释义

■ 多数患者诱导治疗30天可获得完全血液学缓解，少数患者延迟至40天左右。

4. 微小残留病变检测（有条件时）。

释义

■ PML/RARα融合基因为APL的致病基础，亦是残留病灶检测的最佳指标。

（八）化疗中及化疗后治疗

1. 感染防治：发热患者建议立即进行病原微生物培养并使用抗菌药物，可选用头孢类（或青霉素类）±氨基糖苷类抗感染治疗；3天后发热不缓解者，可考虑更换碳青霉烯类和（或）糖肽类和（或）抗真菌药物治疗；有明确脏器感染的患者，应根据感染部位及病原微生物培养结果选用相应抗菌药物。

2. 脏器功能损伤的相应防治：止吐、保肝、水化、碱化、防治尿酸肾病（别嘌醇）、治疗诱导分化综合征（地塞米松）、抑酸药等。

3. 成分输血：适用于Hb<80g/L，PLT<30×10^9/L或有活动性出血的患者，分别输浓缩红细胞和单采血小板；若存在DIC倾向则PLT<50×10^9/L即应输注血小板。有心功能不全者可适当放宽输血指征。

4. 造血生长因子：化疗后中性粒细胞绝对值（ANC）≤1.0×10^9/L，可使用粒细胞集落刺激因子（G-CSF）5μg/(kg·d)。

释义

■ 上述支持治疗是顺利完成诱导治疗的重要保证。抗菌药物、血制品应用意义见前。治疗过程中充分的水化、碱化减轻治疗的毒副反应。粒细胞集落刺激因子（G-CSF）使用可缩短化疗后中性粒细胞绝对值低下的时间，减少严重感染的发生，避免住院时间延长。但在诱导治疗期间，除非粒细胞缺乏患者感染，一般不推荐使用G-CSF。

（九）出院标准

1. 一般情况良好。
2. 没有需要住院处理的并发症和（或）合并症。

释义

■ 临床症状改善，获得血液学缓解且不需要静脉输液的患者可出院，超过40天仍未获得血液学缓解患者应退出本路径。

（十）变异及原因分析

1. 治疗过程中出现感染、贫血、出血及其他合并症者，需要进行相关的诊断和治疗，可适当延长住院时间。
2. 诱导分化治疗40天未达完全缓解者退出本路径。
3. 若腰椎穿刺后脑脊液检查显示存在白血病神经系统侵犯，建议隔日腰椎穿刺鞘内注射化疗药物直至脑脊液检查正常，同时退出此路径，进入相关路径。

释义

■ 治疗过程中因出现各种合并症需要继续住院的患者可适当延长住院日，若出现严重并发症影响本路径实施可退出本路径。

四、初治 APL 诱导治疗给药方案

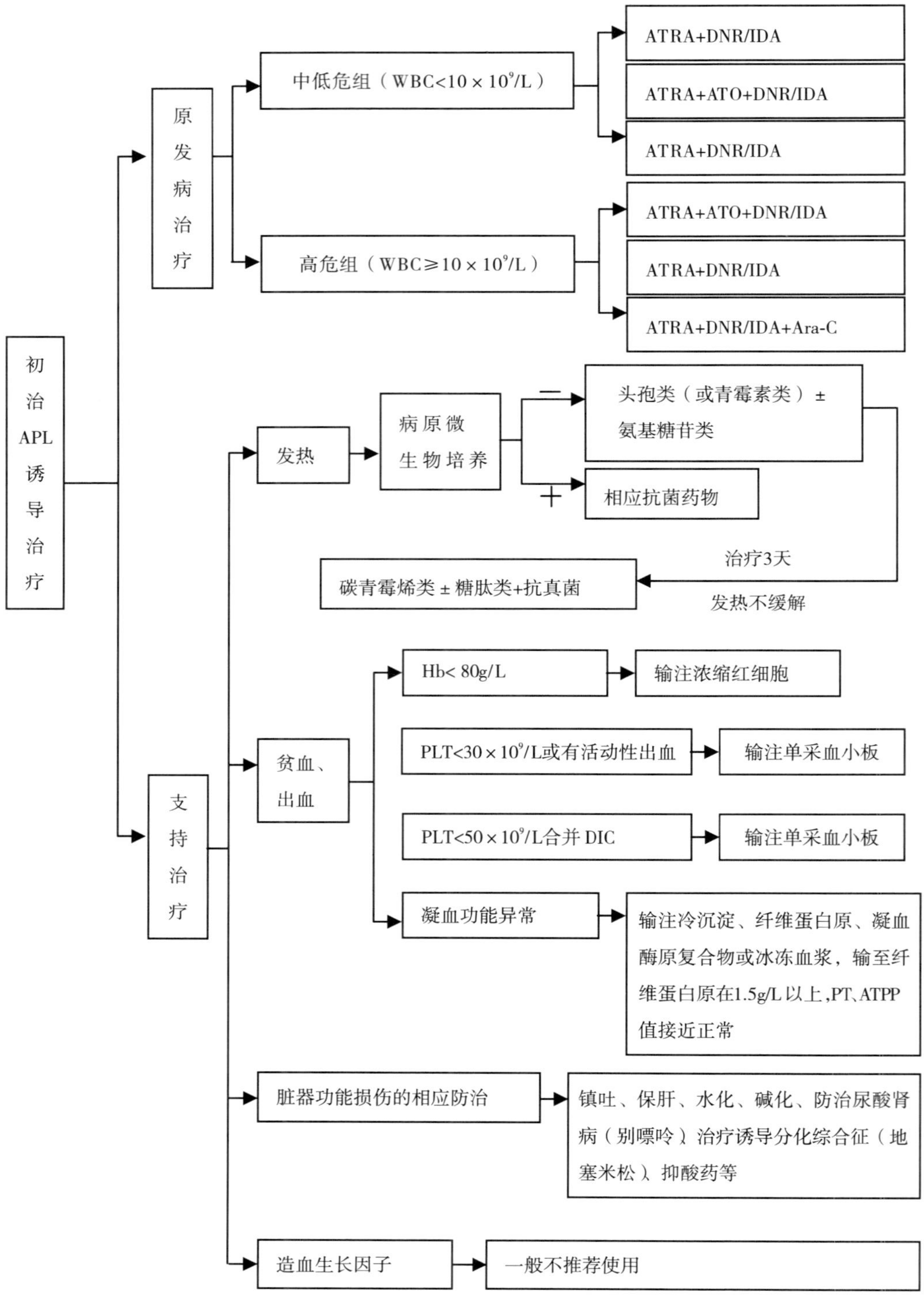

原发病治疗药物具体用法如下：

ATRA 20mg/(m^2·d) 口服至 CR

ATO（静脉）0.16mg/(kg·d) 静滴至 CR（28~35d）

ATO（口服）60mg/(kg·d) 静滴至 CR

DNR 25~45mg/(m^2·d) 静注，d2，4，6 或 d8

IDA 8~12 mg/(m^2·d) 静注，d2，4，6 或 d8

Ara-C 150mg/(m^2·d) 静注，d1~7

【用药选择】

1. 临床上疑似 APL 患者，应尽早口服 ATRA，同时密切监测血常规。骨髓形态学明确为 APL 时，可以考虑加用 DNR、ATO。

2. 早期广谱抗菌药物的使用可避免感染的进一步加重，保证后期治疗的顺利进行。常见革兰阴性菌有：大肠埃希菌，肺炎克雷伯菌，铜绿假单胞菌、鲍曼不动杆菌，嗜麦芽窄食单胞菌。有效的经验性抗菌药物治疗需要选择具有杀菌活性、抗假单胞菌活性和良好安全性的药物。高危患者应静脉应用可覆盖铜绿假单胞菌和其他严重常见革兰阴性菌的广谱抗菌药物。疑有或怀疑耐药菌感染时，可加用其他抗菌药物。有持续性发热但无明确感染来源、血流动力学不稳定患者，应将抗菌方案扩展至能够覆盖耐药性革兰阴性菌和革兰阳性菌及厌氧菌和真菌。抗真菌的经验治疗，一般选择抗菌谱较广的抗真菌药，如伊曲康唑、两性霉素 B、卡泊芬净、米卡芬净及伏立康唑。

3. 对于发热或化疗后伴粒细胞缺乏症的患者应做血培养。如果患者经验性抗菌药物治疗后仍持续发热，可以每间隔 2 天重复 1 次血培养。根据患者是否存在咳嗽咳痰、腹泻、尿路感染等症状留取相应的标本送相应病原微生物培养。

4. 防治相应脏器功能的损伤选用镇吐、保肝、水化、碱化的药物。

5. Hb<80g/L、PLT<30×10^9/L 或有活动性出血者，分别输注浓缩红细胞和单采血小板。若存在 DIC 倾向则 PLT<50×10^9/L 即应输注血小板。凝血功能异常时，输注冷沉淀、纤维蛋白原、凝血酶原复合物或冰冻血浆，输至纤维蛋白原在 1.5g/L 以上，PT、APTT 值接近正常。如有器官大出血，可应用重组人凝血因子Ⅶ。

6. 诱导治疗期间，除非粒细胞缺乏患者感染，一般不推荐使用粒细胞集落刺激因子。

【药学提示】

1. ATRA 诱导期间警惕分化综合征的发生，根据患者病情可考虑停用 ATRA 并尽早使用地塞米松。

2. 砷剂治疗前应评估有无 QTc 间期延长，治疗期间定期复查心电图监测 QTc 间期。同时监测肝肾功能电解质，维持水电解质平衡，防止因电解质紊乱引起心脏不良事件。ATRA 与砷剂共同使用时特别注意肝功能损害情况。

3. 蒽环类药物具有心脏毒性，需评价患者心脏功能，特别是老年患者。

4. 抗生素及抗真菌药物治疗期间注意药物的肝肾毒性，特别是糖肽类抗生素，肾功能不全者应根据肌酐清除率减量或延长给药时间。

【注意事项】

由于 APL 治疗与其他类型 AML 具有显著的不同，尽早使用诱导分化剂对于改善患者预后具有重要意义。

五、推荐表单

（一）医师表单

初治 APL 临床路径医师表单

适用对象：**第一诊断为**初治急性早幼粒细胞白血病（ICD10：C92.4，M9866/3）行诱导化疗

患者姓名：________性别：________年龄：________门诊号：________住院号：________

住院日期：_____年___月___日 出院日期：_____年___月___日 标准住院日：40 天内

时间	住院第 1 天	住院第 2 天
主要诊疗工作	□ 向家属告病重或病危并签署病重或病危通知书 □ 患者家属签署骨髓穿刺同意书、腰椎穿刺同意书、输血知情同意书、静脉插管同意书（条件允许时） □ 询问病史及体格检查 □ 完成病历书写 □ 开化验单 □ 上级医师查房与化疗前评估 □ 根据血象及凝血象决定是否成分输血 □ 确定治疗方案和日期	□ 上级医师查房 □ 完成入院检查 □ 骨髓穿刺：骨髓形态学检查、免疫分型、细胞遗传学、白血病相关基因（PML/RAR 及其变异型）检测 □ 根据血象及凝血象决定是否成分输血 □ 完成必要的相关科室会诊 □ 住院医师完成上级医师查房记录等病历书写
重点医嘱	**长期医嘱：** □ 血液病一级护理常规 □ 饮食：◎普食◎糖尿病饮食◎其他 □ 抗菌药物（必要时） □ 补液治疗（水化、碱化） □ ATRA 25～45mg/(m² · d)，ATO 10mg/d（可选） □ 重要脏器功能保护 □ 其他医嘱（有变动） **临时医嘱：** □ 血常规、尿常规、大便常规、血型、血生化、电解质、凝血功能、输血前检查 □ X 线胸片、心电图、腹部 B 超 □ 超声心动（视患者情况而定） □ 静脉插管术（条件允许时） □ 病原微生物培养（必要时） □ 输血医嘱（必要时） □ 眼科会诊（眼底检查） □ 其他医嘱	**长期医嘱：** □ 患者既往基础用药 □ 抗菌药物（必要时） □ 补液治疗（水化、碱化） □ ATRA 25～45mg/(m² · d)，ATO 10mg/d（可选） □ 重要脏器功能保护：防治尿酸肾病（别嘌醇）、保肝等 □ 其他医嘱 **临时医嘱：** □ 骨髓穿刺 □ 骨髓形态学、免疫分型、染色体核型、FISH（必要时）、白血病相关基因（PML/RAR 及其变异型）检测 □ 血常规 □ 输血医嘱（必要时） □ 其他医嘱
病情变异记录	□ 无 □ 有，原因： 1. 2.	□ 无 □ 有，原因： 1. 2.
医师签名		

时间	住院第 3~7 天	住院第 8~21 天
主要诊疗工作	□ 根据初步骨髓结果制订治疗方案 □ 患者家属签署化疗知情同意书 □ 化疗 □ 复查血常规、凝血功能 □ 住院医师完成病程记录 □ 上级医师查房 □ 重要脏器保护 □ 镇吐	□ 上级医师查房，注意病情变化 □ 住院医师完成病历书写 □ 每日复查血常规 □ 复查凝血功能、血生化、电解质 □ 注意观察体温、血压、体重等 □ 成分输血、抗感染等支持治疗（必要时） □ 造血生长因子（必要时）
重点医嘱	**长期医嘱：** □ DNR 在 ATRA 治疗后第 4 天开始，最大量可达 135 mg/m^2，至少分为 3 天给予（可选） □ 羟基脲（可选） □ 重要脏器功能保护：镇吐、保肝等 □ 其他医嘱 **临时医嘱：** □ 输血医嘱（必要时） □ 心电监护（必要时） □ 每周复查血生化、电解质、凝血功能 □ 每天复查血常规 □ 影像学检查（必要时） □ 血培养（高热时） □ 病原微生物培养（必要时） □ 静脉插管维护、换药 □ 其他医嘱	**长期医嘱：** □ 洁净饮食 □ 羟基脲（可选） □ 地塞米松（治疗诱导分化综合征） □ 重要脏器功能保护：保肝、抑酸等 □ 抗感染等支持治疗（必要时） □ 其他医嘱 **临时医嘱：** □ 输血医嘱（必要时） □ 血常规、尿常规、便常规 □ 血生化、电解质、凝血功能 □ G-CSF 5μg/(kg·d)（必要时） □ 影像学检查（必要时） □ 血培养（高热时） □ 病原微生物培养（必要时） □ 静脉插管维护、换药 □ 其他医嘱
病情变异记录	□ 无　□ 有，原因： 1. 2.	□ 无　□ 有，原因： 1. 2.
医师签名		

时间	住院第22~39天	出院日
主要诊疗工作	□ 上级医师查房 □ 住院医师完成常规病历书写 □ 根据血常规情况，决定复查骨髓穿刺	□ 上级医师查房，进行化疗（根据骨髓穿刺）评估，确定有无并发症情况，明确是否出院 □ 完成出院记录、病案首页、出院证明书等 □ 向患者交代出院后的注意事项，如：返院复诊的时间、地点，发生紧急情况时的处理等
重点医嘱	**长期医嘱：** □ 洁净饮食 □ 停抗菌药物（根据体温及症状、体征及影像学检查） □ 其他医嘱 **临时医嘱：** □ 骨髓穿刺 □ 骨髓形态学、微小残留病变检测 □ 血常规、尿常规、便常规 □ 血生化、电解质 □ 心电图 □ 输血医嘱（必要时） □ G-CSF 5μg/(kg·d)（必要时） □ 完全缓解后可行腰穿，鞘内注射（MTX 10~15mg，Ara-C 40~50mg，DXM 5mg） □ 脑脊液常规、生化、甩片（有条件时） □ 其他医嘱	**出院医嘱：** □ 出院带药 □ 定期门诊随访 □ 监测血常规、血生化、电解质
病情变异记录	□ 无 □ 有，原因： 1. 2.	□ 无 □ 有，原因： 1. 2.
医师签名		

（二）护士表单

成人初治 APL 临床路径护士表单

适用对象：**第一诊断为**成人初治急性早幼粒细胞白血病（ICD10：C92.4，M9866/3）行诱导缓解化疗

患者姓名：________性别：________年龄：________门诊号：________住院号：________

住院日期：_____年___月___日　出院日期：_____年___月___日　标准住院日：35 天内

时间	住院第 1 天	住院第 2 天
健康宣教	□ 入院宣教：介绍病房环境、设施、医院相关制度、主管医师和护士 □ 告知各项检查、化验的目的及注意事项 □ 指导饮食、卫生、活动等 □ 指导漱口和坐浴的方法 □ 安全宣教 □ PICC 置管介绍 □ 化疗宣教 □ 口服维 A 酸的作用、副作用 □ 做好心理安慰，减轻患者入院后焦虑、紧张的情绪	□ 宣教疾病知识 □ 指导预防感染和出血 □ PICC 维护宣教 □ 介绍骨髓穿刺的目的、方法和注意事项 □ 做好用药指导 □ 化疗宣教
护理处置	□ 入院护理评估：询问病史、相关查体、血常规、检查皮肤和黏膜有无出血、营养状况、血管情况等 □ 监测和记录生命体征 □ 建立护理记录（病危、重患者） □ 卫生处置：剪指（趾）甲、沐浴（条件允许时），更换病服 □ 完成各项化验检查的准备（加急化验，及时采集标本并送检） □ PICC 置管术（条件允许时），术前签署 PICC 置管知情同意书	□ 完成各项化验标本的留取并及时送检 □ 遵医嘱完成相关检查 □ PICC 导管维护 □ 遵医嘱准确记录 24 小时出入量
基础护理	□ 根据患者病情和生活自理能力确定护理级别（遵医嘱执行） □ 晨晚间护理 □ 安全护理 □ 口腔护理 □ 肛周护理	□ 执行分级护理 □ 晨晚间护理 □ 安全护理 □ 口腔护理 □ 肛周护理
专科护理	□ 执行血液病护理常规 □ 观察病情、用药后的副作用 □ 填写患者危险因素评估表（需要时） □ 感染、出血护理 □ 输血护理（需要时） □ 化疗护理 □ 心理护理	□ 观察患者病情变化，重点观察有无出血倾向、化疗副作用 □ 感染、出血护理 □ 输血护理（需要时） □ 化疗护理 □ 心理护理
重点医嘱	详见医嘱执行单	详见医嘱执行单
病情变异记录	□ 无　□ 有，原因： 1. 2.	□ 无　□ 有，原因： 1. 2.
护士签名		

时间	住院第 3~5 天	住院第 6~21 天
健康宣教	□ 化疗宣教 — 告知用药及注意事项 — 化疗期间患者饮食、卫生 — 化疗期间嘱患者适当多饮水 — 对陪伴家属健康指导 □ 指导预防感染和出血 □ 介绍药物作用、不良反应 □ 心理指导	□ 骨髓抑制期宣教：预防感染和出血，维护病室环境清洁、整齐 □ 指导进洁净饮食 □ 心理指导
护理处置	□ 遵医嘱完成相关化验检查 □ 遵照医嘱及时给予对症治疗 □ PICC 导管维护 □ 遵医嘱准确记录 24 小时出入量 □ 执行保护性隔离措施	□ 遵医嘱完成相关化验检查 □ 遵照医嘱及时给予对症治疗 □ PICC 导管维护 □ 执行保护性隔离措施
基础护理	□ 执行分级护理 □ 晨晚间护理 □ 安全护理 □ 口腔护理 □ 肛周护理	□ 执行分级护理 □ 晨晚间护理 □ 安全护理 □ 口腔护理 □ 肛周护理
专科护理	□ 观察患者病情变化，重点观察有无出血倾向、化疗不良反应、有无胸闷憋气、胸痛等 □ 感染、出血护理 □ 输血护理（需要时） □ 化疗护理 □ 心理护理	□ 观察患者病情变化，观察有无感染和出血倾向、有无胸闷憋气、胸痛等 □ 感染、出血护理 □ 输血护理（需要时） □ 化疗护理 □ 心理护理
重点医嘱	□ 详见医嘱执行单	□ 详见医嘱执行单
病情变异记录	□ 无 □ 有，原因： 1. 2.	□ 无 □ 有，原因： 1. 2.
护士签名		

时间	住院第 22~34 天	出院日
健康宣教	□ 宣教预防感染和出血 □ 指导进高蛋白饮食 □ 介绍腰椎穿刺、鞘内注射的目的、方法和注意事项 □ 心理指导	□ 出院宣教：用药、饮食、卫生、休息、监测血常规、生化等 □ PICC 院外维护宣教 □ 指导办理出院手续 □ 告知患者科室联系电话 □ 定期门诊随访
护理处置	□ 遵医嘱完成相关化验检查 □ 遵照医嘱及时给予对症治疗 □ PICC 导管维护 □ 执行保护性隔离措施	□ 为患者领取出院带药 □ 协助整理患者用物 □ 发放 PICC 院外维护手册 □ 床单位终末消毒
基础护理	□ 执行分级护理 □ 晨晚间护理 □ 安全护理 □ 口腔护理 □ 肛周护理	□ 安全护理（护送出院）
专科护理	□ 密切观察病情观察 □ 感染、出血护理 □ 输血护理（需要时） □ 化疗护理 □ 心理护理	□ 预防感染和出血指导 □ 心理护理
重点医嘱	□ 详见医嘱执行单	□ 详见医嘱执行单
病情变异记录	□ 无　□ 有，原因： 1. 2.	□ 无　□ 有，原因： 1. 2.
护士签名		

儿童初治APL临床路径护士表单

适用对象：**第一诊断为**儿童初治急性早幼粒细胞白血病（ICD-10：C92.4，M9866/3）行诱导化疗

患者姓名：________性别：________年龄：________门诊号：________住院号：________

住院日期：_____年___月___日　出院日期：_____年___月___日　标准住院日：40天内

时间	住院第1天	住院第2天
健康宣教	□ 入院宣教：介绍病房环境、设施、医院相关制度、主管医师、护士 □ 告知各项检查、化验的目的及注意事项 □ 安全宣教：避免患儿跌倒、坠床 □ 指导患儿饮食、卫生 □ 指导患儿活动与休息，规范患儿作息、限制陪伴 □ 指导漱口和坐浴的方法 □ 讲解疾病相关知识、用药知识 □ 化疗宣教 □ 预防感染、出血知识宣教 □ PICC置管介绍 □ 做好心理安慰，消除恐惧，稳定情绪	□ 宣教疾病知识 □ 介绍骨髓穿刺的目的、方法和注意事项 □ 讲解口服维A酸的重要性 □ 告知维A酸、三氧化二砷不良反应 □ 鼓励患儿多饮水，预防尿酸性肾病 □ PICC置管宣教
护理处置	□ 入院护理评估：询问病史、相关查体、血常规、检查皮肤和黏膜有无出血、营养状况、血管情况等 □ 监测和记录生命体征 □ 建立护理记录（病危、重患儿） □ 卫生处置：剪指（趾）甲、理发、沐浴，更换病服 □ 完成各项化验检查的准备	□ 完成各项化验标本的留取并及时送检 □ 遵医嘱完成相关检查 □ PICC置管术（条件允许时），术前签署PICC置管知情同意书 □ 遵医嘱准确记录24小时出入量
基础护理	□ 一级护理 □ 晨晚间护理 □ 安全护理 □ 口腔护理 □ 肛周护理	□ 一级护理 □ 晨晚间护理 □ 安全护理 □ 口腔护理 □ 肛周护理
专科护理	□ 执行儿科血液病护理常规 □ 病情观察 □ 填写患儿危险因素评估表（需要时） □ 感染、出血护理 □ 输血护理（需要时） □ 化疗护理 □ 心理护理	□ 观察患儿病情变化，重点观察有无出血倾向、化疗不良反应 □ 感染、出血护理 □ 输血护理（需要时） □ 化疗护理 □ 心理护理
重点医嘱	□ 详见医嘱执行单	□ 详见医嘱执行单
病情变异记录	□ 无　□ 有，原因： 1. 2.	□ 无　□ 有，原因： 1. 2.
护士签名		

时间	住院第 3~7 天	住院第 8~21 天
健康宣教	□ 化疗宣教 告知用药及注意事项 化疗期间患儿饮食、卫生 化疗期间嘱患儿适当多饮水 对陪伴家属健康指导 □ 指导预防感染和出血 □ 介绍药物作用、不良反应 □ 心理指导	□ 骨髓抑制期宣教：预防感染和出血，维护病室环境清洁、整齐 □ 指导进洁净饮食 □ 心理指导
护理处置	□ 遵医嘱完成相关化验检查 □ 遵照医嘱及时给予对症治疗 □ PICC 导管维护 □ 遵医嘱准确记录 24 小时出入量 □ 执行保护性隔离措施	□ 遵医嘱完成相关化验检查 □ 遵照医嘱及时给予对症治疗 □ PICC 导管维护 □ 执行保护性隔离措施
基础护理	□ 一级护理 □ 晨晚间护理 □ 安全护理 □ 口腔护理 □ 肛周护理	□ 一级护理 □ 晨晚间护理 □ 安全护理 □ 口腔护理 □ 肛周护理
专科护理	□ 观察患儿病情变化，重点观察有无出血倾向、化疗不良反应 □ 感染、出血护理 □ 输血护理（需要时） □ 化疗护理 □ 心理护理	□ 观察患儿病情变化，观察有无感染、出血倾向，防止并发症发生 □ 感染、出血护理 □ 输血护理（需要时） □ 化疗护理 □ 心理护理
重点医嘱	□ 详见医嘱执行单	□ 详见医嘱执行单
病情变异记录	□ 无　□ 有，原因： 1. 2.	□ 无　□ 有，原因： 1. 2.
护士签名		

时间	住院第22~39天	出院日
健康宣教	□ 宣教预防感染和出血 □ 指导进高蛋白饮食 □ 介绍腰椎穿刺、鞘内注射的目的、方法和注意事项 □ 心理指导	□ 出院宣教：用药、饮食、卫生、休息、监测血常规、生化等 □ PICC院外维护宣教 □ 指导患儿家长办理出院手续 □ 告知家属科室联系电话 □ 定期门诊随访
护理处置	□ 遵医嘱完成相关化验检查 □ 遵照医嘱及时给予对症治疗 □ PICC导管维护 □ 执行保护性隔离措施	□ 为患儿领取出院带药 □ 协助整理患儿用物 □ 发放PICC院外维护手册 □ 床单位终末消毒
基础护理	□ 一级护理 □ 晨晚间护理 □ 安全护理 □ 口腔护理 □ 肛周护理	□ 安全护理（护送出院）
专科护理	□ 密切观察病情观察 □ 感染、出血护理 □ 输血护理（需要时） □ 化疗护理 □ 心理护理	□ 预防感染和出血指导 □ 心理护理
重点医嘱	□ 详见医嘱执行单	□ 详见医嘱执行单
病情变异记录	□ 无　□ 有，原因： 1. 2.	□ 无　□ 有，原因： 1. 2.
护士签名		

（三）患者表单

成人初治 APL 临床路径患者表单

适用对象：第一诊断为成人初治急性早幼粒细胞白血病（ICD-10：C92.4，M9866/3）行诱导缓解化疗

患者姓名：________性别：________年龄：________门诊号：________住院号：________

住院日期：_____年___月___日　出院日期：_____年___月___日　标准住院日：35 天内

时间	入院第 1 天	入院第 2 天
医患配合	□ 接受询问病史、收集资料，请务必详细告知既往史、用药史、过敏史 □ 请明确告知既往用药情况 □ 配合进行体格检查 □ 有任何不适请告知医师 □ 配合进行相关检查 □ 签署相关知情同意书	□ 配合完成相关检查（B 超、心电图、X 线胸片等） □ 配合完成化验：血常规、生化等 □ 配合骨髓穿刺、活检等 □ 配合用药 □ 有任何不适请告知医师
护患配合	□ 配合测量体温、脉搏、呼吸、血压、身高体重 □ 配合完成入院护理评估（回答护士询问病史、过敏史、用药史） □ 接受入院宣教（环境介绍、病室规定、探视陪伴制度、送餐订餐制度、贵重物品保管等） □ 配合采集血、尿标本 □ 配合护士选择静脉通路，接受 PICC 置管 □ 接受用药指导 □ 接受化疗知识指导 □ 接受预防感染和出血指导 □ 有任何不适请告知护士	□ 配合测量体温、脉搏、呼吸，询问排便 □ 配合各项检查（需要空腹的请遵照执行） □ 配合采集血标本 □ 接受疾病知识介绍 □ 接受骨髓穿刺、活检宣教 □ 接受用药指导 □ 接受 PICC 维护 □ 接受化疗知识指导 □ 接受预防感染和出血指导 □ 接受心理护理 □ 接受基础护理 □ 有任何不适请告知护士
饮食	□ 遵照医嘱饮食	□ 遵照医嘱饮食
排泄	□ 尿便异常时及时告知医护人员	□ 尿便异常时及时告知医护人员
活动	□ 根据病情适当活动 □ 有出血倾向的卧床休息，减少活动	□ 根据病情适当活动 □ 有出血倾向的卧床休息，减少活动

时间	入院第 3~5 天	入院第 6~21 天
医患配合	□ 配合相关检查 □ 配合用药 □ 配合化疗 □ 有任何不适请告知医师	□ 配合相关检查 □ 配合用药 □ 配合各种治疗 □ 有任何不适请告知医师
护患配合	□ 配合定时测量生命体征、每日询问排便 □ 配合各种相关检查 □ 配合采集血标本 □ 接受疾病知识介绍 □ 接受用药指导 □ 接受 PICC 维护 □ 接受化疗知识指导 □ 接受预防感染和出血指导 □ 接受保护性隔离措施 □ 接受心理护理 □ 接受基础护理 □ 有任何不适请告知护士	□ 配合定时测量生命体征、每日询问排便 □ 配合各种相关检查 □ 配合采集血标本 □ 接受疾病知识介绍 □ 接受用药指导 □ 接受 PICC 维护 □ 接受预防感染和出血指导 □ 接受保护性隔离措施 □ 接受心理护理 □ 接受基础护理 □ 有任何不适请告知护士
饮食	□ 遵照医嘱饮食	□ 洁净饮食
排泄	□ 尿便异常时及时告知医护人员	□ 尿便异常时及时告知医护人员
活动	□ 根据病情适当活动 □ 有出血倾向的卧床休息，减少活动	□ 根据病情适当活动 □ 有出血倾向的卧床休息，减少活动

时间	入院第 22~34 天	出院日
医患配合	□ 配合相关检查 □ 配合用药 □ 配合各种治疗 □ 配合腰椎穿刺 □ 有任何不适请告知医师	□ 接受出院前指导 □ 遵医嘱出院后用药 □ 知道复查时间 □ 获取出院诊断书
护患配合	□ 配合定时测量生命体征、每日询问排便 □ 配合各种相关检查 □ 配合采集血标本 □ 接受疾病知识介绍 □ 接受用药指导 □ 接受腰穿、鞘内注射宣教 □ 接受 PICC 维护 □ 接受预防感染和出血指导 □ 接受保护性隔离措施 □ 接受心理护理 □ 接受基础护理 □ 有任何不适请告知护士	□ 接受出院宣教 □ 办理出院手续 □ 获取出院带药 □ 知道服药方法、作用、注意事项 □ 知道预防感染、出血措施 □ 知道复印病历方法 □ 接受 PICC 院外维护指导 □ 签署 PICC 院外带管协议
饮食	□ 洁净饮食	□ 普通饮食 □ 避免进生、冷、硬、辛辣和刺激饮食
排泄	□ 尿便异常时及时告知医护人员	□ 尿便异常（出血时）及时就诊
活动	□ 根据病情适当活动 □ 有出血倾向的卧床休息，减少活动	□ 适当活动，避免疲劳 □ 注意保暖，避免感冒 □ 注意安全，减少出血

儿童初治 APL 临床路径患者表单

适用对象：**第一诊断为**儿童初治急性早幼粒细胞白血病（ICD-10：C92.4，M9866/3）行诱导化疗

患者姓名：________性别：________年龄：________门诊号：________住院号：________

住院日期：_____年___月___日　出院日期：_____年___月___日　标准住院日：40 天内

时间	入院第 1 天	入院第 2 天
医患配合	□ 接受询问病史、收集资料，请家长务必详细告知既往史、用药史、过敏史 □ 请明确告知既往用药情况 □ 配合进行体格检查 □ 有任何不适请告知医师 □ 配合进行相关检查 □ 签署相关知情同意书	□ 配合完成相关检查（B 超、心电图、X 线胸片等） □ 配合完成化验：血常规、生化等 □ 配合骨髓穿刺、活检等 □ 配合用药 □ 有任何不适请告知医师
护患配合	□ 配合测量体温、脉搏、呼吸、血压、身高、体重 □ 配合完成入院护理评估（简单询问病史、过敏史、用药史） □ 接受入院宣教（环境介绍、病室规定、探视陪伴制度、送餐订餐制度、贵重物品保管等） □ 配合护士选择静脉通路 □ 接受 PICC 置管介绍 □ 接受用药指导 □ 接受化疗知识指导 □ 接受预防感染和出血指导 □ 接受安全教育 □ 有任何不适请告知护士	□ 配合测量体温、脉搏、呼吸，询问排便 □ 配合各项检查（需要空腹的请遵照执行） □ 配合采集血标本 □ 接受疾病知识介绍 □ 接受骨髓穿刺、活检宣教 □ 接受用药指导 □ 接受 PICC 置管宣教 □ 接受 PICC 置管 □ 接受化疗知识指导 □ 接受预防感染和出血指导 □ 接受心理护理 □ 接受基础护理 □ 接受安全教育 □ 有任何不适请告知护士
饮食	□ 遵照医嘱饮食	□ 遵照医嘱饮食
排泄	□ 尿便异常时及时告知医护人员	□ 尿便异常时及时告知医护人员
活动	□ 根据病情适当活动 □ 有出血倾向的卧床休息，减少活动，注意安全	□ 根据病情适当活动 □ 有出血倾向的卧床休息，减少活动，注意安全

时间	入院第 3~7 天	入院第 8~21 天
医患配合	□ 配合相关检查 □ 配合用药 □ 配合化疗 □ 有任何不适请告知医师	□ 配合相关检查 □ 配合用药 □ 配合各种治疗 □ 有任何不适请告知医师
护患配合	□ 配合定时测量生命体征、每日询问排便 □ 配合各种相关检查 □ 配合采集血标本 □ 接受疾病知识介绍 □ 接受用药指导 □ 接受 PICC 维护 □ 接受化疗知识指导 □ 接受预防感染和出血指导 □ 接受保护性隔离措施 □ 接受心理护理 □ 接受基础护理 □ 接受安全教育 □ 有任何不适请告知护士	□ 配合定时测量生命体征、每日询问排便 □ 配合各种相关检查 □ 配合采集血标本 □ 接受疾病知识介绍 □ 接受用药指导 □ 接受 PICC 维护 □ 接受预防感染和出血指导 □ 接受保护性隔离措施 □ 接受心理护理 □ 接受基础护理 □ 接受安全教育 □ 有任何不适请告知护士
饮食	□ 洁净饮食	□ 洁净饮食
排泄	□ 尿便异常时及时告知医护人员	□ 尿便异常时及时告知医护人员
活动	□ 根据病情适当活动 □ 有出血倾向的卧床休息，减少活动，注意安全	□ 根据病情适当活动 □ 有出血倾向的卧床休息，减少活动，注意安全

时间	入院第 22~39 天	出院日
医患配合	□ 配合相关检查 □ 配合用药 □ 配合各种治疗 □ 配合腰椎穿刺 □ 有任何不适请告知医师	□ 接受出院前指导 □ 遵医嘱出院后用药 □ 家长知道复查时间 □ 获取出院诊断书
护患配合	□ 配合定时测量生命体征、每日询问排便 □ 配合各种相关检查 □ 配合采集血标本 □ 接受疾病知识介绍 □ 接受用药指导 □ 接受 PICC 维护 □ 接受腰椎穿刺、鞘内注射宣教 □ 接受预防感染和出血指导 □ 接受保护性隔离措施 □ 接受心理护理 □ 接受基础护理 □ 接受安全教育 □ 有任何不适请告知护士	□ 接受出院宣教 □ 家长办理出院手续 □ 获取出院带药 □ 家长或患儿熟悉服药方法、作用、注意事项 □ 家长或患儿掌握预防感染、出血措施 □ 家长或患儿知道复印病历方法 □ 接受 PICC 院外维护指导 □ 签署 PICC 院外带管协议
饮食	□ 洁净饮食	□ 普通饮食 □ 避免进生、冷、硬、辛辣和刺激饮食
排泄	□ 尿便异常时及时告知医护人员	□ 尿便异常（出血时）及时就诊
活动	□ 根据病情适当活动 □ 有出血倾向的卧床休息，减少活动，注意安全	□ 适当活动，避免疲劳 □ 注意保暖，避免感冒 □ 注意安全，减少出血

附：原表单（2009年版）

初治 APL 临床路径表单

适用对象：**第一诊断为**初治急性早幼粒细胞白血病（ICD-10：C92.4，M9866/3）行诱导化疗

患者姓名：________性别：________年龄：________门诊号：________住院号：________

住院日期：_____年___月___日　出院日期：_____年___月___日　标准住院日：40天内

时间	住院第1天	住院第2天
主要诊疗工作	□ 询问病史及体格检查 □ 完成病历书写 □ 开化验单 □ 上级医师查房与化疗前评估 □ 根据血象及凝血功能决定是否成分输血 □ 确定治疗方案和日期 □ 向家属发病重或病危通知，并签署病重或病危通知书 □ 患者家属签署骨髓穿刺同意书、腰椎穿刺同意书、输血知情同意书、静脉插管同意书（必要时）	□ 上级医师查房 □ 完成入院检查 □ 骨髓穿刺：骨髓形态学检查、免疫分型、细胞遗传学、白血病相关基因检测 □ 根据血象及凝血功能决定是否成分输血 □ 完成必要的相关科室会诊 □ 住院医师完成上级医师查房记录等病历书写
重点医嘱	**长期医嘱：** □ 血液病护理常规 □ 一级护理 □ 饮食 □ 抗菌药物（必要时） □ 补液治疗（水化、碱化） □ ATRA 25~45mg/(m^2·d)，ATO 10mg/d（可选） □ 重要脏器功能保护 **临时医嘱：** □ 血常规、尿常规、便常规 □ 肝肾功能、电解质、血型、凝血功能、输血前检查 □ X线胸片、心电图、腹部B超 □ 超声心动（视患者情况而定） □ 静脉插管术（必要时） □ 病原微生物培养（必要时） □ 输血医嘱（必要时） □ 眼科会诊（眼底检查） □ 其他医嘱	**长期医嘱：** □ 患者既往基础用药 □ 抗菌药物（必要时） □ 补液治疗（水化、碱化） □ ATRA 25~45mg/(m^2·d) □ ATO 10mg/d（可选） □ 重要脏器功能保护：防治尿酸肾病（别嘌醇）、保肝等 □ 其他医嘱 **临时医嘱：** □ 骨髓穿刺 □ 骨髓形态学、免疫分型、染色体核型、FISH（必要时）、白血病相关基因检测 □ 血常规 □ 输血医嘱（必要时） □ 其他医嘱
主要护理工作	□ 介绍病房环境、设施和设备 □ 入院护理评估	□ 宣教（血液病知识）
病情变异记录	□ 无　□ 有，原因： 1. 2.	□ 无　□ 有，原因： 1. 2.
护士签名		
医师签名		

时间	住院第 3~7 天	住院第 8~21 天
主要诊疗工作	□ 上级医师查房 □ 根据初步骨髓结果制订治疗方案 □ 患者家属签署化疗知情同意书 □ 化疗 □ 复查血常规、凝血功能 □ 住院医师完成病程记录	□ 上级医师查房，注意病情变化 □ 住院医师完成病历书写 □ 每日复查血常规 □ 复查凝血功能、肝肾功能、电解质 □ 注意观察体温、血压、体重等 □ 成分输血、抗感染等支持治疗（必要时） □ 造血生长因子（必要时）
重点医嘱	**长期医嘱：** □ DNR：在 ATRA 治疗后第 4 天开始，最大量可达 $135mg/m^2$，至少分为 3 天给予（可选） □ 羟基脲（可选） □ 重要脏器功能保护：镇吐、保肝等 □ 其他医嘱 **临时医嘱：** □ 输血医嘱（必要时） □ 心电监护（必要时） □ 每周复查肝肾功能、电解质、凝血功能 □ 每天复查血常规 □ 影像学检查（必要时） □ 血培养（高热时） □ 病原微生物培养（必要时） □ 静脉插管维护、换药 □ 其他医嘱	**长期医嘱：** □ 洁净饮食 □ 羟基脲（可选） □ 地塞米松（治疗诱导分化综合征） □ 重要脏器功能保护：保肝、抑酸等 □ 抗感染等支持治疗（必要时） □ 其他医嘱 **临时医嘱：** □ 输血医嘱（必要时） □ 血常规、尿常规、便常规 □ 肝肾功能、电解质、凝血功能 □ G-CSF 5μg/(kg·d)（必要时） □ 影像学检查（必要时） □ 血培养（高热时） □ 病原微生物培养（必要时） □ 静脉插管维护、换药 □ 其他医嘱
主要护理工作	□ 观察患者病情变化 □ 心理与生活护理 □ 化疗期间嘱患者多饮水	□ 观察患者情况 □ 心理与生活护理
病情变异记录	□ 无 □ 有，原因： 1. 2.	□ 无 □ 有，原因： 1. 2.
护士签名		
医师签名		

时间	住院第 22~39 天	出院日
主要诊疗工作	□ 上级医师查房 □ 住院医师完成常规病历书写 □ 根据血常规情况，决定复查骨髓穿刺	□ 上级医师查房，进行化疗（根据骨髓穿刺）评估，确定有无并发症情况，明确是否出院 □ 完成出院记录、病案首页、出院证明书等 □ 向患者交代出院后的注意事项，如：返院复诊的时间、地点，发生紧急情况时的处理等
重点医嘱	**长期医嘱：** □ 洁净饮食 □ 停抗菌药物（根据体温及症状、体征及影像学检查） □ 其他医嘱 **临时医嘱：** □ 骨髓穿刺 □ 骨髓形态学、微小残留病检测 □ 血常规、尿常规、便常规 □ 肝肾功能、电解质 □ 心电图 □ 输血医嘱（必要时） □ G-CSF 5μg/(kg·d)（必要时） □ 完全缓解后可行腰椎穿刺，鞘内注射（MTX 10~15mg，Ara-C 40~50mg，DXM 5mg） □ 脑脊液常规、生化、甩片（有条件时） □ 其他医嘱	**出院医嘱：** □ 出院带药 □ 定期门诊随访 □ 监测血常规、肝肾功能、电解质
主要护理工作	□ 观察患者情况 □ 心理与生活护理 □ 指导患者生活护理	□ 指导患者办理出院手续
病情变异记录	□ 无　□ 有，原因： 1. 2.	□ 无　□ 有，原因： 1. 2.
护士签名		
医师签名		

第二节　完全缓解的 APL 临床路径释义

一、完全缓解的 APL 编码

疾病名称及编码：急性早幼粒细胞白血病 Z51.1 伴急性早幼粒细胞白血病 C92.4，M9866/3。

手术操作及编码：静脉注射化疗（ICD-9-CM-3：99.25）。

二、临床路径检索方法

Z51.1+C92.4，M9866/3 伴（99.25）。

三、完全缓解的 APL 临床路径标准住院流程

（一）标准住院日为 28 天内

（二）进入临床路径标准

1. 第一诊断必须符合 ICD-10：C92.4，M9866/3 急性早幼粒细胞白血病（APL）疾病编码。

2. 经诱导化疗达 CR。

3. 若患者同时具有其他疾病诊断，但在住院期间不需要特殊处理也不影响第一诊断的临床路径流程实施，可以进入临床路径。

释义

■ 诊断明确且诱导分化治疗获得完全缓解的 APL 患者进入本路径，复发患者应退出本路径。

（三）完善入院常规检查需 2 天（指工作日）

1. 必须检查的项目：

（1）血常规、尿常规、便常规。

（2）肝肾功能、电解质、血型、凝血功能、输血前检查。

（3）X 线胸片、心电图、腹部 B 超。

释义

■（1）～（3）项检查内容的完善指导临床医师正确评价患者主要脏器功能，保证本路径治疗的顺利进行。

2. 发热或疑有某系统感染者可选择：病原微生物培养、影像学检查。

释义

■ 巩固治疗前积极控制处理潜在感染，避免巩固治疗后期尤其骨髓抑制期出现严重感染而影响本路径的实施。

3. 骨髓检查（必要时活检）、微小残留病变检测。

释义

■ 骨髓形态学检测明确患者处于完全缓解状态并进入本路径，若骨髓形态提示复发应退出本路径。

血液学缓解（CR）标准：血象：中性粒细胞>1.0×10^9/L，血小板≥100×10^9/L。骨髓：早幼粒细胞<5%，无典型 APL 细胞，无含有 Auer 小体的早幼粒细胞。无髓外白血病证据。

4. 患者及家属签署以下同意书：化疗知情同意书、骨髓穿刺同意书、腰穿同意书、输血知情同意书、静脉插管知情同意书。

释义

■ 签订各项知情同意书，加强医患沟通，不仅有利于患者及其家属了解疾病现状及后续治疗，亦有助于保障医疗安全。

（四）化疗开始于入院第 3 天内

释义

■ 前述主要入院检查于 2 日内完成。

（五）治疗方案

1. 缓解后巩固治疗：可行 3 个疗程化疗，分别为 DA、MA、HA 方案。

（1）DA 方案：DNR 40~45mg/(m^2·d)×3d；Ara-C 100~200 mg/(m^2·d)×7d。

（2）MA 方案：米托蒽醌（MTZ）6~10mg/(m^2·d)×3d；Ara-C 100~200mg/(m^2·d)×7d。

（3）HA 方案：高三尖杉酯碱（HHT）2.0~2.5mg/(m^2·d)×7d；Ara-C 100~200mg/(m^2·d)

×7d。

如为高危患者（初诊时 WBC≥10×10^9/L），可将 DA 或 MA 方案中的 Ara-C 换为 1~2g/m^2，每 12 小时 1 次，3 天。

释义

■ 巩固强化治疗目的在于进一步清除残留白血病，获得持久的分子遗传学缓解。部分学者研究证实相对于单用蒽环类药物作为巩固治疗，联合阿糖胞苷可改善患者长期生存，降低复发率，尤其是高危的患者获益明显。

■ 本路径当时依据的指南版本为《急性早幼粒细胞白血病（APL）治疗的专家共识》（中华医学会血液学分会白血病学组），但最新指南为按危险分层治疗，建议治疗方案的选择参照《中国急性早幼粒细胞白血病诊疗指南》（2014 年版）。

2. 中枢神经系统白血病（CNSL）的防治：腰椎穿刺及鞘内注射至少 4 次（确诊 CNSL 退出本路径）。鞘内注射方案如下：

MTX 10~15mg，Ara-C 40~50mg，DXM 5mg。

释义

■ 中枢神经系统白血病的出现明显降低 APL 患者长期生存率，上述三联药物的鞘内注射对于中枢神经系统白血病防治具有重要作用。

3. 缓解后维持治疗：序贯应用 ATO、ATRA、6-MP+MTX 三方案，每方案 1 个月，3 个月为 1 个周期，共使用 5 个周期。

（1）ATO 10mg/d，21~28 天。

（2）ATRA 25~45mg/(m^2·d)，28 天。

（3）6-MP+MTX：6-MP 100mg，第 1~7 天，第 15~21 天；MTX 20mg，第 9、12、23、26 天 。

释义

■ 巩固治疗结束获得完全分子遗传学缓解的患者进入维持治疗。巩固治疗结束未进行维持治疗的 APL 患者复发率高达 35%，ATRA 联合 MM 方案（6-MP+MTX）维持治疗方案的复发率低于单用 ATRA 或 MM 方案者。

■ 砷剂在 APL 的诱导治疗中获得满意疗效，北美协作组研究结果表明相对于单纯的联合化疗巩固方案，诱导缓解后予以 2 个疗程砷剂巩固后继以联合化疗巩固可显著延长无病生存和总生存时间；国内学者将砷剂用于诱导、巩固及维持治疗亦获得满意疗效。本路径在维 A 酸、6-MP+MTX 维持治疗基础上引入砷剂的维持，可能进一步改善 APL 患者的生存，降低复发率。

■ 在《中国急性早幼粒细胞白血病诊疗指南》（2014年版）中，同样按照危险分层进行维持治疗。

（六）治疗后恢复期复查的检查项目

1. 血常规、肝肾功能、电解质。
2. 脏器功能评估。

释义

■ 进一步评估患者主要脏器功能，合并严重脏器功能障碍需要治疗者可退出本路径并进入相应治疗路径。

3. 骨髓检查（必要时）。
4. 微小残留病变检测（必要时）。

释义

■ 巩固治疗中适时复查骨髓，形态学及分子遗传学复发者、三疗程巩固治疗结束后未获得完全分子遗传学缓解者应退出本路径。

（七）化疗中及化疗后治疗

1. 感染防治：对发热患者建议立即进行病原微生物培养并使用抗菌药物，可选用头孢类（或青霉素类）±氨基糖苷类抗感染治疗；3天后发热不缓解者，可考虑更换碳青霉烯类和（或）糖肽类和（或）抗真菌药物治疗；有明确脏器感染的患者，应根据感染部位及病原微生物培养结果选用相应抗菌药物。

2. 防治其他脏器功能损伤：镇吐、保肝、水化、碱化。

3. 成分输血：适用于Hb<80g/L、PLT<20×10^9/L或有活动性出血的患者，分别输注浓缩红细胞和单采血小板。有心功能不全者可放宽输血指征。

4. 造血生长因子：化疗后中性粒细胞绝对值（ANC）≤1.0×10^9/L，可使用G-CSF 5μg/(kg·d)。

释义

■ 详见初治APL患者治疗路径。

（八）出院标准

1. 一般情况良好。

2. 没有需要住院处理的并发症和（或）合并症。

释义

■ 临床症状改善，ANC>0.5×10^9/L、PLT>20×10^9/L且脱离输血，不需要静脉输液的患者可出院，出现其他合并症需要治疗者可适当延长住院时间。

（九）变异及原因分析

1. 治疗中、后有感染、贫血、出血及其他合并症者，进行相关的诊断和治疗，并适当延长住院时间。

2. 若腰椎穿刺后脑脊液检查示存在白血病中枢神经系统侵犯，建议隔日腰椎穿刺鞘内注射化疗药物直至脑脊液检查正常，同时退出此途径，进入相关途径。

释义

■ 治疗过程中因出现各种合并症需要继续住院的患者可适当延长住院日，若出现严重并发症影响本路径实施可退出本路径。

四、完全缓解的APL临床路径给药方案

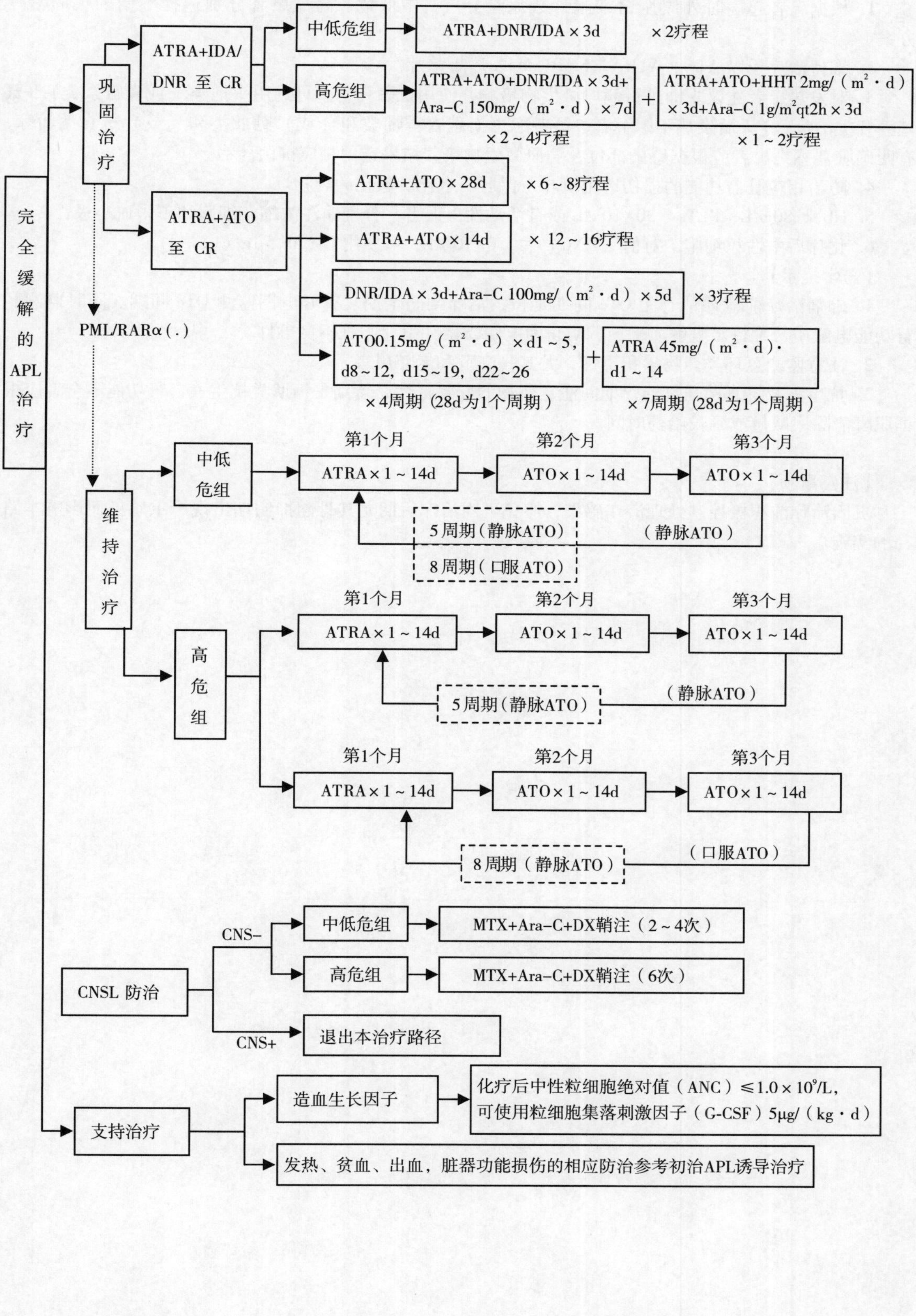

【用药选择】

1. 根据患者起病时外周血白细胞计数危险分层，中低危、高危患者分别选择不同的巩固治疗方案。

2. 维持治疗予以 ATO、ATRA、6-MP+MTX 序贯治疗。

3. 对发热患者建议立即进行病原微生物培养并使用抗菌药物，可选用头孢类（或青霉素类）±氨基糖苷类治疗，3 天后发热不缓解者，可考虑更换碳青霉烯类和（或）糖肽类和（或）抗真菌治疗；有明确脏器感染患者应根据感染部位及病原微生物培养结果选用相应抗菌药物。

4. 防治相应脏器功能的损伤选用镇吐、保肝、水化、碱化的药物。

5. Hb < 80g/L、PLT < 30×10^9/L 或有活动性出血者，分别输注浓缩红细胞和单采血小板。

6. 化疗后中性粒细胞绝对值（ANC）≤1.0×10^9/L，可使用 G-CSF 5μg/(kg·d)。

【药学提示】

1. 砷剂治疗前应评估有无 QTc 间期延长，治疗期间定期复查心电图监测 QTc 间期。同时监测肝肾功能电解质，维持水电解质平衡，防止因电解质紊乱引起心脏不良事件。

2. 注意监测蒽环类药物累积毒性，尤其是高危和老年患者。

3. 抗生素及抗真菌药物治疗期间注意药物的肝肾毒性，特别是糖肽类抗生素，肾功能不全者应根据肌酐清除率减量或延长给药时间。

【注意事项】

巩固治疗前积极控制处理潜在感染，避免巩固治疗后期尤其骨髓抑制期出现严重感染而影响本路径的实施。

五、推荐表单

（一）医师表单

完全缓解的APL临床路径医师表单

适用对象：**第一诊断为**急性早幼粒细胞白血病（ICD10：92.4，M9866/3）达CR者行巩固化疗

患者姓名：________性别：________年龄：________门诊号：________住院号：________

住院日期：_____年___月___日　出院日期：_____年___月___日　标准住院日：28天内

时间	住院第1天	住院第2天
主要诊疗工作	□ 患者家属签署输血同意书、骨髓穿刺同意书、腰穿同意书、静脉插管同意书 □ 询问病史及体格检查 □ 完成病历书写 □ 开化验单 □ 上级医师查房与化疗前评估 （顺序不同）	□ 上级医师查房 □ 完成入院检查 □ 骨髓穿刺（骨髓形态学检查、微小残留病变检测） □ 腰穿+鞘内注射 □ 根据血象决定是否成分输血 □ 完成必要的相关科室会诊 □ 住院医师完成上级医师查房记录等病历书写 □ 确定化疗方案和日期
重要医嘱	**长期医嘱：** □ 血液病二级护理常规 □ 饮食：◎普食◎糖尿病饮食◎其他 □ 抗生素（必要时） □ 其他医嘱 **临时医嘱：** □ 血常规、尿常规、便常规、血型、血生化、电解质、凝血功能、输血前检查 □ X线胸片、心电图、腹部B超 □ 超声心动（视患者情况而定） □ 静脉插管术（有条件时） □ 病原微生物培养（必要时） □ 输血医嘱（必要时） □ 其他医嘱（有变化）	**长期医嘱：** □ 患者既往基础用药 □ 抗菌药物（必要时） □ 其他医嘱 **临时医嘱：** □ 骨髓穿刺 □ 骨髓形态学、微小残留病变检测 □ 腰穿，鞘内注射（MTX 10～15mg，Ara-C 40～50mg，DXM 5mg） □ 脑脊液常规、生化、细胞形态（有条件时） □ 输血医嘱（必要时） □ 其他医嘱
病情变异记录	□ 无　□ 有，原因： 1. 2.	□ 无　□ 有，原因： 1. 2.
医师签名		

时间	住院第 3 天
主要诊疗工作	□ 患者家属签署化疗知情同意书 □ 上级医师查房，制订化疗方案 □ 住院医师完成病程记录 □ 化疗 □ 重要脏器保护 □ 镇吐
重要医嘱	长期医嘱： 化疗医嘱（以下方案选一） □ DA： DNR 40～45mg/(m^2·d) ×3d， Ara-C 100～200mg/(m^2·d)×7d。 □ MA： MTZ 6～10mg/(m^2·d) ×3d， Ara-C 100～200mg/(m^2·d)×7d。 □ HA： HHT 2.0～2.5mg/(m^2·d) ×7d， Ara-C 100～200mg/(m^2·d) ×7d。 □ DA（ID-Ara-C）（高危患者）： DNR 40～45mg/(m^2·d) ×3d， Ara-C 1～2g/(m^2·d)，q12h×3d。 □ MA（ID-Ara-C）（高危患者）： MTZ 6～10mg/(m^2·d) ×3d， Ara-C 1～2g/m^2，q12h×3d。 □ ATO： ATO 10mg/d×21～28d。 □ 补液治疗（水化、碱化） □ 镇吐、保肝、抗感染等医嘱 □ 其他医嘱 **临时医嘱：** □ 输血医嘱（必要时） □ 心电监护（必要时） □ 血常规 □ 血培养（高热时） □ 静脉插管维护、换药 □ 其他医嘱
病情变异记录	□ 无 □ 有，原因： 1. 2.
医师签名	

时间	住院第 4~27 天	出院日
主要诊疗工作	□ 上级医师查房，注意病情变化 □ 住院医师完成常规病历书写 □ 复查血常规 □ 注意观察体温、血压、体重等 □ 成分输血、抗感染等支持治疗（必要时） □ 造血生长因子（必要时）	□ 上级医师查房，确定有无并发症情况，明确是否出院 □ 完成出院记录、病案首页、出院证明书等，向患者交代出院后的注意事项，如：返院复诊的时间、地点，发生紧急情况时的处理等
重要医嘱	**长期医嘱：** □ 洁净饮食 □ 抗感染等支持治疗 □ 其他医嘱 **临时医嘱：** □ 血常规、尿常规、便常规 □ 血生化、电解质 □ 输血医嘱（必要时） □ G-CSF 5μg/(kg·d)（必要时） □ 影像学检查（必要时） □ 血培养（高热时） □ 病原微生物培养（必要时） □ 静脉插管维护、换药 □ 其他医嘱	**出院医嘱：** □ 出院带药 □ 定期门诊随访 □ 监测血常规、血生化、电解质
病情变异记录	□ 无 □ 有，原因： 1. 2.	□ 无 □ 有，原因： 1. 2.
医师签名		

（二）护士表单

成人完全缓解的 APL 临床路径护士表单

适用对象：**第一诊断为**急性早幼粒细胞白血病（ICD10：92.4，M9866/3）（APL 获 CR 者）拟行巩固化疗

患者姓名：________性别：________年龄：________门诊号：________住院号：________

住院日期：_____年___月___日　出院日期：_____年___月___日　标准住院日：21 天

时间	住院第 1 天	住院第 2 天
健康宣教	□ 入院宣教：介绍病房环境、设施、医院相关制度、主管医师和护士 □ 告知各项检查、化验的目的及注意事项 □ 指导饮食、卫生、活动等 □ 指导漱口和坐浴的方法 □ 安全宣教 □ PICC 置管介绍（如入院时带管，进行 PICC 导管评价和宣教） □ 做好心理安慰，减轻患者入院后焦虑、紧张的情绪	□ 宣教疾病知识 □ 指导预防感染和出血 □ PICC 维护宣教 □ 介绍骨髓穿刺、腰穿的目的、方法和注意事项 □ 做好用药指导
护理处置	□ 入院护理评估：询问病史、相关查体、检查皮肤和黏膜有无出血、营养状况、血管情况等 □ 监测和记录生命体征 □ 建立护理记录（病危、重患者） □ 卫生处置：剪指（趾）甲、沐浴，更换病服 □ 完成各项化验检查的准备 □ PICC 置管术，术前签署 PICC 置管知情同意书（带管者进行 PICC 导管维护）	□ 完成各项化验检查标准的留取并及时送检 □ 遵医嘱完成相关检查 □ PICC 导管维护
基础护理	□ 根据患者病情和生活自理能力确定护理级别（遵医嘱执行） □ 晨晚间护理 □ 安全护理 □ 口腔护理 □ 肛周护理	□ 执行分级护理 □ 晨晚间护理 □ 安全护理 □ 口腔护理 □ 肛周护理
专科护理	□ 执行血液病护理常规 □ 病情观察 □ 填写患者危险因素评估表（必要时） □ 感染、出血护理（必要时） □ 输血护理（需要时） □ 心理护理	□ 观察患者病情变化 □ 感染、出血护理（必要时） □ 输血护理（需要时） □ 化疗护理 □ 心理护理
重点医嘱	□ 详见医嘱执行单	□ 详见医嘱执行单
病情变异记录	□ 无　□ 有，原因： 1. 2.	□ 无　□ 有，原因： 1. 2.
护士签名		

时间	住院第 3 天	住院第 4~20 天	出院日
健康宣教	□ 化疗宣教 告知用药及注意事项 化疗期间患者饮食、卫生 化疗期间嘱患儿适当多饮水 对陪伴家属健康指导 □ 指导预防感染和出血 □ 介绍药物作用、副作用 □ 指导患者休息与活动 □ 心理指导	□ 骨髓抑制期宣教：预防感染和出血，维护病室环境清洁、整齐 □ 指导进洁净饮食 □ 心理指导	□ 出院宣教：用药、饮食、卫生、休息、监测血常规、生化等 □ PICC 带出院外宣教 □ 指导办理出院手续 □ 告知患者科室联系电话 □ 定期门诊随访
护理处置	□ 遵医嘱完成相关化验检查 □ 遵照医嘱及时给予对症治疗 □ PICC 导管维护 □ 执行保护性隔离措施	□ 遵医嘱完成相关化验检查 □ 遵照医嘱及时给予对症治疗 □ PICC 导管维护 □ 执行保护性隔离措施	□ 为患者领取出院带药 □ 协助整理患者用物 □ 床单位终末消毒
基础护理	□ 执行分级护理 □ 晨晚间护理 □ 安全护理 □ 口腔护理 □ 肛周护理	□ 执行分级护理 □ 晨晚间护理 □ 安全护理 □ 口腔护理 □ 肛周护理	□ 安全护理（护送出院）
专科护理	□ 观察患者病情变化，注意观察体温、血压、体重等，防止并发症发生 □ 观察化疗药不良反应 □ 感染、出血护理 □ 输血护理（需要时） □ 化疗护理 □ 心理护理	□ 观察患者病情变化，注意观察体温、血压、体重等，防止并发症发生 □ 感染、出血护理 □ 输血护理（需要时） □ 化疗护理 □ 心理护理	□ 预防感染和出血指导 □ 心理护理
重点医嘱	□ 详见医嘱执行单	□ 详见医嘱执行单	□ 详见医嘱执行单
病情变异记录	□ 无　□ 有，原因： 1. 2.	□ 无　□ 有，原因： 1. 2.	□ 无　□ 有，原因： 1. 2.
护士签名			

儿童完全缓解的APL临床路径护士表单

适用对象：**第一诊断为**儿童完全缓解的急性早幼粒细胞白血病（ICD-10：C92.4，M9866/3）CR者行巩固化疗

患者姓名：________性别：________年龄：________门诊号：________住院号：________

住院日期：_____年___月___日　出院日期：_____年___月___日　标准住院日：28天内

时间	住院第1天	住院第2天
健康宣教	□ 入院宣教：介绍病房环境、设施、医院相关制度、主管医师、护士 □ 告知各项检查、化验的目的及注意事项 □ 安全宣教：避免患儿跌倒、坠床 □ 指导患儿饮食、卫生 □ 指导患儿活动与休息，规范患儿作息、限制陪伴 □ 指导漱口和坐浴的方法 □ 讲解疾病相关知识、用药知识 □ 预防感染、出血知识宣教 □ PICC置管介绍（如入院时带管，进行PICC导管评价和宣教） □ 做好心理安慰，消除恐惧，稳定情绪	□ 宣教疾病知识 □ 介绍骨髓穿刺的目的、方法和注意事项 □ 介绍腰穿、鞘内注射目的、方法和注意事项 □ 预防感染、出血知识宣教 □ 指导患儿活动与休息 □ 规范患儿作息、限制陪伴 □ PICC置管宣教（置管前）；PICC维护宣教（带管者）
护理处置	□ 入院护理评估：询问病史、相关查体、血常规、检查皮肤和黏膜有无出血、营养状况、血管情况等 □ 监测和记录生命体征 □ 建立护理记录（病危、重患儿） □ 卫生处置：剪指（趾）甲、理发、沐浴，更换病服 □ 完成各项化验检查的准备 □ PICC导管维护（带管者）	□ 完成各项化验检查的标准留取 □ 遵医嘱完成相关检查 □ PICC置管术（条件允许时），术前签署PICC置管知情同意书（带管者进行PICC导管维护）
基础护理	□ 一级护理 □ 晨晚间护理 □ 安全护理 □ 口腔护理 □ 肛周护理	□ 一级护理 □ 晨晚间护理 □ 安全护理 □ 口腔护理 □ 肛周护理
专科护理	□ 执行儿科血液病护理常规 □ 病情观察 □ 填写患儿危险因素评估表（需要时） □ 感染、出血护理（必要时） □ 输血护理（需要时） □ 心理护理	□ 观察患儿病情变化 □ 感染、出血护理（必要时） □ 输血护理（需要时） □ 化疗护理 □ 心理护理
重点医嘱	□ 详见医嘱执行单	□ 详见医嘱执行单
病情变异记录	□ 无　□ 有，原因： 1. 2.	□ 无　□ 有，原因： 1. 2.
护士签名		

时间	住院第 3 天	住院第 4~27 天	出院日
健康宣教	□ 化疗宣教 告知用药及注意事项 化疗期间患儿饮食、卫生 化疗期间嘱患儿适当多饮水 □ 按时输入碱化利尿液体，防止尿酸性肾病 □ 对陪伴家属健康指导 □ 指导预防感染和出血 □ 介绍药物作用、副作用 □ 指导患儿休息与活动 □ 心理指导	□ 骨髓抑制期宣教：预防感染和出血，维护病室环境清洁、整齐 □ 指导进洁净饮食 □ 心理指导	□ 出院宣教：用药、饮食、卫生、休息、监测血常规和血生化等 □ PICC 带出院外宣教 □ 指导办理出院手续 □ 告知患儿科室联系电话 □ 定期门诊随访
护理处置	□ 遵医嘱完成相关化验检查 □ 遵照医嘱及时给予对症治疗 □ PICC 导管维护 □ 执行保护性隔离措施	□ 遵医嘱完成相关化验检查 □ 遵照医嘱及时给予对症治疗 □ PICC 导管维护 □ 执行保护性隔离措施	□ 为患儿领取出院带药 □ 协助整理患儿用物 □ 床单位终末消毒
基础护理	□ 一级护理 □ 晨晚间护理 □ 安全护理 □ 口腔护理 □ 肛周护理	□ 一级护理 □ 晨晚间护理 □ 安全护理 □ 口腔护理 □ 肛周护理	□ 安全护理（护送出院）
专科护理	□ 观察患儿病情变化，注意观察体温、血压、体重等，防止并发症发生 □ 观察化疗药不良反应 □ 感染、出血护理 □ 输血护理（需要时） □ 化疗护理 □ 心理护理	□ 观察患儿病情变化，注意观察体温、血压、体重等，防止并发症发生 □ 感染、出血护理 □ 输血护理（需要时） □ 化疗护理 □ 心理护理	□ 预防感染和出血指导 □ 心理护理
重点医嘱	□ 详见医嘱执行单	□ 详见医嘱执行单	□ 详见医嘱执行单
病情变异记录	□ 无 □ 有，原因： 1. 2.	□ 无 □ 有，原因： 1. 2.	□ 无 □ 有，原因： 1. 2.
护士签名			

（三）患者表单

成人完全缓解的 APL 临床路径患者表单

适用对象：**第一诊断为**急性早幼粒细胞白血病（ICD10：92.4，M9866/3）（APL 获 CR 者）行巩固化疗

患者姓名：________性别：________年龄：________门诊号：________住院号：________

住院日期：_____年___月___日 出院日期：_____年___月___日 标准住院日：21 天

时间	入院第 1 天	入院第 2 天
医患配合	□ 接受询问病史、收集资料，请务必详细告知既往史、用药史、过敏史 □ 请明确告知既往用药情况 □ 配合进行体格检查 □ 有任何不适请告知医师 □ 配合进行相关检查 □ 签署相关知情同意书	□ 配合完成相关检查（B 超、心电图、X 线胸片等） □ 配合完成化验：血常规、血生化等 □ 配合骨髓穿刺、活检 □ 配合腰椎穿刺、鞘内注射 □ 配合用药 □ 有任何不适请告知医师
护患配合	□ 配合测量体温、脉搏、呼吸、血压、身高、体重 □ 配合完成入院护理评估（回答护士询问病史、过敏史、用药史） □ 接受入院宣教（环境介绍、病室规定、探视陪伴制度、送餐订餐制度、贵重物品保管等） □ 配合采集血标本 □ 配合护士选择静脉通路，接受 PICC 置管（带管者接受 PICC 导管评价、宣教与维护） □ 接受用药指导 □ 接受预防感染和出血指导 □ 有任何不适请告知护士	□ 配合测量体温、脉搏、呼吸，询问排便 □ 配合各项检查（需要空腹的请遵照执行） □ 配合采集血标本 □ 接受疾病知识介绍 □ 接受骨髓穿刺、活检宣教 □ 接受腰穿、鞘内注射宣教 □ 接受用药指导 □ 接受 PICC 维护 □ 接受预防感染和出血指导 □ 接受心理护理 □ 接受基础护理 □ 有任何不适请告知护士
饮食	□ 遵照医嘱饮食	□ 遵照医嘱饮食
排泄	□ 尿便异常时及时告知医护人员	□ 尿便异常时及时告知医护人员
活动	□ 根据病情适当活动 □ 有出血倾向的卧床休息，减少活动	□ 根据病情适当活动 □ 有出血倾向的卧床休息，减少活动

时间	入院第 3 天	入院第 4~20 天	出院日
医患配合	□ 配合相关检查 □ 配合用药 □ 配合化疗 □ 有任何不适请告知医师	□ 配合相关检查 □ 配合用药 □ 配合各种治疗 □ 有任何不适请告知医师	□ 接受出院前指导 □ 遵医嘱出院后用药 □ 明确复查时间 □ 获取出院诊断书
护患配合	□ 配合定时测量生命体征、每日询问排便 □ 配合各种相关检查 □ 配合采集血标本 □ 接受疾病知识介绍 □ 接受用药指导 □ 接受 PICC 维护 □ 接受化疗知识指导 □ 接受预防感染和出血指导 □ 接受保护性隔离措施 □ 接受心理护理 □ 接受基础护理 □ 有任何不适请告知护士	□ 配合定时测量生命体征、每日询问排便 □ 配合各种相关检查 □ 配合采集血标本 □ 接受疾病知识介绍 □ 接受用药指导 □ 接受 PICC 维护 □ 接受预防感染和出血指导 □ 接受保护性隔离措施 □ 接受心理护理 □ 接受基础护理 □ 有任何不适请告知护士	□ 接受出院宣教 □ 办理出院手续 □ 获取出院带药 □ 熟悉服药方法、作用、注意事项 □ 掌握预防感染、出血措施 □ 知道复印病历方法 □ 接受 PICC 院外维护指导 □ 签署 PICC 院外带管协议
饮食	□ 遵照医嘱饮食	□ 洁净饮食	□ 普通饮食 □ 避免进生、冷、硬、辛辣和刺激饮食
排泄	□ 尿便异常时及时告知医护人员	□ 尿便异常时及时告知医护人员	□ 尿便异常（出血时）及时就诊
活动	□ 根据病情适当活动 □ 有出血倾向的卧床休息，减少活动	□ 根据病情适当活动 □ 有出血倾向的卧床休息，减少活动	□ 适当活动，避免疲劳 □ 注意保暖，避免感冒 □ 注意安全，减少出血

完全缓解的儿童 APL 临床路径患者表单

适用对象：**第一诊断为**儿童急性早幼粒细胞白血病（ICD-10：C92.402，M9866/3）CR 者行巩固化疗

患者姓名：________性别：________年龄：________门诊号：________住院号：________

住院日期：_____年___月___日　出院日期：_____年___月___日　标准住院日：28 天内

时间	入院第 1 天	入院第 2 天
医患配合	□ 接受询问病史、收集资料，请家长务必详细告知既往史、用药史、过敏史 □ 请明确告知既往用药情况 □ 配合进行体格检查 □ 有任何不适请告知医师 □ 配合进行相关检查 □ 签署相关知情同意书	□ 配合完成相关检查（B 超、心电图、X 线胸片等） □ 配合完成化验：血常规、血生化等 □ 配合骨髓穿刺、活检等 □ 配合腰椎穿刺、鞘内注射 □ 配合用药 □ 有任何不适请告知医师
护患配合	□ 配合测量体温、脉搏、呼吸、血压、身高、体重 □ 配合完成入院护理评估（简单询问病史、过敏史、用药史） □ 接受入院宣教（环境介绍、病室规定、探视陪伴制度、送餐订餐制度、贵重物品保管等） □ 配合护士选择静脉通路 □ 接受 PICC 导管评价、宣教与维护（带管者） □ 接受用药指导 □ 接受预防感染和出血指导 □ 接受安全教育 □ 有任何不适请告知护士	□ 配合测量体温、脉搏、呼吸，询问排便 □ 配合各项检查（需要空腹的请遵照执行） □ 配合采集血标本 □ 接受疾病知识介绍 □ 接受骨髓穿刺、活检知识宣教 □ 接受腰穿、鞘内注射知识宣教 □ 接受用药指导 □ 接受 PICC 宣教与置管（预置管者） □ 接受 PICC 维护（带管者） □ 接受化疗知识指导 □ 接受预防感染和出血指导 □ 接受心理护理 □ 接受基础护理 □ 接受安全教育 □ 有任何不适请告知护士
饮食	□ 遵照医嘱饮食	□ 遵照医嘱饮食
排泄	□ 尿便异常时及时告知医护人员	□ 尿便异常时及时告知医护人员
活动	□ 根据病情适当活动 □ 有出血倾向的卧床休息，减少活动，注意安全	□ 根据病情适当活动 □ 有出血倾向的卧床休息，减少活动，注意安全

时间	入院第3天	入院第4~27天	出院日
医患配合	□ 配合相关检查 □ 配合用药 □ 配合化疗 □ 有任何不适请告知医师	□ 配合相关检查 □ 配合用药 □ 配合各种治疗 □ 有任何不适请告知医师	□ 接受出院前指导 □ 遵医嘱出院后用药 □ 家长知道复查时间 □ 获取出院诊断书
护患配合	□ 配合定时测量生命体征、每日询问排便 □ 配合各种相关检查 □ 配合采集血标本 □ 接受疾病知识介绍 □ 接受用药指导 □ 接受 PICC 维护 □ 接受化疗知识指导 □ 接受预防感染和出血指导 □ 接受保护性隔离措施 □ 接受心理护理 □ 接受基础护理 □ 接受安全教育 □ 有任何不适请告知护士	□ 配合定时测量生命体征、每日询问排便 □ 配合各种相关检查 □ 配合采集血标本 □ 接受疾病知识介绍 □ 接受用药指导 □ 接受 PICC 维护 □ 接受预防感染和出血指导 □ 接受保护性隔离措施 □ 接受心理护理 □ 接受基础护理 □ 接受安全教育 □ 有任何不适请告知护士	□ 接受出院宣教 □ 家长办理出院手续 □ 获取出院带药 □ 知道服药方法、作用、注意事项 □ 知道预防感染、出血措施 □ 知道复印病历方法 □ 接受 PICC 院外维护指导 □ 签署 PICC 院外带管协议
饮食	□ 洁净饮食	□ 洁净饮食	□ 普通饮食 □ 避免进生、冷、硬、辛辣和刺激饮食
排泄	□ 尿便异常时及时告知医护人员	□ 尿便异常时及时告知医护人员	□ 尿便异常（出血时）及时就诊
活动	□ 根据病情适当活动 □ 有出血倾向的卧床休息，减少活动，注意安全	□ 根据病情适当活动 □ 有出血倾向的卧床休息，减少活动，注意安全	□ 适当活动，避免疲劳 □ 注意保暖，避免感冒 □ 注意安全，减少出血

时间	入院第 3 天	入院第 4~20 天	出院日
医患配合	□ 配合相关检查 □ 配合用药 □ 配合化疗 □ 有任何不适请告知医师	□ 配合相关检查 □ 配合用药 □ 配合各种治疗 □ 有任何不适请告知医师	□ 接受出院前指导 □ 遵医嘱出院后用药 □ 家长知道复查时间 □ 获取出院诊断书
护患配合	□ 配合定时测量生命体征、每日询问排便 □ 配合各种相关检查 □ 配合采集血标本 □ 接受疾病知识介绍 □ 接受用药指导 □ 接受 PICC 维护 □ 接受化疗知识指导 □ 接受预防感染和出血指导 □ 接受保护性隔离措施 □ 接受心理护理 □ 接受基础护理 □ 接受安全教育 □ 有任何不适请告知护士	□ 配合定时测量生命体征、每日询问排便 □ 配合各种相关检查 □ 配合采集血标本 □ 接受疾病知识介绍 □ 接受用药指导 □ 接受 PICC 维护 □ 接受预防感染和出血指导 □ 接受保护性隔离措施 □ 接受心理护理 □ 接受基础护理 □ 接受安全教育 □ 有任何不适请告知护士	□ 接受出院宣教 □ 家长办理出院手续 □ 获取出院带药 □ 知道服药方法、作用、注意事项 □ 知道预防感染、出血措施 □ 知道复印病历方法 □ 接受 PICC 院外维护指导 □ 签署 PICC 院外带管协议
饮食	□ 洁净饮食	□ 洁净饮食	□ 普通饮食 □ 避免进生、冷、硬、辛辣和刺激饮食
排泄	□ 尿便异常时及时告知医护人员	□ 尿便异常时及时告知医护人员	□ 尿便异常（出血时）及时就诊
活动	□ 根据病情适当活动 □ 有出血倾向的卧床休息，减少活动，注意安全	□ 根据病情适当活动 □ 有出血倾向的卧床休息，减少活动，注意安全	□ 适当活动，避免疲劳 □ 注意保暖，避免感冒 □ 注意安全，减少出血

附：原表单（2009 年版）

完全缓解的 APL 临床路径表单

适用对象：**第一诊断为**急性早幼粒细胞白血病（ICD-10：C92.4，M9866/3）达 CR 者行巩固化疗

患者姓名：________性别：________年龄：________门诊号：________住院号：________

住院日期：_____年___月___日　出院日期：_____年___月___日　标准住院日：28 天内

时间	住院第 1 天	住院第 2 天
主要诊疗工作	□ 询问病史及体格检查 □ 完成病历书写 □ 开化验单 □ 上级医师查房与化疗前评估 □ 患者家属签署输血同意书、骨髓穿刺同意书、腰椎穿刺同意书、静脉插管同意书	□ 上级医师查房 □ 完成入院检查 □ 骨髓穿刺（骨髓形态学检查、微小残留病变检测） □ 腰椎穿刺+鞘内注射 □ 根据血象决定是否成分输血 □ 完成必要的相关科室会诊 □ 完成上级医师查房记录等病历书写 □ 确定化疗方案和日期
重点医嘱	**长期医嘱：** □ 血液病护理常规 □ 二级护理 □ 饮食 □ 抗菌药物（必要时） □ 其他医嘱 **临时医嘱：** □ 血常规、尿常规、便常规 □ 肝肾功能、电解质、血型、凝血功能、输血前检查 □ X 线胸片、心电图、腹部 B 超 □ 超声心动图（视患者情况而定） □ 静脉插管术（有条件时） □ 病原微生物培养（必要时） □ 输血医嘱（必要时） □ 其他医嘱	**长期医嘱：** □ 患者既往基础用药 □ 抗菌药物（必要时） □ 其他医嘱 **临时医嘱：** □ 骨髓穿刺 □ 骨髓形态学、微小残留病检测 □ 腰椎穿刺，鞘内注射（MTX 10～15mg，Ara-C 40～50mg，DXM 5mg） □ 脑脊液常规、生化、细胞形态（有条件时） □ 输血医嘱（必要时） □ 其他医嘱
主要护理工作	□ 介绍病房环境、设施和设备 □ 入院护理评估	□ 宣教（血液病知识）
病情变异记录	□ 无　□ 有，原因： 1. 2.	□ 无　□ 有，原因： 1. 2.
护士签名		
医师签名		

时间	住院第3天
主要诊疗工作	□ 患者家属签署化疗知情同意书 □ 上级医师查房，制订化疗方案 □ 住院医师完成病程记录 □ 化疗 □ 重要脏器功能保护 □ 镇吐
重点医嘱	**长期医嘱：** 化疗医嘱（以下方案选一） □ DA： DNR 40～45mg/(m^2·d)×3d Ara-C 100～200mg/(m^2·d) ×7d □ MA： MTZ 6～10mg/(m^2·d)×3d Ara-C 100～200mg/(m^2·d)×7d □ HA： HHT 2.0～2.5mg/(m^2·d)×7d Ara-C 100～200mg/(m^2·d)×7d □ DA（ID-Ara-C）（高危患者）： DNR 40～45mg/(m^2·d)×3d Ara-C 1～2g/m^2，q12h×3d □ MA（ID-Ara-C）（高危患者）： MTZ 6～10mg/(m^2·d)×3d Ara-C 1～2g/m^2，q12h×3d □ ATO： ATO 10mg/d×21～28d □ 补液治疗（水化、碱化） □ 镇吐、保肝、抗感染等医嘱 □ 其他医嘱 **临时医嘱：** □ 输血医嘱（必要时） □ 心电监护（必要时） □ 血常规 □ 血培养（高热时） □ 静脉插管维护、换药 □ 其他医嘱
主要护理工作	□ 观察患者病情变化 □ 心理与生活护理 □ 化疗期间嘱患者多饮水
病情变异记录	□ 无 □ 有，原因： 1. 2.
护士签名	
医师签名	

<table>
<tr><th>时间</th><th>住院第 4～27 天</th><th>出院日</th></tr>
<tr><td>主要诊疗工作</td><td>□ 上级医师查房，注意病情变化
□ 住院医师完成常规病历书写
□ 复查血常规
□ 注意观察体温、血压、体重等
□ 成分输血、抗感染等支持治疗（必要时）
□ 造血生长因子（必要时）</td><td>□ 上级医师查房，确定有无并发症情况，明确是否出院
□ 完成出院记录、病案首页、出院证明书等
□ 向患者交代出院后的注意事项，如：返院复诊的时间、地点，发生紧急情况时的处理等</td></tr>
<tr><td>重点医嘱</td><td>长期医嘱：
□ 洁净饮食
□ 抗感染等支持治疗
□ 其他医嘱
临时医嘱：
□ 血常规、尿常规、便常规
□ 肝肾功能、电解质
□ 输血医嘱（必要时）
□ G-CSF 5μg/(kg·d)（必要时）
□ 影像学检查（必要时）
□ 血培养（高热时）
□ 病原微生物培养（必要时）
□ 静脉插管维护、换药
□ 其他医嘱</td><td>出院医嘱：
□ 出院带药
□ 定期门诊随访
□ 监测血常规、肝肾功能、电解质</td></tr>
<tr><td>主要护理工作</td><td>□ 观察患者情况
□ 心理与生活护理
□ 化疗期间嘱患者多饮水</td><td>□ 指导患者办理出院手续</td></tr>
<tr><td>病情变异记录</td><td>□ 无　□ 有，原因：
1.
2.</td><td>□ 无　□ 有，原因：
1.
2.</td></tr>
<tr><td>护士签名</td><td></td><td></td></tr>
<tr><td>医师签名</td><td></td><td></td></tr>
</table>

第三章　骨髓增生异常综合征-难治性贫血伴原始细胞过多（MDS-RAEB）临床路径释义

一、骨髓增生异常综合征-难治性贫血伴原始细胞过多（MDS-RAEB）编码

疾病名称及编码：骨髓增生异常综合征-难治性贫血伴原始细胞过多（MDS-RAEB）（ICD-10：D46.201）。

二、临床路径检索方法

D46.201。

三、骨髓增生异常综合征-难治性贫血伴原始细胞过多（MDS-RAEB）临床路径标准住院流程

（一）适用对象

第一诊断为 MDS-RAEB（ICD：D46.201）。

释义

■ 骨髓增生异常综合征（myelodysplastic syndrome，MDS）是一组异质性克隆性造血干细胞疾病，其生物学特征以一系或多系髓系细胞发育异常和无效造血为著，可以伴有原始细胞增多。RAEB 是伴有较为明显的原始细胞增多的类型，向急性髓系白血病转化的危险性明显增高。

（二）诊断依据

根据《血液病诊断和疗效标准》（张之南、沈悌主编. 第3版. 科学出版社，2008）、World Health Organization Classification of Tumors. Pathology and Genetic of Tumors of Haematopoietic and Lymphoid Tissue（2008）、NCCN clinical practice guidelines in oncology：myelodysplastic syndromes（V.2.2010）。

诊断标准：

1. RAEB-Ⅰ：

（1）外周血

1）血细胞减少。

2）原始细胞<5%。

3）无 Auer 小体。

4）单核细胞 $<1\times10^9/L$。

（2）骨髓

1）1 系或多系发育异常。

2）原始细胞 5%~9%。

3）无 Auer 小体。

2. RAEB-Ⅱ：

（1）外周血

1）血细胞减少。

2）原始细胞 5%~19%。

3）有或无 Auer 小体。

4）单核细胞<1×10^9/L。

（2）骨髓

1）1 系或多系发育异常。

2）原始细胞 10%~19%。

3）有或无 Auer 小体。

释义

■ 根据中国骨髓增生异常综合征诊断与治疗专家共识，MDS 的诊断标准需要满足以下 2 个必要条件和 1 个确定标准。

（1）必要条件：①持续（≥6 个月）一系或多系血细胞减少：红细胞（Hb<110 g/L）、中性粒细胞［中性粒细胞计数（ANC）<1.5×10^9/L］、血小板（PLT<100×10^9/L）；②排除其他可以导致血细胞减少和病态造血的造血及非造血系统疾患。

（2）确定标准：①骨髓涂片中红细胞系、中性粒细胞系、巨核细胞系中任一系至少 10%有发育异常；②环状铁粒幼红细胞占有核红细胞比例≥15%；③原始细胞：骨髓涂片中达5%~19%；④染色体异常。

■ MDS-REAB 在 FAB 分型中是以骨髓中原始细胞比例增高为特征的一种 MDS 类型，WHO 分型根据骨髓及外周血中原始细胞的比例不同及是否存在 Auer 小体进一步区分为Ⅰ型和Ⅱ型，骨髓及外周血中原始细胞的具体数值如诊断标准中所描述。根据 2008 年 WHO 修订的 MDS 诊断标准，①如果外周血原始细胞达 2%~4%，即使骨髓中原始细胞<5%，也诊断为 RAEB-Ⅰ型；②如果骨髓原始细胞未达到 10%~19%，但是外周血原始细胞达到 5%~19%，或者骨髓/外周血中出现 Auer 小体，也可诊断 RAEB-Ⅱ型。

■ 血细胞发育异常，也即病态造血是诊断 MDS 的基本依据，但是对于细胞形态学改变的辨认和程度判断，受到涂片制备和计数的影响，因此建议制片标本需新鲜获得，接触抗凝剂不超过 2 小时。对所计数细胞的具体要求为骨髓细胞分类需计数 500 个，外周血需计数 200 个。上述诊断标准中发育异常的定义：是指有发育异常形态学表现的细胞占该系细胞的 10%或以上。

■ 诊断 MDS-RAEB 时，还应注意外周血中单核细胞的数值，需要与慢性粒单细胞白血病相鉴别，后者根据 WHO 分型已归入新的骨髓增生异常/骨髓增殖综合征（MDS/MPD）类型。

（三）治疗方案的选择

根据《邓家栋临床血液学》（邓家栋主编. 上海科学技术出版社，2001）、《内科学》（叶任高，陆再英主编. 第 7 版. 人民卫生出版社，2008）、《内科学》（王吉耀主编. 第 2 版. 人民卫生出版社，

2010)、NCCN Clinical Practice Guidelines in Oncology：Myelodysplastic Syndromes（V. 2. 2010）。

首先进行诊断分型，然后根据 MDS 国际预后积分系统（IPSS）（表 3-1）进行预后分组。

表 3-1　评价 MDS 预后的国际积分系统（IPSS）

预后相关变量	评分值				
	0	0.5	1.0	1.5	2.0
骨髓原始细胞（%）	<5	5~10	-	11~20	21~30
核型	好	中等	坏	-	-
细胞减少	0/1	2/3	-	-	-

1. 不同危险组的积分
（1）低度：0
（2）中度：-1，0.5~1.0
（3）中度：-2，1.5~2.0
（4）高度≥2.5
2. 核型
（1）好：正常或有以下几种核型改变之一：-Y，del（5q），del（20q）
（2）不良：复杂（≥3 种异常核型改变）或 7 号染色体异常
（3）中等：介于二者之间
3. 细胞减少
（1）血红蛋白<100g/L
（2）中性粒细胞<1.5×10^9/L
（3）血小板<100×10^9/L

释义

■ 预后风险危险度分组是制订 MDS 患者治疗策略的主要依据之一，目前常用的包括：国际预后评分系统（IPSS）以及 2011 年修订的基于 WHO 分型标准提出的 WPSS 积分系统（WPSS-2011）。

1. 国际预后评分系统（IPSS）：IPSS 基于 FAB 分型，可评估患者的自然病程。危险度的分级根据以下 3 个因素确定：原始细胞百分比、血细胞减少的系别数和骨髓的细胞遗传学特征，具体分级如上文所述。目前对 MDS 的治疗多依据 IPSS 预后分组，但是 IPSS 仅适合初诊患者的预后判断。

2. 基于 WHO 分类的预后评分系统（WPSS）：红细胞输注依赖及铁超负荷不仅导致器官损害，也可直接损害造血系统功能，从而可能影响 MDS 患者的自然病程。因此根据患者的 WHO 分型、IPSS 细胞遗传学分组及红细胞输注依赖情况，形成了 WPSS 评分（表 3-2）。分组如下：极低危组（0 分）、低危组（1 分）、中危组（2 分）、高危组（3~4 分）、极高危组（5~6 分）。WPSS 为一动态评价系统，可用于患者生命中的任何阶段对预后进行评估。因输血的标准不易统一，且发现血红蛋白水平在男性<90g/L，女性<80g/L，对预后有显著影响，故 2011 年修订的 WPSS 对输血按上述标准加以限定，亚组评分不变。

表 3-2 WHO 分型预后积分系统（WPSS，2011 年）

预后变量	积分			
	0	1	2	3
WHO 分型	RCUD，RARS，MDS 伴单纯 5q-	RCMD	RAEB-Ⅰ	RAEB-Ⅱ
染色体核型（分组同 IPSS）	好	中	差	-
贫血（男性<90g/L，女性<80 g/L）	无	有	-	-

注：RCUD：难治性血细胞减少伴单系发育异常；RARS：难治性贫血伴环状铁粒幼红细胞；RCMD：难治性血细胞减少伴多系发育异常；RAEB：难治性贫血伴原始细胞增多。

3. 随着对疾病的进一步认识，近年对细胞遗传学预后分组进行了修订，分为组：

（1）非常好：del（11q），-Y。

（2）好：正常，der（1；7），del（5q），del（12p），del（20q），伴 del（5q）的两种异常。

（3）中等：del（7q），+8，i（17q），+19，任何其他单独异常或 2 个独立的克隆。

（4）差：del（7），inv（3）/t（3q）/del（3q），包含 del（7）/del（7q）的两种异常，3 种异常。

（5）非常差：3 种以上异常。

4. 2012 年提出了修订的 IPSS（IPSS-R）：对原始细胞比例、血细胞减少程度进行了进一步细化分组，同时采用了前述染色体核型预后 5 组分法（表 3-3）进行评分。IPSS-R 预后危度分组分为极低危（≤1.5）、低危（>1.5~3）、中危（>3~4.5）、高危（>4.5~6）和极高危（>6)5 组，其未治疗中位生存期分别为 8.8、5.3、3、1.6 和 0.8 年，25%的病例发生 AML 转化的中位时间分别为未达到、10.8、3.2、1.4 和 0.7 年。

表 3-3 修订的 IPSS 预后积分系统（IPSS-R，2012 年）

预后变量	积分						
	0	0.5	1	1.5	2	3	4
细胞遗传学	非常好	-	好	-	中等	差	非常差
骨髓原始细胞（%）	≤2	-	2~5	-	5~10	>10	-
血红蛋白（g/L）	≥100		80~100	<80	-	-	-
血小板（$\times 10^9$/L）	≥100	50~100	<50	-	-	-	-
中性粒细胞（$\times 10^9$/L）	≥0.8	<0.8	-	-	-	-	-

（四）标准住院日为 30 天内

释义

■ 如患者条件允许，住院时间可低于上述住院天数。

（五）进入临床路径标准

1. 第一诊断必须符合 ICD：D46.201 骨髓增生异常综合征-难治性贫血伴原始细胞过多（MDS-RAEB）疾病编码。

2. 当患者同时具有其他疾病诊断，但住院期间不需要特殊处理也不影响第一诊断的临床路径流程实施时，可以进入路径。

释义

■ 患者同时具有其他疾病影响第一诊断的临床路径流程实施时均不适合进入临床路径。

■ 患者如选择造血干细胞移植治疗不适合进入临床路径。

（六）住院期间检查项目

1. 必需的检查项目：

（1）血常规+血涂片形态学分析、网织红细胞、尿常规、便常规+潜血。

（2）骨髓穿刺：形态学、细胞化学、免疫表型分析、细胞/分子遗传学。

（3）骨髓活检：形态学、免疫组织化学。

（4）肝肾功能、电解质、输血前检查、血型。

（5）X 线胸片、心电图、腹部 B 超、心脏超声。

2. 根据患者情况可选择的检查项目：白血病相关基因检测、骨髓祖细胞培养、HLA 配型、凝血功能、溶血相关检查、叶酸、维生素 B_{12}、铁蛋白、铁代谢相关检查、感染部位病原菌培养等。

释义

■ 部分检查可以在门诊完成。

■ 白血病相关基因检查，如存在 AML1-ETO，PML/RARα，CBFβ-MYH11 融合基因，或者染色体检查提示存在 t（8；21），t（15；17），以及 inv（16），均应诊断 AML。

诊断 MDS 需排除其他可以导致血细胞减少和病态造血的造血及非造血系统疾患，可根据情况行相关检查：如流式检测 $CD55^+$、$CD59^+$ 细胞比例，以及测定嗜水气单胞菌溶素变异体（Flaer）可发现 GPI 锚连蛋白缺失与 PNH 鉴别；甲状腺功能检查除外甲状腺疾病；自身抗体谱等除外自身免疫性疾病。

■ 目前采用流式细胞术可以检测到 MDS 的异常表型，对疾病诊断有一定帮助，但尚未列入诊断标准。根据 2012 年中国 MDS 诊断与治疗专家共识，常见的异常有：①$CD34^+$ 髓系祖细胞绝对和相对增加及异常表型，如：表达 CD11b、CD15；CD45 表达下降；CD13、CD33 或 HLA-DR 表达缺失；表达淋系抗原 CD5、CD7、CD19 或 CD56；CD34 密度异常增高或下降；CD38 表达下降；②$CD34^+$ B 系祖细胞（$CD34^+$/$CD10^+$）绝对和相对下降；③成熟髓系细胞（中性粒细胞）：无颗粒中性粒细胞（中性粒细胞散射角降低）；髓系抗原间表达关系模式异常；成熟不同步；表达 CD34；表达淋系抗原；CD45 表达下降；④单核细胞：HLA-DR、CD11b、CD13、CD14、CD33 抗原间表达关系模式异常；CD13、CD14、CD64 或 CD33 表达缺失；表达 CD34；表达淋系抗原（不包括 CD4）；⑤红系前体细胞：CIM5 表达异常；表达 CD34；CD71、CD117、CD235a 表达异常。

■ 合并感染的患者，根据情况行感染部位病原学检查及药敏、红细胞沉降率（血沉）、C 反应蛋白（CRP）、血培养、血气分析、胸部 CT、血氧饱和度，或有创性检查等。

（七）治疗开始于诊断明确后第 1 天

（八）治疗方案与药物选择

1. 支持对症治疗。

2. 化疗：可选择下列药物进行单药或联合化疗。如高三尖杉酯碱、阿糖胞苷、蒽环类药物或预激化疗等。

3. 去甲基化治疗。

4. 可选择沙利度胺治疗。

释义

■ MDS 治疗主要解决两大问题：骨髓衰竭及并发症和向 AML 转化。应根据预后积分并结合患者年龄、体能状况、依从性等进行综合评定，选择个体化治疗方案。低危组以支持治疗及免疫调节药、表观遗传学药物治疗为主，一般不推荐化疗及异基因造血干细胞移植（allo-HSCT），高危组预后较差，易转化为 AML，需要高强度治疗，RAEB 患者多数评分处于中高危组。NCCN-MDS 指南（2014）建议 IPSS 积分中危-2 及以上，IPSS-R 积分中危及以上，以及 WPSS 积分高危及以上者，如患者能耐受且有合适的供者，可首选 allo-HSCT；如无合适供者可选，推荐选择去甲基化药物、高强度化疗或进入临床试验等；如果患者不能耐受高强度治疗，可选择甲基化药物或临床试验。

■ Allo-HSCT：是可能治愈 MDS 的治疗，但随年龄增加移植相关并发症也有所增加。中国 MDS 诊断和治疗专家共识（2014）提出适应证为：①FAB 分类中 RAEB，RAEB-转化型（RAEB-t）、慢性粒-单核细胞白血病（CMML）及 MDS 转化的 AML 患者；②IPSS 系统中的中危-2 及高危 MDS 患者，IPSS 高危染色体核型的患者；③严重输血依赖，且有明确克隆证据的低危组患者，应该在器官功能受损前进行 allo-HSCT；④有强烈移植意愿者。

■ 细胞毒性化疗：可以选择 AML 样的联合化疗方案，如阿糖胞苷（Ara-C）100mg/m^2×7d，联合柔红霉素或伊达比星（去甲氧柔红霉素）等，完全缓解率为 40%～60%，但是缓解时间短暂，化疗相关合并症高，高龄患者常难以耐受。预激方案为小剂量阿糖胞苷（Ara-C）（10mg/m^2，每 12h 1 次，×14d）基础上加用粒细胞集落刺激因子（G-CSF），并联合阿克拉霉素（5～7mg/m^2，静脉注射×8d）或高三尖杉酯碱（2mg/d，静脉注射×8d）或伊达比星，G-CSF 每天 200μg/m^2，皮下注射×14d，完全缓解率约为 40%～60%，有效率为 60%～70%。预激方案较为适合老年、机体状况较差、伴有基础心肺疾病及糖尿病等不适于强化疗的患者，延长生存期、改善生活质量。

■ 表观遗传学修饰治疗（即去甲基化药物）：5-阿扎胞苷（azacitidine，AZA）和 5-阿扎-2-

脱氧胞苷（decitabine，地西他滨）可降低细胞内DNA总体甲基化程度，并引发基因表达改变。两种药物低剂量时有去甲基化作用，高剂量时有细胞毒作用。AZA和地西他滨在MDS治疗中的具体剂量方案仍在优化中。高危MDS患者，以及低危合并严重血细胞减少和（或）输血依赖的患者是应用去甲基化药物的适宜对象，增加疗程可提高治疗的有效率。这类药物也可以与小剂量化疗联合应用。

1. AZA：推荐方案为每天75 mg/m^{2}皮下注射或静脉输注共7d，28d为1个疗程。AZA可明显改善患者生活质量，减少输血需求，明显延迟高危MDS患者向AML转化或死亡的时间。即使患者未达完全缓解，AZA也能改善生存。在毒性能耐受及外周血常规提示病情无进展的前提下，AZA治疗6个疗程无改善者，换用其他药物。

2. 地西他滨：推荐方案为每天静脉输注20mg/m^2，共5d，4周为1个疗程。多数患者在第2个疗程结束起效，并且在同一时间点达到最佳效果。通常足量应用地西他滨3~4个疗程无效再考虑终止治疗。

■ 支持治疗：包括输血、红细胞生成素（EPO）、G-CSF等，主要目的是改善症状、预防感染、出血和提高生活质量。

1. 输血：除MDS自身疾病可导致贫血外，其他多种因素如营养不良、出血、溶血和感染等也可加重贫血，应注意予以相应解决。一般在Hb<60g/L，或伴有明显贫血症状时输注红细胞。老年、合并心肺基础疾病、代偿反应能力受限、需氧量增加，可放宽输血标准。

2. 血小板输注：建议存在血小板消耗危险因素者［感染、出血、使用抗生素或抗人胸腺细胞球蛋白（ATG）等］输注点为PLT 20×10^9/L，而病情稳定者输注点为PLT 10×10^9/L。

3. 促中性粒细胞治疗：中性粒细胞缺乏者，可给予G-CSF和（或）GM-CSF治疗，以使中性粒细胞>1.0×10^9/L。不推荐MDS患者常规使用抗生素预防感染治疗。

4. 红细胞生成素（EPO）：是IPSS低危和中危-1型中，输血依赖、血清EPO水平<500 U/L、非5q-综合征的患者的首选治疗。EPO 1万U，每日或隔日，可联合应用G-CSF（GM-CSF），连续6~8周后根据疗效调整剂量，对无效者，可加量应用EPO，继续治疗6周。取得最大疗效后，逐渐减少细胞因子剂量，以最小剂量维持原疗效。对于血清EPO水平>500U/L的患者疗效不佳，每个月红细胞输注量<4U和≥4U的患者，有效率分别仅为23%和7%。

5. 去铁治疗：研究发现MDS患者体内铁负荷是患者总体生存期、无白血病生存和造血干细胞移植疗效的一个独立预后因素。铁超负荷可增加心、肝和胰腺等重要脏器并发症的病死率，可导致总生存期缩短。血清铁蛋白（SF）能间接反映机体铁负荷，但易受感染、炎症、肿瘤、肝病及酗酒等影响。对于红细胞输注依赖患者，应定期监测（每年3~4次）。SF降至500μg/L以下且脱离输血时可终止去铁治疗。常用药物有去铁胺、去铁酮、地拉罗司。

■ 免疫调节治疗：常用的免疫调节药物包括沙利度胺（thalidomide）和来那度胺（lenalidomide）等。沙利度胺治疗患者后血液学改善以红系为主，疗效持久，但中性粒细胞和血小板改善罕见。未能证实剂量与反应率间的关系，长期应用耐受性差。来那度胺推荐用于治疗5q-伴或不伴附加细胞遗传学异常的输血依赖性低危和中危-1患者，剂量为10mg/d（共21天，1个疗程28天），骨髓抑制比例较高，可根据血常规调整剂量。也有采用低剂量5mg/d治疗，同样有效。深静脉血栓的发生率在标准剂量和低剂量治疗的患者中发生率不高，分别6%和1%。对于非5q-MDS患者，来那度胺也有一定疗效，NCCN推荐用于输血依赖、非5q-、低危和中危-1患者对初始治疗无效时。

（九）出院标准

1. 一般情况良好。

2. 没有需要住院处理的并发症和（或）合并症。

（十）变异及原因分析

1. 治疗中、后有感染、贫血、出血及其他合并症者，进行相关的诊断和治疗，可适当延长住院时间或退出路径。

2. 已明确诊断并决定进行造血干细胞移植的患者退出此路径。

四、骨髓增生异常综合征-难治性贫血伴原始细胞过多（MDS-RAEB）临床路径给药方案

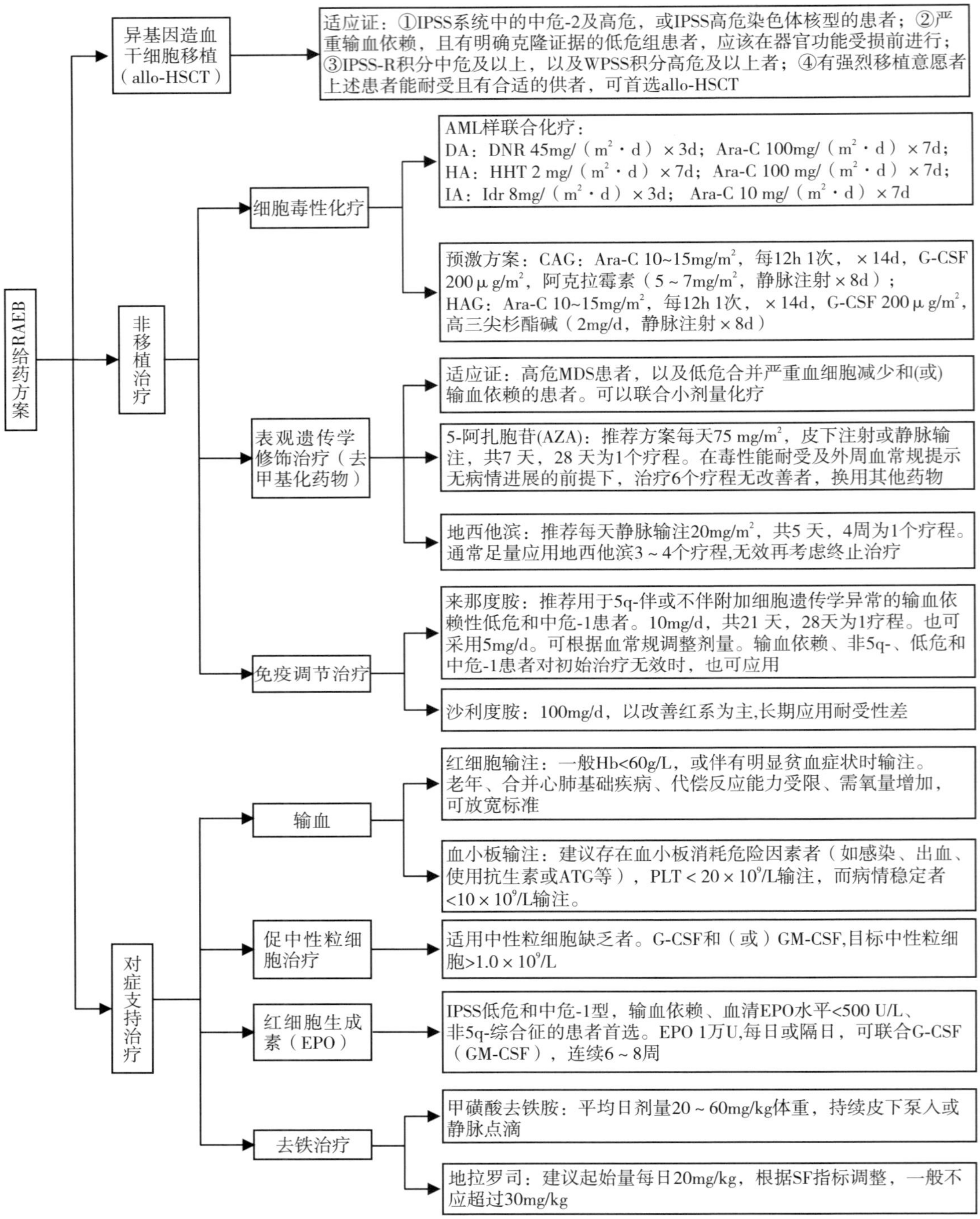

【用药选择】

1. 细胞毒性化疗：AML 样联合化疗完全缓解率为 40%~60%，但是缓解时间短暂，化疗相关合并症高，高龄患者常难以耐受。预激方案较为适合老年、机体状况较差、伴有基础心肺疾病及糖尿病等不适于强化疗的患者，延长生存期、改善生活质量。

2. 表观遗传学修饰治疗（即去甲基化药物）：包括 5-阿扎胞苷（azacitidine，AZA）和 5-阿扎-2-脱氧胞苷（decitabine，地西他滨）。高危 MDS 患者，以及低危合并严重血细胞减少和（或）输血依赖的患者是应用去甲基化药物的适宜对象，增加疗程可提高治疗的有效率。通常治疗 4~6 个疗程无效者，换用其他药物。

3. 来那度胺：用于 5q-伴或不伴附加细胞遗传学异常的输血依赖性低危和中危-1 患者，但骨髓抑制比例较高，可根据血常规调整剂量，低剂量同样有效。应注意治疗过程中深静脉血栓的发生。对于非 5q-患者，也可用于对初始治疗无效的输血依赖、低危和中危-1 患者。

4. 红细胞生成素（EPO）：是 IPSS 低危和中危-1 型中，输血依赖、血清 EPO 水平<500 U/L、非 5q-综合征的患者的首选治疗。血清 EPO 水平>500U/L 的患者疗效不佳。

5. 铁超负荷过载、红细胞输注依赖患者，应进行去铁治疗，并监测血清铁蛋白水平。当血清铁蛋白降至 500μg/L 以下且脱离输血时可终止去铁治疗。

【药学提示】

1. 化疗：可引起骨髓抑制、胃肠道反应、肝肾功能损害、心功能不全、心律失常等，并易合并感染、出血等，应注意给予相应防治措施。还可引起性腺功能抑制、致突变作用等。蒽环类药物累积剂量超过一定量，可引起明确的心脏损害。大剂量环磷酰胺可致出血性膀胱炎。

2. 沙利度胺治疗 MDS 属超适应证用药。

五、推荐表单

（一）医师表单

骨髓增生异常综合征临床路径医师表单

适用对象：**第一诊断为**骨髓增生异常综合征-难治性贫血伴原始细胞过多（ICD：D46.201）

患者姓名：________性别：________年龄：________门诊号：________住院号：________

住院日期：_____年___月___日 出院日期：_____年___月___日 标准住院日：30天

时间	住院第1天	住院第2天
主要诊疗工作	□ 询问病史及体格检查 □ 进行并且初步评估 □ 完成病历书写 □ 开化验单 □ 对症支持治疗 □ 病情告知，必要时向患者家属告病重或病危通知，并签署病重或病危通知书 □ 患者家属签署输血知情同意书、骨髓穿刺同意书 □ 如存在感染，完善相关检查，并予初始经验性抗感染治疗	□ 上级医师查房 □ 完成入院检查 □ 骨髓穿刺术（形态学、病理、免疫分型、细胞、分子遗传学检查等） □ 继续对症支持治疗 □ 完成必要的相关科室会诊 □ 完成上级医师查房记录等病历书写 □ 向患者及家属交代病情及其注意事项
重点医嘱	**长期医嘱：** □ 血液病护理常规 □ 一级或二级护理 □ 饮食 □ 视病情通知病重或病危 □ 其他医嘱 **临时医嘱：** □ 血常规、尿常规、便常规+潜血 □ 肝肾功能、电解质、凝血功能、血型、输血前检查 □ X线胸片、心电图、腹部B超、心脏超声 □ 输注红细胞或血小板（有指征时） □ 溶血相关检查 □ 感染部位病原学检查（必要时） □ 其他医嘱	**长期医嘱：** □ 患者既往基础用药 □ 其他医嘱 **临时医嘱：** □ 血常规 □ 骨髓穿刺 □ 骨髓相关检查 □ 输注红细胞或血小板（有指征时） □ 其他医嘱
病情变异记录	□ 无 □ 有，原因： 1. 2.	□ 无 □ 有，原因： 1. 2.
医师签名		

时间	住院第 3~5 天	住院第 6~21 天
主要诊疗工作	□ 上级医师查房 □ 复查血常规，观察血红蛋白、白细胞、血小板计数变化 □ 根据体检、骨髓检查结果和既往资料，进行鉴别诊断和确定诊断 □ 根据其他检查结果进行鉴别诊断，判断是否合并其他疾病 □ 开始治疗 □ 保护重要脏器功能 □ 注意观察药物的不良反应，并对症处理，完成病程记录	□ 上级医师查房，注意病情变化 □ 住院医师完成病历书写 □ 复查血常规 □ 注意观察体温、血压、体重等 □ 成分输血、抗感染等支持治疗（必要时） □ 造血生长因子（必要时）
重点医嘱	**长期医嘱**（视情况可第 2 天起开始治疗）： □ 其他医嘱 **临时医嘱**： □ 复查血常规 □ 复查血生化、电解质 □ 输血医嘱（有指征时） □ 对症支持 □ 其他医嘱 □ CAG 方案：ACR 7~12mg/m^2，d1~8；Ara-C 每次 10~15mg/m^2，q12h，d1~14；G-CSF 200μg/（m^2·d），d1~14。当中性粒细胞绝对值计数（ANC）>5×10^9/L 或白细胞（WBC）>20×10^9/L 时，G-CSF 暂停或减量 □ HAG 方案：HHT 2mg/d，d1~8；Ara-C 每次 10~15mg/m^2，q12h，d1~14；G-CSF 200μg/（m^2·d），第 1~14 天。当中性粒细胞绝对值计数（ANC）>5×10^9/L 或白细胞（WBC）>20×10^9/L 时，G-CSF 暂停或减量 □ DA：DNR 45mg/（m^2·d）×3d；Ara-C 100mg/（m^2·d）×7d □ HA：HHT 2 mg/（m^2·d）×7d；Ara-C 100 mg/（m^2·d）×7d □ IA：Idr 8mg/（m^2·d）×3d；Ara-C 10 mg/（m^2·d）×7d □ 去甲基化药物： 地西他滨，20mg/（m^2·d），静脉输注，第 1~5 天 □ 沙利度胺：100 mg/d	**长期医嘱**： □ 洁净饮食 □ 抗感染等支持治疗（必要时） □ 其他医嘱 **临时医嘱**： □ 血、尿、便常规 □ 血生化、电解质 □ 输血医嘱（必要时） □ G-CSF 5μg/（kg·d）（必要时） □ 影像学检查（必要） □ 病原微生物培养（必要时） □ 血培养（高热时） □ 静脉插管维护、换药 □ 骨髓穿刺（可选） □ 骨髓形态学（可选） □ 其他医嘱
病情变异记录	□ 无　□ 有，原因： 1. 2.	□ 无　□ 有，原因： 1. 2.
医师签名		

时间	住院第 22~29 天	住院第 30 天 （出院日）
主要诊疗工作	□ 上级医师查房 □ 住院医师完成常规病历书写 □ 根据血常规情况，决定复查骨髓穿刺	□ 上级医师查房，进行评估，确定有无并发症情况，明确是否出院 □ 完成出院记录、病案首页、出院证明书等 □ 向患者交代出院后的注意事项，如返院复诊的时间、地点，发生紧急情况时的处理等
重点医嘱	**长期医嘱：** □ 洁净饮食 □ 停抗生素（根据体温及症状、体征及影像学检查） □ 其他医嘱 **临时医嘱：** □ 骨髓穿刺 □ 骨髓形态学、微小残留病变检测 □ 血、尿、便常规 □ HLA 配型（符合造血干细胞移植条件者） □ G-CSF 5μg/（kg · d）（必要时） □ 输血医嘱（必要时） □ 其他医嘱	**出院医嘱：** □ 出院带药 □ 定期门诊随访 □ 监测血常规
病情变异记录	□ 无 □ 有，原因： 1. 2.	□ 无 □ 有，原因： 1. 2.
医师签名		

（二）护士表单

骨髓增生异常综合征临床路径护士表单

适用对象：**第一诊断为**骨髓增生异常综合征（ICD：D46.201）

患者姓名：________性别：________年龄：________门诊号：________住院号：________

住院日期：_____年___月___日　出院日期：_____年____月___日　标准住院日：30天

时间	住院第1天	住院第2天
健康宣教	□ 介绍病房环境、设施和设备 □ 介绍主管医师、护士 □ 介绍环境、设施 □ 介绍住院注意事项	□ 指导患者正确留取尿、便标本 □ 责任护士与患者沟通，了解并指导心理应对 □ 宣教疾病相关知识及饮食注意事项 □ 宣教骨髓穿刺术相关内容 □ 进行输血相关健康教育
护理处置	□ 核对病人、佩戴腕带 □ 入院护理评估 □ 建立入院护理记录 □ 卫生处置：剪指甲、沐浴、更换病号服 □ 根据化验单、检查单完成相关检查	□ 密切观察患者病情变化 □ 协助医师完成入院各项辅助检查化验 □ 遵医嘱继续对症支持治疗 □ 完善护理记录
基础护理	□ 一级护理 □ 晨晚间护理 □ 患者安全管理	□ 一级护理 □ 晨晚间护理 □ 患者安全管理
专科护理	□ 护理查体，询问病史及体格检查 □ 需要时填写跌倒及压疮防范表、自理能力评估表 □ 需要时请家属陪伴 □ 心理护理 □ 辅助病人完成化验检查（血、尿、便等）及其他检查 □ 确认血型、输血（有指征时）	□ 遵医嘱完成相关检查 □ 观察患者病情变化 □ 心理护理 □ 指导患者骨髓穿刺术后穿刺点的观察及处理 □ 输注红细胞或血小板（有指征时） □ 根据病情指导病人活动等，注意出血倾向、预防感染等 □ 如患者开始化疗，介绍化疗相关注意事项 □ 如有需要，进行深静脉插管及进行相关护理
重点医嘱	□ 详见医嘱执行单	□ 详见医嘱执行单
病情变异记录	□ 无　□ 有，原因： 1. 2.	□ 无　□ 有，原因： 1. 2.
护士签名		

时间	住院第 3~5 天	住院第 6~21 天
健康宣教	□ 宣教应用化疗或去甲基化等药物的作用与不良反应 □ 责任护士与患者沟通，了解并指导心理应对 □ 宣教复查血常规、网织红细胞、肝功能的必要性	□ 根据医生开出的医嘱，对患者进行出院评估 □ 定时复查 □ 出院带药服用方法 □ 完成出院宣教，向患者交代出院后的注意事项，如返院复诊的时间、地点，发生紧急情况时的处理等
护理处置	□ 密切观察患者病情变化 □ 遵医嘱正确应用化疗等药物 □ 遵医嘱正确予输血等支持治疗（需要时） □ 完善护理记录	□ 密切观察患者病情变化 □ 继续遵医嘱正确应用化疗等药物 □ 遵医嘱正确予输血等支持治疗（需要时） □ 完善护理记录
基础护理	□ 一级护理 □ 晨晚间护理 □ 患者安全管理	□ 二级护理 □ 晨晚间护理 □ 患者安全管理
专科护理	□ 遵医嘱完成相关检查 □ 心理护理 □ 如患者开始化疗，介绍化疗相关注意事项 □ 辅助病人进行口腔、鼻腔、肛周等部位护理（有指征时） □ 化疗期间嘱患者多饮水、注意尿量 □ 如有需要，进行深静脉插管相关护理 □ 根据血常规完成成分血输注（必要时） □ 根据病情指导病人饮食、活动等，注意出血倾向、预防感染等 □ 注意观察药物的副作用，并对症处理	□ 遵医嘱完成相关检查 □ 病情观察：评估患者生命体征、血常规、网织红细胞、肝功能 □ 心理护理 □ 化疗期间嘱患者多饮水、注意尿量 □ 指导处于骨髓抑制期患者的饮食、活动等，如白细胞降低时嘱进行洁净饮食，预防感染等，血小板降低时注意出血倾向 □ 根据血常规完成成分血输注（必要时） □ 注意观察药物的副作用，并对症处理 □ 造血生长因子（必要时） □ 静脉插管维护、换药 □ 病原微生物培养（必要时）
重点医嘱	□ 详见医嘱执行单	□ 详见医嘱执行单
病情变异记录	□ 无 □ 有，原因： 1. 2.	□ 无 □ 有，原因： 1. 2.
护士签名		

时间	住院第 22~29 天	住院第 30 天 （出院日）
健康宣教	□ 责任护士与患者沟通，了解并指导心理应对 □ 宣教骨髓抑制期患者的饮食、活动、预防感染等相关事项	□ 根据医师开出的医嘱，对患者进行出院评估 □ 定时复查 □ 出院带药服用方法 □ 完成出院宣教，向患者交代出院后的注意事项，如返院复诊的时间、地点，发生紧急情况时的处理等
护理处置	□ 密切观察患者病情变化 □ 遵医嘱正确予输血等支持治疗（需要时） □ 完善护理记录	□ 办理出院手续 □ 书写出院小结 □ 完成床单终末消毒
基础护理	□ 一级护理 □ 晨晚间护理 □ 患者安全管理	□ 二级护理 □ 晨晚间护理 □ 患者安全管理
专科护理	□ 观察患者病情变化 □ 遵医嘱完成相关检查 □ 心理护理 □ 指导患者骨髓穿刺术后穿刺点的观察及处理 □ 输血前后护理（需要时）	□ 病情观察：评估患者生命体征、血常规、肝功能 □ 心理护理
重点医嘱	□ 详见医嘱执行单	□ 详见医嘱执行单
病情变异记录	□ 无 □ 有，原因： 1. 2.	□ 无 □ 有，原因： 1. 2.
护士签名		

（三）患者表单

骨髓增生异常综合征临床路径患者表单

适用对象：**第一诊断为**骨髓增生异常综合征（ICD：D46.201）

患者姓名：________性别：________年龄：________门诊号：________住院号：________

住院日期：_____年___月___日　出院日期：_____年___月___日　标准住院日：30天

时间	住院第1天	住院第2天
医患配合	□ 协助医师完成病史采集，请务必详细告知既往史、用药史、过敏史 □ 配合进行体格检查 □ 在医师指导下完成入院相关检查、化验，如采血、心电图、X线胸片、超声心动图等检查等 □ 患者家属签署输血知情同意书、骨髓穿刺同意书及化疗同意书等 □ 了解病情，必要时需签署病重或病危通知书 □ 有任何不适告知医师	□ 配合完成入院辅助检查 □ 医师向患者及家属介绍病情及其注意事项 □ 配合完成骨髓穿刺术检查 □ 完成必要的相关科室会诊 □ 配合继续各项治疗 □ 配合完成输血治疗（需要时） □ 有任何不适告知医师
护患配合	□ 配合测量体温、脉搏、呼吸、血压、体重 □ 配合完成入院护理评估单（简单询问病史、过敏史、用药史） □ 接受入院宣教（环境介绍、病室规定、探视制度、贵重物品保管、相关设施和设备应用等） □ 接受相关化验检查宣教 □ 配合完成医嘱化验单、相关检查 □ 有任何不适告知护士	□ 配合测量生命体征 □ 接受疾病相关知识、饮食、活动等注意事项的指导 □ 接受相关化验检查宣教，正确留取标本，配合检查 □ 接受骨髓穿刺术相关内容的宣教 □ 接受输血、化疗等相关宣教 □ 接受输液、服药治疗 □ 注意活动安全，避免坠床或跌倒 □ 配合执行探视及陪伴 □ 有任何不适告知护士
饮食	□ 软食	□ 软食
排泄	□ 正常排尿便	□ 正常排尿便
活动	□ 床上活动	□ 床上活动

时间	住院第 3~5 天	住院第 6~21 天
医患配合	□ 开始化疗、去甲基化药物等治疗 □ 配合必要的检查、复查 □ 配合医师调整用药 □ 接受必要的输血支持治疗 □ 如有感染，需要接受抗感染治疗 □ 有不适及时告知医师	□ 完成化疗等用药及治疗 □ 配合医师调整用药 □ 根据病情变化，调整饮食、活动等注意事项的指导 □ 必要时进行相关化验检查的复查 □ 接受必要的输血支持治疗 □ 如有感染，需接受抗感染治疗 □ 注意活动安全，避免坠床或跌倒 □ 有任何不适告知医师
护患配合	□ 配合测量生命体征 □ 开始化疗等输液、服药治疗 □ 化疗期间注意多饮水、排尿，清淡饮食，必要时记录出入量 □ 配合接受生活、活动等指导 □ 有任何不适告知护士	□ 配合测量生命体征 □ 接受输液、服药治疗 □ 注意活动安全，避免坠床或跌倒 □ 配合执行探视及陪伴 □ 有任何不适告知护士
饮食	□ 清洁软食	□ 清洁软食
排泄	□ 正常排尿便	□ 正常排尿便
活动	□ 骨髓抑制期，卧床休息	□ 骨髓抑制期，卧床休息，床上活动

时间	住院第 22~29 天	住院第 30 天（出院日）
医患配合	□ 继续完成治疗 □ 配合必要的检查、复查 □ 协助完成各项检查及化验 □ 配合医师调整用药 □ 有不适及时告知医师	□ 接受出院前指导 □ 知道复查程序 □ 获取出院诊断书及出院记录
护患配合	□ 配合测量生命体征 □ 接受输液、服药治疗 □ 配合接受生活、活动等指导 □ 有任何不适告知护士	□ 接受出院宣教 □ 办理出院手续 □ 获取出院带药 □ 接受指导服药方法、作用、注意事项 □ 知道复印病历方法
饮食	□ 软食	□ 软食
排泄	□ 正常排尿便	□ 正常排尿便
活动	□ 骨髓抑制期，卧床休息	□ 适量活动

附：原表单（2011 年版）

骨髓增生异常综合征临床路径表单

适用对象：**第一诊断为** 骨髓增生异常综合征（ICD：D46.201）

患者姓名：________性别：________年龄：________门诊号：________住院号：________

住院日期：____年___月___日 出院日期：_____年___月___日 标准住院日：30 天

<table>
<tr><th>时间</th><th>住院第 1 天</th><th>住院第 2 天</th></tr>
<tr><td>主要诊疗工作</td><td>□ 询问病史及体格检查
□ 完成病历书写
□ 开化验单
□ 对症支持治疗
□ 病情告知，必要时向患者家属告病重或病危通知，并签署病重或病危通知书
□ 患者家属签署输血知情同意书、骨髓穿刺同意书</td><td>□ 上级医师查房
□ 完成入院检查
□ 骨髓穿刺术（形态学、病理、免疫分型、细胞、分子遗传学检查等）
□ 继续对症支持治疗
□ 完成必要的相关科室会诊
□ 完成上级医师查房记录等病历书写
□ 向患者及家属交代病情及其注意事项</td></tr>
<tr><td>重点医嘱</td><td>长期医嘱：
□ 血液病护理常规
□ 一级护理
□ 饮食
□ 视病情通知病重或病危
□ 其他医嘱
临时医嘱：
□ 血常规、尿常规、便常规+潜血
□ 肝肾功能、电解质、凝血功能、血型、输血前检查
□ X 线胸片、心电图、腹部 B 超、心脏超声
□ 输注红细胞或血小板（有指征时）
□ 溶血相关检查
□ 感染部位病原学检查（必要时）
□ 其他医嘱</td><td>长期医嘱：
□ 患者既往基础用药
□ 其他医嘱
临时医嘱：
□ 血常规
□ 骨髓穿刺
□ 骨髓相关检查
□ 输注红细胞或血小板（有指征时）
□ 其他医嘱</td></tr>
<tr><td>主要护理工作</td><td>□ 介绍病房环境、设施和设备
□ 入院护理评估
□ 宣教</td><td>□ 观察患者病情变化</td></tr>
<tr><td>病情变异记录</td><td>□ 无 □ 有，原因：
1.
2.</td><td>□ 无 □ 有，原因：
1.
2.</td></tr>
<tr><td>护士签名</td><td></td><td></td></tr>
<tr><td>医师签名</td><td></td><td></td></tr>
</table>

<table>
<tr><th>时间</th><th>住院第 3~5 天</th><th>住院第 6~21 天</th></tr>
<tr><td>主要诊疗工作</td><td>□ 上级医师查房
□ 复查血常规
□ 观察血红蛋白、白细胞、血小板计数变化
□ 根据体检、骨髓检查结果和既往资料，进行鉴别诊断和确定诊断
□ 根据其他检查结果进行鉴别诊断，判断是否合并其他疾病
□ 开始治疗
□ 保护重要脏器功能
□ 注意观察药物的不良反应，并对症处理，完成病程记录</td><td>□ 上级医师查房，注意病情变化
□ 住院医师完成病历书写
□ 复查血常规
□ 注意观察体温、血压、体重等
□ 成分输血、抗感染等支持治疗（必要时）
□ 造血生长因子（必要时）</td></tr>
<tr><td>重点医嘱</td><td>长期医嘱（视情况可第 2 天起开始治疗）：
□ 其他医嘱
临时医嘱：
□ 复查血常规
□ 复查血生化、电解质
□ 输血医嘱（有指征时）
□ 对症支持
其他医嘱：
□ CAG 方案：ACR 7~12mg/m²，1~8 天；Ara-C 每次 10~15mg/m²，每 12 小时 1 次，1~14 天；G-CSF 200μg/(m²·d)，1~14 天。当中性粒细胞绝对值计数（ANC）>5×10⁹/L 或白细胞（WBC）>20×10⁹/L 时，G-CSF 暂停或减量
□ HAG 方案：HHT 2mg/d，1~8 天；Ara-C 每次 10~15mg/m²，每 12 小时 1 次，1~14 天；G-CSF 200μg/(m²·d)，第 1~14 天。当中性粒细胞绝对值计数（ANC）>5×10⁹/L 或白细胞（WBC）>20×10⁹/L 时，G-CSF 暂停或减量
□ DA：DNR 45mg/(m²·d)，3 天；Ara-C 100mg/(m²·d)，7 天
□ HA：HHT 2mg/(m²·d)，7 天；Ara-C 100mg/(m²·d)，7 天
□ IA：Idr 8mg/(m²·d)，3 天；Ara-C 10mg/(m²·d)，7 天
□ 去甲基化药物
□ 地西他滨，20mg/(m²·d)，静脉输注，第 1~5 天
□ 沙利度胺：100mg/d</td><td>长期医嘱：
□ 洁净饮食
□ 抗感染等支持治疗（必要时）
□ 其他医嘱
临时医嘱：
□ 血、尿、便常规
□ 血生化、电解质
□ 输血医嘱（必要时）
□ G-CSF 5μg/(kg·d)（必要时）
□ 影像学检查（必要）
□ 病原微生物培养（必要时）
□ 血培养（高热时）
□ 静脉插管维护、换药
□ 骨髓穿刺（可选）
□ 骨髓形态学（可选）
□ 其他医嘱</td></tr>
<tr><td>主要护理工作</td><td>□ 随时观察患者病情变化
□ 心理与生活护理
□ 化疗期间嘱患者多饮水</td><td>□ 随时观察患者情况
□ 心理与生活护理
□ 化疗期间嘱患者多饮水</td></tr>
<tr><td>病情变异记录</td><td>□ 无 □ 有，原因：
1.
2.</td><td>□ 无 □ 有，原因：
1.
2.</td></tr>
<tr><td>护士签名</td><td></td><td></td></tr>
<tr><td>医师签名</td><td></td><td></td></tr>
</table>

时间	住院第 22~29 天	住院第 30 天 （出院日）
主要诊疗工作	□ 上级医师查房 □ 住院医师完成常规病历书写 □ 根据血常规情况，决定复查骨髓穿刺	□ 上级医师查房，进行评估，确定有无并发症情况，明确是否出院 □ 完成出院记录、病案首页、出院证明书等 □ 向患者交代出院后的注意事项，如返院复诊的时间、地点，发生紧急情况时的处理等
重点医嘱	**长期医嘱：** □ 洁净饮食 □ 停抗生素（根据体温及症状、体征及影像学检查） □ 其他医嘱 **临时医嘱：** □ 骨髓穿刺 □ 骨髓形态学、微小残留病检测 □ 血、尿、便常规 □ HLA 配型（符合造血干细胞移植条件者） □ G-CSF 5μg/（kg·d）（必要时） □ 输血医嘱（必要时） □ 其他医嘱	**出院医嘱：** □ 出院带药 □ 定期门诊随访 □ 监测血常规
主要护理工作	□ 观察患者病情变化	□ 指导患者办理出院手续
病情变异记录	□ 无　□ 有，原因： 1. 2.	□ 无　□ 有，原因： 1. 2.
护士签名		
医师签名		

第四章　慢性髓细胞白血病临床路径释义

一、慢性髓细胞白血病编码

疾病名称及编码：慢性髓细胞白血病：（ICD-10：C92.1）。

二、临床路径检索方法

C92.1。

三、慢性髓细胞白血病临床路径标准住院流程

（一）适用对象

第一诊断为慢性髓细胞白血病（ICD-C92.1）。

释义

■ 慢性髓细胞白血病（chronic myeloid leukemia，CML）属于骨髓增殖性肿瘤（myeloproliferative neoplasm，MPN），是骨髓造血干细胞克隆性增殖形成的恶性肿瘤。Ph 染色体（Philadelphia 染色体）和 BCR/ABL 融合基因为其特征性遗传学及分子学标志。绝大多数患者缓慢起病，多表现为外周血中晚幼粒细胞显著增多伴成熟障碍，嗜碱性粒细胞增多，伴有明显脾肿大，甚至巨脾。自然病程分为慢性期、加速期和急变期。

■ Ph 染色体，其实质为 9 号染色体上 c-ABL 原癌基因移位至 22 号染色体，与 22 号染色体断端的断裂点集中区（BCR）连接，即 t（9；22）（q34；qll），形成 BCR/ABL 融合基因。其编码的 p210 融合蛋白具有极强的酪氨酸激酶活性，使一系列信号蛋白发生持续性磷酸化，影响细胞的增殖分化、凋亡及黏附，导致 CML 的发生。

（二）诊断依据。

根据《血液病诊断和疗效标准》（张之南、沈悌主编，第 3 版，科学出版社，2008 年）、World Health Organization Classification of Tumors. Pathology and Genetic of Tumors of Haematopoietic and Lymphoid Tissue（2008）。

1. 慢性期

（1）临床表现：无症状或有低热、乏力、多汗、体重减轻、脾大等症状。

（2）血象：白细胞计数增多，主要为中晚幼粒和杆状核粒细胞，原始细胞<10%，嗜酸性粒细胞和嗜碱性粒细胞增多，可有少量有核红细胞。

（3）骨髓象：增生明显至极度活跃，以粒系增生为主，中晚幼粒和杆状核粒细胞增多，原始细胞<10%。

（4）细胞或分子遗传学：有 Ph 染色体或 BCR/ABL 融合基因。

2. 加速期：出现下述情况。

（1）治疗过程中进行性白细胞增多（$>10\times10^9$/L）和（或）脾脏进行性肿大。

（2）非药物引起的血小板进行性减少（$<100\times10^9$/L）或增多（$>1000\times10^9$/L）。

（3）原始细胞在血和（或）骨髓中≥10%，但<20%。

（4）外周血嗜碱性粒细胞>20%。

（5）出现 Ph 染色体以外的其他染色体异常。

3. 急变期：具有下列之一者。

（1）原始粒细胞或原淋巴细胞+幼淋巴细胞或原单+幼单核细胞在外周血或骨髓中>20%。

（2）外周血中原始细胞+早幼粒细胞>30%。

（3）骨髓中原始粒细胞+早幼粒细胞>50%。

（4）有髓外原始细胞浸润。

释义

■ 上述诊断依据及分期标准参照张之南、沈悌主编的第 3 版《血液病诊断和疗效标准》及 2008 年 WHO 诊断标准。典型的 CML 为三期：慢性期、加速期、急变期。大约 90%的患者初诊时为慢性期。

■ 诊断中的临床表现：本病起病缓慢，早期常无自觉症状，通常在常规检查时发现外周血白细胞（WBC）升高或脾肿大而进一步检查确诊。慢性期表现：①一般症状：常见乏力、低热、食欲减退、腹胀、多汗、体重减轻等；②肝脾大：90%的 CML 患者有脾脏肿大。部分患者首次就诊时已达脐或脐下，甚至伸入盆腔，质地坚硬，常无压痛；脾梗死时出现剧烈腹痛。肝肿大见于 40%~50%患者；③其他表现：有贫血症状、胸骨中下段压痛等，多见于加速期及急变期。白细胞计数常$>100\times10^9$/L 并且可能导致视网膜出血和高黏滞血症的症状，如阴茎异常勃起，脑血管意外，耳鸣，精神症状及昏迷。加速期/急变期表现：如出现不明原因的发热、虚弱、骨痛、脾脏进行性肿大、其他髓外器官浸润表现、贫血加重或出血，以及对原来有效的药物失效，则提示进入加速期或急变期。急变期为 CML 终末期，约 10%患者就诊时呈急变期表现。急变主要分为急髓变和急淋变。

■ 实验室检查是诊断 CML 的关键指标

1. 血象：慢性期，WBC 明显增多，多$>50\times10^9$/L，有时可达 500×10^9/L，可见各阶段粒细胞，以中、晚幼和杆状核粒细胞为主，原始细胞<10%，嗜酸性粒细胞、嗜碱性粒细胞增多。疾病早期血小板正常或增高，晚期减少，可出现贫血。中性粒细胞碱性磷酸酶（NAP）活性减低或呈阴性，治疗有效时活性恢复，复发时下降。

2. 骨髓象：表现为增生明显活跃或极度活跃，以髓系细胞为主，粒：红比例可增至（10~30）：1，中性中幼、晚幼及杆状粒细胞明显增多。慢性期原始粒细胞<10%；嗜酸、嗜碱性粒细胞增多；红系细胞相对减少；巨核细胞正常或增多，晚期减少。WHO 标准：进展到加速期时原始细胞 10%~19%；急变期≥20%，或原始细胞+早幼细胞≥50%。骨髓活检可见不同程度的纤维化。

3. 细胞遗传学及分子生物学：Ph 染色体是 CML 的特征性细胞遗传学改变，它是由于 9 号染色体上 q34.1 的 3′端的 ABL 基因片段和 22 号染色体 q11.21 的 5′端的 BCR 基因片段相互易位后形成的 t（9；22）（q34.1；q11.21），结果产生 BCR/ABL 融合基因，该基因编码具有异常酪氨酸激酶活性 BCR/ABL 融合蛋白。CML 进展为加速期和急变期，可出现附加染色体异常，例如+8、双 Ph 染色体、i（17q）、+21 等。Ph 染色体阴性而临床怀疑 CML 者，行荧光原位杂交技术（FISH）或反转录聚合酶链反应（RT-PCR）可发现 BCR/ABL 融合基因。实时定量 PCR（RQ-PCR）定量分析 BCR/ABL 融合基因，对微小残留病灶（MRD）的动态监测及治疗有指导意义。

■ 典型的临床表现，特征性血象和骨髓象，有 Ph 染色体或有 BCR/ABL 融合基因阳性即可确定诊断。

■ 2013 年版《中国慢性髓性白血病诊断与治疗指南》明确指出 Ph 染色体阴性和 BCR/ABL 阴性可除外 CML。

（三）治疗方案的选择（限于慢性髓细胞白血病慢性期）

根据《邓家栋临床血液学》（邓家栋主编，上海科学技术出版社，2001）、《内科学》（叶任高、陆再英主编，第 7 版，人民卫生出版社，2008）、慢性髓细胞白血病中国专家共识（2009）。

1. 白细胞淤滞症和血小板异常增多的紧急处理：

（1）羟基脲。

（2）有条件行血细胞分离术。

释义

■ 多数患者起病时合并高白细胞，一般在 Ph 染色体及 BCR/ABL 融合基因未检出之前，要应用羟基脲控制白细胞数，同时应用碳酸氢钠 1.0g tid 及别嘌醇 100mg tid 口服，保护肾脏，防止肿瘤溶解综合征。

■ 血细胞分离术在慢性期患者一般不需要采用，其治疗时机需要讨论（如妊娠晚期合并白细胞增多或血小板异常增多，有分娩合并症风险患者）。

2. 化学治疗：

（1）羟基脲。

（2）白消安。

（3）其他化疗。

3. α-干扰素。

4. 酪氨酸激酶抑制剂。

5. 异基因造血干细胞移植，选择干细胞移植的患者应退出本路径。

释义

■ 按最新版《中国慢性髓性白血病诊断与治疗指南》（2013 年版），CML 确诊后的治疗选择顺序为：①酪氨酸激酶抑制药（TKI）；②干细胞移植；③临床试验；④干扰素为主的方案。

上述治疗中TKI为CML慢性期的首选治疗。

■ TKI治疗：慢性期患者首选治疗为TKI，推荐首选伊马替尼400 mg，每日1次。治疗期间应定期监测血液学、细胞及分子遗传学反应，参照CML患者治疗反应标准进行治疗反应评估，随时调整治疗方案。早期的分子学反应至关重要，特别是伊马替尼治疗3个月的BCR/ABL融合基因水平。临床治疗反应包括最佳反应、次佳反应及治疗失败。治疗反应次佳及失败的患者在评价治疗依从性、患者的药物耐受性、合并用药的基础上及时行BCR/ABL激酶区突变检测，适时更换第二代TKI，如尼洛替尼或达沙替尼，有合适供者的患者可考虑行allo-HSCT。频繁、长期的TKI治疗中断及患者服药依从性差可能导致不良临床结果，伊马替尼耐受不佳的患者应及时更换第二代TKI。良好的服药依从性教育和严密监测对于获得最佳临床疗效非常重要。

■ 对于初发CML慢性期患者，一项比较伊马替尼和-干扰素联合小剂量阿糖胞苷（IRIS试验）的多中心随机临床试验显示：伊马替尼治疗的5年总生存率（OS）89%，而完全细胞遗传学反应（CCyR）为87%。与既往治疗相比伊马替尼使患者生存明显改善。伊马替尼主要不良反应为早期白细胞和血小板减少，水肿、皮疹及肌肉挛痛等。

■ 2013年版《中国慢性髓性白血病诊断与治疗指南》中400mg/d伊马替尼治疗CML慢性期患者疗效评价标准见表4-1。

表4-1　400mg/d伊马替尼治疗慢性髓性白血病慢性期患者治疗反应评价标准

时间	最佳反应	次佳反应	失败
3个月	达到CHR基础上至少达到mCyR（Ph^+细胞≤65%）或BCR/ABL^{IS}≤10%	达到CHR但未达到mCyR（Ph^+细胞66%～95%）或BCR/ABL^{IS}>10%	无任何CyR（Ph^+细胞>95%）
6个月	至少达到PCyR（Ph^+细胞≤35%）或BCR-ABL^{IS}≤10%	达到mCyR但未达到PCyR（Ph^+细胞36%～65%）或BCR/ABL^{IS}>10%	未达到mCyR（Ph^+细胞>65%）
12个月	达到CCyRus或BCR/ABL^{IS}≤1%	BCR-ABL^{IS}>1%	未达到CCyR（Ph^+细胞>0）
18个月	获得MMR（BCR/ABL^{IS}≤0.1%）	未获得MMR（BCR/ABL^{IS}>0.1%）	未达到CCyR
任何时间	稳定或达到MMR	丧失MMR，无伊马替尼耐药性BCR-ABL激酶区突变	丧失CHR或CCyR，出现伊马替尼或其他TKI耐药性突变，出现Ph染色体基础上其他克隆性染色体异常

注：CHR：完全血液学反应；mCyRus：次要细胞遗传学反应；PCyRus：部分细胞遗传学反应；CCyR：完全细胞遗传学坟茔；CyR：细胞遗传学反应；MMR：主要分子学反应；IS：国际标准化；TKI：酪氨酸激酶抑制剂

■ 二代TKI的应用，包括尼洛替尼（nilotinib）、达沙替尼（dasatinib），特点如下：①较伊马替尼具有更强的细胞增殖、激酶活性的抑制作用；②对野生型和大部分突变型BCR/ABL细胞株均有效，但对某些突变型（如T315I）细胞株无效；③常见不良反应有骨髓抑制、胃肠道反应、皮疹、水钠潴留、胆红素升高等。尼洛替尼和达沙替尼在欧美已被批准用于CML慢性期的一线初始治疗及伊马替尼耐药或不能耐受的 CML 治疗，但在我国一线用药尚未批准。

尼洛替尼作为二代 TKI，对 BCR/ABL 抑制作用比伊马替尼强 30 倍。其用法为 400 mg 口服，每天 2 次，可使 40%~50%的伊马替尼耐药的慢性期患者达到 CCyR；预计治疗伊马替尼治疗失败后的 2 年生存率是 91%。

尼洛替尼的副作用包括 20%~30%患者出现骨髓抑制，10%~15%肝功能异常，10%~15%脂肪酶和淀粉酶水平的升高（通常无症状）。有少数胰腺炎（<1%）的报道。患者有 QTc 延长 >450ms 或有严重心脏问题不建议使用尼洛替尼治疗。尼洛替尼治疗期间应避免导致 QT 间期延长的药物。

达沙替尼是一种双重的 SRC 与 ABL 激酶的抑制药，它在体外抑制 BCR/ABL 的能力比伊马替尼强 300 倍。在 CML 慢性期患者，达沙替尼可使 50%~60%的患者获得 CCyR；治疗伊马替尼治疗失败后的 CML-CP 患者 2 年生存率是 90%。达沙替尼用于慢性期的标准剂量为每日口服 100mg。

BCR/ABL 激酶域点突变是伊马替尼耐药的主要原因之一，根据不同 BCR/ABL 激酶突变对不同二代 TKI 的敏感性不同，药物选择原则为：① T315I：以上三种均无效；② E255V/K：达沙替尼及尼洛替尼标准剂量疗效均不佳，须提高治疗剂量；③ F317L，Q252H：尼洛替尼有效，达沙替尼无效；④ Y253H，F359C/V：达沙替尼有效，尼洛替尼无效；⑤ 有文献报道二代 TKI 与诱发二次突变相关，选药时亦应考虑。

■ 自从 20 世纪末伊马替尼应用于 CML 的治疗，TKI 逐渐取代 allo-HSCT 成为 CML 治疗的一线方案。但 allo-HSCT 仍是目前唯一可治愈 CML 的治疗。特别是在中国，与其他亚洲国家一样，CML 的发病年龄较西方国家显著偏低，年轻患者对疾病的治愈有更高的需求。在 TKI 治疗时代，应当准确评估患者疾病状态，充分考虑 TKI 与 allo-HSCT 治疗对患者的风险与生存获益，结合患者的治疗意愿进行治疗方案的选择。2012 年中国 CML 专家共识的 allo-HSCT 的适应证为：①新诊断的 CML 儿童和青年患者；②慢性期患者，如果 Sokal 评分高危而 EBMT 移植风险积分≤2，且有 HLA 相合供者，可以选择一线 allo-HSCT 治疗；③对于标准的伊马替尼治疗失败的慢性期患者可根据患者的年龄和意愿考虑行 allo-HSCT；④出现 T315I 突变的患者，首选 allo-HSCT；⑤ 对二代 TKI 治疗反应欠佳、失败或不耐受的所有患者（更换二代 TKI 6 月后仍未获得 MCyR 者，其 12 月获得 MCyR 及长期生存的可能性明显降低，应尽早考虑 allo-HSCT）；⑥ 加速期或急变期的患者。

■ IFN-具有抗肿瘤细胞增殖、抗血管新生及细胞毒等作用。在 CML 的 TKI 治疗时代前，IFN-曾经是 allo-HSCT 以外的最佳治疗选择。现今，干扰素为基础的治疗方案逐步成为二、三线选择。结合中国的实际情况，IFN-的适应证为：①TKI 耐药、不耐受且不适合 allo-HSCT 的 CML 慢性期患者；②部分由于经济原因无法承担 TKI 治疗的，包括一线治疗选择和 TKI 治疗后二线治疗患者。可选择的其他治疗方案为：IFN-3~5MU/(m^2·d) ±阿糖胞苷 15~20mg/(m^2·d)，每个月 7~10 天；或者羟基脲；或高三尖杉酯碱 2.5mg/(m^2·d)，每个月治疗 7~14 天。

（四）标准住院日为 10 天内

释义

■ 如果患者条件允许，住院时间可以低于上述住院天数。

（五）进入临床路径标准

1. 第一诊断必须符合 ICD-C92.101 慢性粒细胞白血病疾病编码。

2. 当患者同时具有其他疾病诊断，但住院期间不需要特殊处理也不影响第一诊断的临床路径流程实施时，可以进入临床路径。

释义

■ 患者同时具有其他疾病影响第一诊断的临床路径流程实施时均不适合进入临床路径。

■ CML 加速期及急变期的患者不适合进入本临床路径。

（六）住院期间检查项目

1. 必需的检查项目：

（1）血常规及分类、尿常规、便常规+潜血。

（2）骨髓细胞形态学检查、骨髓活检、细胞遗传学和（或）BCR/ABL 基因检测。

（3）肝肾功能、电解质、血型、输血前检查。

（4）X 线胸片、心电图、腹部 B 超。

2. 根据患者情况可选择：免疫分型、凝血功能、血沉。

释义

■ 部分检查可以在门诊完成。

■ 骨髓检查项目：在外周血涂片支持 CML 诊断的基础上，可不做骨髓活检。

■ 根据病情部分检查可以不进行。

（七）治疗开始于诊断第 1 天

（八）治疗方案与药物选择

1. 白细胞淤滞症的紧急处理：

（1）白细胞单采。

（2）羟基脲，同时水化碱化尿液。

2. 化学治疗：

（1）羟基脲：根据血象调整药物剂量。

（2）白消安：根据血象调整药物剂量。

（3）其他化疗：可选择高三尖杉酯碱、阿糖胞苷等。

3. α-干扰素：α-干扰素 300 万～500 万 U/m^2，皮下或肌内注射 1 次，每周 3～7 次，持续用数个月至数年不等。

4. 酪氨酸激酶抑制药：首选伊马替尼，治疗剂量：400mg/d，顿服。若不能耐受或耐药可选择二代酪氨酸激酶抑制药。

5. 异基因造血干细胞移植：造血干细胞移植应在慢性粒细胞白血病慢性期待血象及体征控制后进行，主要用于酪氨酸激酶抑制药疗效欠佳或加速急变的患者，年轻患者可适度放宽。进行异基因干细胞移植的患者应退出本路径。

释义

■ 见治疗方案选择的释义。

（九）出院标准

1. 一般情况良好。

2. 没有需要住院处理的并发症和（或）合并症。

释义

■ 药物治疗后病情稳定，且无严重不良反应。

（十）变异及原因分析

1. 治疗中或治疗后有感染、贫血、出血及其他合并症者，进行相关的诊断和治疗，并适当延长住院时间或退出路径。

2. 干细胞移植的患者进入移植相关路径。

3. 疾病进展期的患者退出路径。

释义

■ 微小变异：因为医院检验项目的及时性未保证，不能按照要求完成检查；因为节假日不能按照要求完成检查；患者不愿配合完成相应检查，短期不愿按照要求出院随诊。

■ 重大变异：因基础疾病需要进一步诊断和治疗；因各种原因需要其他治疗措施；医院与患者或家属发生医疗纠纷，患者要求离院或转院；不愿按照要求出院随诊而导致入院时间明显延长。

四、慢性髓细胞白血病慢性期患者临床路径给药方案

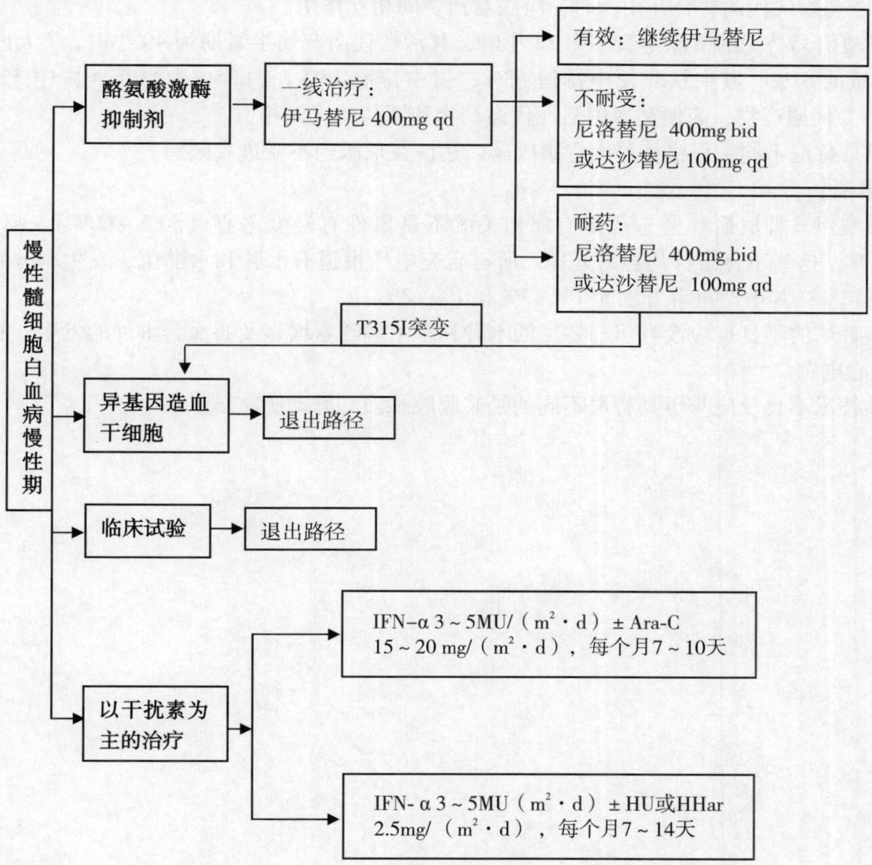

【用药选择】

1. 慢性期患者首选治疗为 TKI，推荐首选伊马替尼。治疗期间应定期监测血液学、细胞及分子遗传学反应，参照 CML 患者治疗反应标准进行治疗反应评估，随时调整治疗方案。早期的分子学反应至关重要，特别是伊马替尼治疗 3 个月的 BCR/ABL 融合基因水平。临床治疗反应包括最佳反应、次佳反应及治疗失败。

2. 二代 TKI，如尼洛替尼或达沙替尼，适用于在评价治疗依从性、患者的药物耐受性及合并用药的基础上对伊马替尼疗效反应欠佳或失败的患者。

3. 根据不同 BCR/ABL 激酶突变对不同二代 TKI 的敏感性不同，药物选择原则为：① T315I：以上三种均无效；② E255V/K：达沙替尼及尼洛替尼标准剂量疗效均不佳，须提高治疗剂量；③ F317L，Q252H：尼洛替尼有效，达沙替尼无效；④ Y253H，F359C/V：达沙替尼有效，尼洛替尼无效；⑤ 有文献报道二代 TKI 与诱发二次突变相关，选药时亦应考虑。

4. 干扰素为基础的治疗方案，结合中国的实际情况，IFN-的适应证为：①TKI 耐药、不耐受且不适合 allo-HSCT 的 CML 慢性期患者；②部分由于经济原因无法承担 TKI 治疗的，包括一线治疗选择和 TKI 治疗后二线治疗患者。

【药学提示】

1. 甲磺酸伊马替尼推荐剂量为 400 mg/d，为每日 1 次口服，宜在进餐时服药，并饮一大杯水。甲

磺酸伊马替尼是 CYP3A4 的底物，又是 CYP3A4、CYP2D6、CYP2C9 和 CYP2C19 的抑制药，因此，可影响同时给予药物的代谢。合并用药时，应注意药物间相互作用。

2. 甲磺酸伊马替尼的清除半衰期为 18 小时，其活性代谢产物半衰期为 40 小时，7 天内约可排泄所给药物剂量的 81%，其中从粪便中排泄 68%，尿中排泄 13%。约 25% 为原药（尿中 5%，大便中 20%），其余为代谢产物，粪便和尿中活性代谢产物和原药的比例相似。

3. 与伊马替尼不同，尼洛替尼为空腹服药，达沙替尼服药不受进餐限制。

【注意事项】

1. 甲磺酸伊马替尼最常见与药物治疗相关的不良事件有轻度恶心（50%～60%）、呕吐、腹泻、肌痛及肌痉挛，这些不良事件均容易处理。所有研究中均报道有水肿和水潴留，发生率分别为 47%～59% 和 7%～13%，其中严重者分别为 1%～3% 和 1%～2%。

2. 尼洛替尼的不良反应没有伊马替尼的水肿，多了胆红素增多及心血管事件的发生。服药后要监测血生化及心电图。

3. 达沙替尼不良反应与伊马替尼不同的是浆膜腔积液和肺动脉高压。

五、推荐表单

（一）医师表单

慢性髓细胞性白血病临床路径医师表单

适用对象：**第一诊断为**慢性髓细胞性白血病（ICD：10：C92. 101）

患者姓名：________性别：________年龄：________门诊号：________住院号：________

住院日期：_____年___月___日　出院日期：_____年___月___日　标准住院日：10 天内

时间	住院第 1~3 天	住院期间（第 3~9 天）	住院第 7~10 天 （出院日）
主要诊疗工作	□ 询问病史及体格检查 □ 进行病情初步评估 □ 化验单，完成病历书写 □ 对症支持治疗 □ 病情告知，包括 TKI 作为一线治疗的疗效及各项检查的频率，必要时向患者家属告病重或病危通知，并签署病重或病危通知书 □ 患者家属签署输血知情同意书、骨髓穿刺同意书 □ 骨髓穿刺术	□ 上级医师查房 □ 每日体格检查脾脏大小 □ 复查血常规及白细胞分类 □ 核查辅助检查的结果是否有异常 □ 病情评估，维持原有降白细胞治疗并继续对症支持治疗 □ 制订 TKI 或羟基脲+ IFN-治疗方案 □ 观察并记录药物不良反应 □ 住院医师书写病程记录并完成上级医师查房记录 □ 向患者及家属交代病情及注意事项	□ 完成出院小结 □ 向患者交待出院后注意事项 □ 预约复诊日期
重点医嘱	**长期医嘱：** □ 血液病护理常规 □ 二级护理 □ 饮食 □ 视病情通知病重或病危 □ 对症支持药物治疗 **临时医嘱：** □ 血常规（含分类）、尿常规、便常规+潜血 □ 血型、输血前检查、肝肾功能、电解质、血沉、凝血功能 □ X 线胸片、心电图、腹部 B 超 □ 输注红细胞或血小板（有指征时） □ 对症处理	**长期医嘱：** □ 血液病护理常规 □ 二级护理 □ 饮食 □ 细胞毒药物降低白细胞及血小板 □ 别嘌醇 □ 碳酸氢钠片碱化尿液 □ 补液水化 **临时医嘱：** □ 对症处理 □ 定期复查血常规 □ 异常指标复查	**出院医嘱：** □ 出院带药 □ 门诊随诊
病情变异记录	□ 无　□ 有，原因： 1. 2.	□ 无　□ 有，原因： 1. 2.	□ 无　□ 有，原因： 1. 2.
医师签名			

（二）护士表单

慢性髓细胞性白血病临床路径护士表单

适用对象：**第一诊断为**慢性髓细胞性白血病（ICD：10：C92.101）

患者姓名：________性别：________年龄：________门诊号：________住院号：________

住院日期：_____年___月___日　出院日期：_____年___月___日　标准住院日：10天内

时间	住院第1~3天	住院第3~9天	住院第7~10天
健康宣教	□ 介绍主管医师、护士长、责任护士 □ 介绍环境、设施 □ 介绍住院注意事项 □ 向患者宣教戒烟、戒酒的重要性，及减少二手烟的吸入	□ 指导患者正确留取尿、便标本 □ 主管护士与患者沟通，了解并指导心理应对 □ 宣教疾病知识、用药知识及特殊检查操作过程 □ 告知检查及操作前后饮食、活动及探视注意事项及应对方式	□ 康复和锻炼 □ 定时复查 □ 出院带药服用方法 □ 饮食休息等注意事项指导 □ 讲解增强体质的方法，减少感染、出血的机会
护理处置	□ 核对病人、佩戴腕带 □ 建立入院护理病历 □ 卫生处置：剪指甲、沐浴、更换病号服 □ 入院评估	□ 随时观察患者病情变化 □ 遵医嘱准确使用化疗药物 □ 协助医师完成各项检查化验 □ 协助医师完成骨髓活检 □ 遵医嘱输注血制品	□ 办理出院手续 □ 出院评估 □ 征求意见表 □ 摘掉腕带
基础护理	□ 二级护理 □ 晨晚间护理 □ 患者安全管理	□ 二级护理 □ 晨晚间护理 □ 患者安全管理	□ 三级护理 □ 晨晚间护理 □ 患者安全管理
专科护理	□ 护理查体 □ 生命体征、血氧饱和度监测 □ 需要时填写跌倒及压疮防范表 □ 需要时请家属陪伴 □ 心理护理	□ 生命体征、血氧饱和度监测 □ 遵医嘱完成各项治疗 □ 必要时吸氧、心电监测 □ 遵医嘱正确给药 □ 遵医嘱记录出入量 □ 监测患者输注化疗药物时注意药物外渗发生 □ 提供并发症征象的依据 □ 心理护理	□ 生命体征、血氧饱和度监测 □ 遵医嘱完成各项治疗 □ 必要时吸氧、心电监测 □ 遵医嘱正确给药 □ 遵医嘱记录出入量 □ 监测患者输注化疗药物时注意药物外渗发生 □ 提供并发症征象的依据 □ 心理护理
重点医嘱	□ 详见医嘱执行单	□ 详见医嘱执行单	□ 详见医嘱执行单
病情变异记录	□ 无　□ 有，原因： 1. 2.	□ 无　□ 有，原因： 1. 2.	□ 无　□ 有，原因： 1. 2.
护士签名			

（三）患者表单

慢性髓细胞性白血病临床路径患者表单

适用对象：第一诊断为慢性髓细胞性白血病（ICD-10：C92.101）

患者姓名：________性别：________年龄：________门诊号：________住院号：________

住院日期：______年___月___日　出院日期：______年___月___日　标准住院日：10 天内

时间	住院第 1~3 天	住院期间（第 3~9 天）	住院第 7~10 天（出院日）
医患配合	□ 配合询问病史、收集资料，请务必详细告知既往史、用药史、过敏史 □ 配合进行体格检查 □ 有任何不适告知医生	□ 配合完善相关检查、化验，如采血、留尿、心电图、X 线胸片等 □ 医师向患者及家属介绍病情，了解 CML 疾病知识、治疗方式及疗效，了解治疗反应及常见的药物不良反应，如有异常检查结果需要进一步检查 □ 配合用药及治疗 □ 配合医师调整用药 □ 有任何不适告知医师	□ 接受出院前指导 □ 知道复查程序 □ 获取出院诊断书
护患配合	□ 配合测量体温、脉搏、呼吸、血压、血氧饱和度、体重 □ 配合完成入院护理评估单（简单询问病史、过敏史、用药史） □ 接受入院宣教（环境介绍、病室规定、订餐制度、贵重物品保管等） □ 有任何不适告知护士	□ 配合测量体温、脉搏、呼吸，询问每日排便情况 □ 接受相关化验检查宣教，正确留取标本，配合检查 □ 有任何不适告知护士 □ 接受输液、服药治疗 □ 注意活动安全，避免坠床或跌倒 □ 配合执行探视及陪伴 □ 接受疾病及用药等相关知识指导	□ 接受出院宣教 □ 办理出院手续 □ 获取出院带药 □ 指导服药方法、作用、注意事项 □ 知道复印病历方法
饮食	□ 正常普食	□ 正常普食	□ 正常普食
排泄	□ 正常排尿便	□ 正常排尿便	□ 正常排尿便
活动	□ 适量活动	□ 适量活动	□ 适量活动

附：原表单（2010年版）

慢性髓细胞性白血病临床路径表单

适用对象：**第一诊断为**慢性髓细胞性白血病（ICD-C92.101）

患者姓名：________性别：________年龄：________门诊号：________住院号：________

住院日期：_____年___月___日　出院日期：_____年___月___日　标准住院日：10天内

时间	住院第1天	住院第2天
主要诊疗工作	□ 询问病史及体格检查 □ 完成病历书写 □ 开化验单 □ 对症支持治疗 □ 病情告知，必要时向患者家属发病重或病危通知，并签署病重或病危通知书 □ 患者家属签署输血知情同意书、骨髓穿刺同意书	□ 上级医师查房 □ 完成入院检查 □ 骨髓穿刺术 □ 继续对症支持治疗 □ 完成必要的相关科室会诊 □ 完成上级医师查房记录等病历书写 □ 向患者及家属交代病情及注意事项
重点医嘱	**长期医嘱：** □ 血液病护理常规 □ 二级护理 □ 饮食 □ 视病情通知病重或病危 □ 其他医嘱 **临时医嘱：** □ 血常规（含分类）、尿常规、便常规+潜血 □ 血型、输血前检查、肝肾功能、电解质、血沉、凝血功能 □ X线胸片、心电图、腹部B超 □ 输注红细胞或血小板（有指征时） □ 其他医嘱	**长期医嘱：** □ 患者既往基础用药 □ 其他医嘱 **临时医嘱：** □ 血常规 □ 骨髓穿刺及活检术 □ 骨髓形态学、细胞/分子遗传学、骨髓病理 □ 输注红细胞或血小板（有指征时） □ 其他医嘱
主要护理工作	□ 介绍病房环境、设施和设备 □ 入院护理评估 □ 宣教	□ 观察患者病情变化
病情变异记录	□ 无　□ 有，原因： 1. 2.	□ 无　□ 有，原因： 1. 2.
护士签名		
医师签名		

时间	住院第 3~9 天	住院第 10 天（出院日）
主要诊疗工作	□ 上级医师查房 □ 复查血常规 □ 根据体检、骨髓检查结果和既往资料，进行鉴别诊断和确定诊断 □ 根据其他检查结果进行鉴别诊断，判断是否合并其他疾病 □ 开始治疗 □ 保护重要脏器功能 □ 注意观察药物的不良反应，并对症处理 □ 完成病程记录	□ 上级医师查房，进行评估，确定有无并发症情况，明确是否出院 □ 完成出院记录、病案首页、出院证明书等 □ 向患者交代出院后的注意事项，如：返院复诊的时间、地点，发生紧急情况时的处理等
重点医嘱	**长期医嘱**（视情况可第 2 天起开始治疗）：根据白细胞水平调整剂量 □ 羟基脲 □ 白消安 □ 干扰素 □ 伊马替尼 □ 高三尖杉酯碱 □ 阿糖胞苷 □ 碱化水化 □ 其他医嘱 **临时医嘱：** □ 复查血常规 □ 复查血生化、电解质 □ 输血医嘱（有指征时） □ 对症支持 □ 其他医嘱	**出院医嘱：** □ 出院带药 □ 定期门诊随访 □ 监测血常规
主要护理工作	□ 观察患者病情变化	□ 指导患者办理出院手续
病情变异记录	□ 无　□ 有，原因： 1. 2.	□ 无　□ 有，原因： 1. 2.
护士签名		
医师签名		

第五章　慢性淋巴细胞白血病（初诊）临床路径释义

一、慢性淋巴细胞白血病编码

疾病名称及编码：慢性淋巴细胞性白血病（CLL）ICD-10：C91.1。

二、临床路径检索方法

C91.1，不包括经治疗后的慢性淋巴细胞白血病。

三、慢性淋巴细胞白血病临床路径标准住院流程

（一）适用对象

第一诊断为慢性淋巴细胞白血病（CLL）（ICD-10：C91.1）。

释义

■ 本路径适用对象为慢性淋巴细胞白血病（初诊），不包括各种经治的复发难治患者。

■ 若合并自身免疫性溶血性贫血或免疫性血小板减少症，不影响第一诊断的治疗可进入本路径。

■ 本病为老年性疾病，年龄及合并症不影响进入该路径。

（二）诊断依据

根据2008年CLL国际工作会议（IWCLL）采用的标准（Guidelines for the diagnosis and treatment of chronic lymphocytic leukemia：a report from the International Workshop on Chronic Lymphocytic Leukemia updating the National Cancer Institute-Working Group 1996 guidelines. Blood，2008，111：5446-5456）。

主要诊断依据有：

1. 外周血B淋巴细胞持续≥5×10^9/L。

2. 形态以成熟淋巴细胞为主，可见幼稚淋巴细胞或不典型淋巴细胞（典型CLL，后者比例应<10%，10%~55%为伴幼稚淋巴细胞增多的CLL，而>55%时为幼稚淋巴细胞白血病）。

3. 免疫分型：膜表面Ig弱阳性，呈κ或λ单克隆轻链型；CD5、CD19、CD23、CD43阳性；CD20、CD22弱阳性；FMC7阴性；CD10、Cyclin D1阴性。根据流式细胞术检测的免疫表型积分（表5-1），典型慢性淋巴细胞性白血病积分在4~5分，0~2分可排除慢性淋巴细胞性白血病，而3分者需要排除其他类型淋巴增殖性疾病。

表 5-1　诊断 CLL 的免疫表型积分系统

标记	积分	
	1	0
CD5	阳性	阴性
CD23	阳性	阴性
FMC7	阴性	阳性
sIg	弱阳性	中等/强阳性
CD22/CD79b	弱阳性/阴性	中等/强阳性

释义

■ 慢性淋巴细胞白血病（CLL）是一种成熟 B 淋巴细胞克隆增殖性肿瘤，以形态学成熟的小淋巴细胞在外周血、骨髓、脾脏和淋巴结聚集为特征。世界卫生组织（WHO）分型中，CLL 仅限于肿瘤性 B 细胞疾病，而以前的 T 细胞 CLL（T-CLL）现称为 T 幼稚淋巴细胞白血病（T-PLL），不归入本疾病。典型的 CLL 细胞浸润引起血细胞减少，B 淋巴细胞持续 $<5\times10^9/L$，也诊断 CLL。

■ 约 20%的患者就诊时有贫血或血小板减少，贫血为正细胞、正色素贫血，中性粒细胞比例明显减低，但初诊患者罕见粒细胞缺乏（约 0.5%）。血细胞的减少与脾脏肿大、免疫及骨髓浸润等因素相关。

■ 血片常见到 CLL 特征性的涂抹细胞（smudge cell）或称为篮细胞（basket cell），即所谓的 Gumprecht 现象，此现象在高白细胞患者中更常见，而在其他 B 细胞疾病即使淋巴细胞增多也罕见。

■ CLL 经外周血即可明确诊断，持续的淋巴细胞增多、典型形态学及免疫表型特征是 CLL 诊断的关键。对拟诊 CLL 的患者，必要时检测 t（11；14）以排除套细胞淋巴瘤（MCL）。诊断中有两个非常接近的疾病要注意排除，即小细胞淋巴瘤（SLL）和单克隆 B 淋巴细胞增多症（MBL）。SLL 为 CLL 的同一疾病在不同组织中的表现，若 B 淋巴细胞 $<5\times10^9/L$，无贫血及血小板减少，肝脾或淋巴结肿大（>1.5cm），则诊断为 SLL；若 B 淋巴细胞 $<5\times10^9/L$，无贫血及血小板减少，无肝脾或淋巴结肿大，则为 MBL。

■ 其他小 B 细胞淋巴瘤需要仔细鉴别，包括 MCL、毛细胞白血病（HCL）、滤泡淋巴瘤（FL）、边缘区淋巴瘤（MZL）、淋巴浆细胞淋巴瘤（LPL）等。除阳性率外，免疫表型的强弱表达在鉴别诊断上有重要意义，临床医生需要给予重视（图 5-1）。CLL 细胞不表达 CCND1 与 CD10，sIg 弱表达，FMC7、CD22 和 CD79 常阴性或弱表达。CD5、CD23 及 CD27 随 B 淋巴细胞活化表达增高，阳性则显示其为活化 B 细胞，CD11b、CD13 等髓系标志可在 CD5-LPD 中表达，但 CLL 白血病细胞阴性。MCL 与 CLL 一样 CD5、CD19 阳性，但 FMC7 阳性、CD11c 阴性、CD23 阴性（但 25%的患者可弱阳性），sIg 表达强，且特征性的表达 CCND1 或存在 t（11；14），所以有些表型不典型的患者需要结合荧光原位杂交（FISH）等诊断。FL 则 CD5 阴性，而 CD10 常阳性，且存在 t（14；18）。脾边缘区淋巴瘤（SMZL）则脾肿大为主要表现，浅表淋巴结常不大，脾脏切除病理检查可确诊；以脾脏肿大为主要表现的 CD5 阴性慢性淋巴增殖性疾病（CLPD）大多为SMZL。HCL除典型的细胞形态学外，临床常表现为全血细胞减少、单核细胞减少，骨髓活检骨髓纤维化，单个细胞特征性的表现为“煎鸡蛋样”。95%的HCL细胞酸性磷酸酶抗酒石酸试验阳性，几乎所有HCL都表达CD11c、CD25、HC2和CD103，sIg表达中等至强阳性，而CD5和CD43阴性。最近研究报道90%以上HCL患者存在BRAF V600E突变，而195例其他成熟B细胞肿瘤（包括HCL-V）均阴性，提示BRAF V600E突变很可能是HCL的特异性标志，对HCL的诊断可能具有主要价值。总之，此类疾病的诊断需要结合临床表现、血常规、外周血或骨髓细胞形态，骨髓、淋巴结、脾脏病理，免疫表型、染色体核型及分子生物学特征才能得到正确诊断与鉴别诊断，特别强调病理的重要性。

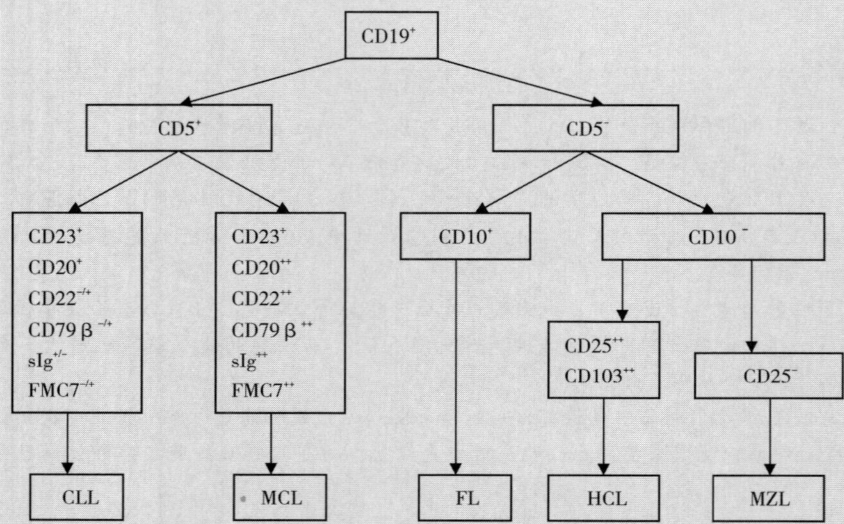

图5-1 小B细胞淋巴瘤的鉴别诊断

（三）治疗方案的选择

根据NCCN Clinical Practice Guidelines in oncology，Non Hodgkin’s Lymphomas，V. 2009。

1. 判断治疗指征：早期无症状的患者不需要治疗，每2~3个月随访1次；进展期患者需要治疗。治疗指征有（至少满足以下一个条件）：

（1）进行性骨髓衰竭的证据，表现为贫血和（或）血小板减少进展或恶化。轻度的贫血或血小板减少而疾病无进展时可以观察。

（2）巨脾（左肋缘下>6cm）或进行性/有症状的脾肿大。

（3）巨块型淋巴结肿大（最长直径>10cm）或进行性/有症状的淋巴结肿大。

（4）进行性淋巴细胞增多，如2个月内增多>50%，或淋巴细胞倍增时间（LDT）<6个月。

（5）自身免疫性贫血和（或）血小板减少对皮质类固醇或其他标准治疗反应不佳。

（6）至少存在下列一种疾病相关症状：①在以前6个月内无明显原因的体重下降≥10%；②严重疲乏（如ECOG体能状态≥2；不能工作或不能进行常规活动）；③无其他感染证据，发热>38.0℃，≥2周；④无感染证据，夜间盗汗>1个月。

2. 若存在治疗指征可选择以下治疗：

（1）治疗药物：包括苯丁酸氮芥、环磷酰胺、氟达拉滨、米托蒽醌、长春新碱、肾上腺糖皮质激素、多柔比星等化疗药物。

（2）常用一线化疗方案有：

苯丁酸氮芥单用：4~8mg/d 维持，根据血常规调整或 0.4mg/(kg·d)，每个月用 5~7 天。

MP 方案：苯丁酸氮芥同上，泼尼松 30~60mg/d，用 5~7 天，每 2~4 周重复。

氟达拉滨单用：F 25mg/(m^2·d)，1~5 天，每 28 天 1 疗程。

FC 方案：F 25mg/(m^2·d)，1~3 天；CTX 250mg/(m^2·d)，1~3 天，每 28 天 1 疗程。

RFC 方案：利妥昔单抗 375mg/m^2，1 天；F 25mg/(m^2·d)，2~4 天；CTX 250mg/(m^2·d)，2~4 天，每 28 天 1 疗程；第 2 疗程开始用利妥昔单抗 500mg/m^2，1 天，FC 剂量同前（有条件时可使用此方案）。

COP：环磷酰胺（CTX）750mg/m^2，1 天；长春新碱（VCR）：1.4mg/m^2，1 天，最大剂量 2mg；泼尼松（Pred）：60mg/m^2，1~5 天。

CHOP 方案：在 COP 基础上，加用多柔比星 50mg/m^2，1 天；化疗药物剂量根据患者情况可适当调整。

3. 并发症治疗：

（1）并发自身免疫性溶血性贫血（AIHA）或免疫性血小板减少（ITP）时，可依次选择肾上腺糖皮质激素治疗，如泼尼松 1 mg/(kg·d)；静脉丙种球蛋白（IVIG）：IVIG 0.4g/(kg·d) ×5d；同时在并发症控制前暂不应用氟达拉滨化疗。

（2）并发感染的治疗：根据感染部位、病原学检查或经验性选择抗生素治疗。

释义

■ CLL 属于进展缓慢的疾病，约 40%的患者未经治疗自然病程达 10 年以上，多数达 5 年以上。必须强调的是，CLL 诊断确定后，首要问题不是选择治疗方案，而是考虑何时开始治疗。法国 CLL 协作组先后对 609 例和 926 例 Binet A 期 CLL 患者随机分为治疗组和对照组，治疗组分别采用小剂量苯丁酸氮芥（CLB）合用泼尼松持续或间断给药，而对照组不予治疗直到病情发展为 B/C 期。结果发现早期治疗虽然可以延缓病情的进展，但对总的生存期（OS）并无影响。

■ 对于治疗指征的把握，路径中列出了 6 种情况开始治疗，其中贫血和血小板减少一定要是骨髓浸润导致，且血细胞减少呈进行性。淋巴结和脾肿大是否需要接受治疗取决于症状及大小，即有症状或者巨脾（如左肋缘下 6 cm）或巨块型淋巴结肿大（如最长直径 10 cm）需要治疗。在以倍增时间作为治疗依据时，注意淋巴细胞 30×10^9/L 不可应用此参数。而且，淋巴细胞增多或淋巴结肿大的因素除 CLL 外，还应排除其他原因（如感染）。淋巴细胞绝对数高低不是治疗指征，目前建议高于 200×10^9/L 或有白细胞淤滞症状开始治疗。全身症状作为治疗指征时要明确具体每个指标的界定值和持续时间，这样才能达到 CLL 的规范化治疗，如“盗汗”，英文为“drenching night sweat”，即比较严重的夜间出汗。

■ 选择合适的治疗策略取决于患者的年龄、体能状态及荧光原位杂交（FISH）检查结果，体能状态在临床上较年龄更重要。细胞遗传学的异常直接反映肿瘤细胞的本质特征，采用 FISH 可以分析分裂间期的细胞，异常检出率明显提高。染色体 del（17p）或 del（11q）或 p53

基因突变与 p53 通路的功能密切相关，已成为 CLL 预后最差的指标，并作为分层治疗的重要依据。化学免疫治疗为治疗首选，但化疗强度取决于患者年龄、体能状态及伴随疾病等。对于体能状态好的年轻患者选择 FC 或 FCM（FC 联合米托蒽醌），而对于不能耐受氟达拉滨的体能状态较差的患者常采用苯丁酸氮芥等治疗。除非伴有免疫性血细胞减少症，糖皮质激素不作为常规治疗。

■ 对存在染色体 del（17）或 p53 基因突变的患者，可选择不通过 p53 途径作用的大剂量激素等为主的治疗，联合利妥昔单抗可提高疗效；达到完全或部分缓解后，如无禁忌证，建议异基因造血干细胞移植。

■ B 细胞受体（BCR）通路抑制药 Ibrutinib 等高效、低毒药物不断得到开发并进入临床，应鼓励患者，特别是高危、难治患者加入临床试验。

（四）标准住院日为 14 天内

释义

■ 如果患者条件允许，住院时间可以低于上述住院天数。

（五）进入临床路径标准

1. 第一诊断必须符合 ICD-10：C91.1 慢性淋巴细胞白血病疾病编码。

2. 若患者同时具有其他疾病诊断，但住院期间不需要特殊处理也不影响第一诊断的临床路径流程实施，可以进入临床路径。

释义

■ 患者同时具有其他疾病影响第一诊断的临床路径流程实施时均不适合进入临床路径。

■ 本路径仅针对初诊 CLL，对经治患者不适合。

（六）住院期间检查项目

1. 必须检查的项目：

（1）血常规及分类、尿常规、便常规+潜血。

（2）外周血：免疫表型、细胞/分子遗传学。

（3）肝肾功能、电解质、输血前检查、血沉、血型、自身免疫系统疾病筛查、心电图。

（4）影像学检查：X 线胸片、腹部 B 超。

2. 根据患者情况可选择：IgH 或 TCR 基因检测、染色体检测［常规和（或）FISH］，Coombs 试验、骨髓形态及病理（包括免疫组化）、骨髓细胞免疫表型、凝血功能、CT。

释义

■ 部分检查可以在门诊完成。

■ 血常规是重要检查项目，且需要和既往检查结果进行对照，以判断淋巴细胞增殖情况。免疫表型、细胞遗传学及分子生物学检查建议取外周血进行检查，不必采用骨髓细胞。

■ 骨髓形态及病理检查虽非诊断必要，但建议治疗前常规检查，特别是在血细胞减少需要明确病因的情况下进行。

■ 细胞遗传学是判断预后及指导治疗的重要检查项目，建议治疗前检测相关 CLL 异常以选择治疗方案。一般无需做免疫球蛋白重链（IgH）基因重排检测，特别是不用做 T 细胞受体（TCR）基因重排检测。

■ 影像学检查是以后疗效判断的重要依据，建议治疗前必须完成。

（七）治疗开始于患者诊断明确后

（八）选择用药

1. 并发症治疗：反复感染者可静脉注射丙种球蛋白，伴自身免疫性溶血性贫血或血小板减少性紫癜者，可用糖皮质激素治疗。

2. 化学治疗：常用的药物为苯丁酸氮芥、氟达拉滨、环磷酰胺、糖皮质激素、米托蒽醌、美罗华等。

释义

■ 治疗一定要开始于有治疗指征后。化疗应兼顾患者的年龄、体能状态、经济情况、肿瘤细胞生物学特征等因素。

■ 支持治疗和并发症治疗在指南中也提到了较高的位置。CLL 患者感染风险增高，原因为：①疾病影响：CLL 可引起低丙种球蛋白血症、中性粒细胞减少、低补体血症及 T 细胞功能异常，随疾病分期增高及低丙种球蛋白血症严重程度的加重，感染发生率增高；②化疗影响：糖皮质激素、核苷类似物（降低 $CD4^+$ 细胞）、单克隆抗体（正常淋巴细胞减少）。由于免疫系统缺陷，特别是接受利妥昔单抗的患者，B 细胞在大约 9 个月时恢复，在 B 细胞恢复前接种多无反应，为无效接种。反复细菌感染的低丙种球蛋白血症患者应该输注静脉丙种球蛋白（IVIG），如血清 IgG<500 mg/dl，则每月 IVIG 0.3~0.5 g/kg，维持谷浓度>500~700 mg/dl。细菌感染可减少 50%左右（特别是肺炎链球菌与流感嗜血杆菌引起的感染）。

（九）出院标准

1. 一般情况良好。

2. 没有需要住院处理的并发症和（或）合并症。

释义

■ 如果出现并发症，是否需要继续住院处理，由主管医师具体决定。

（十）变异及原因分析

1. 治疗中或治疗后有感染、贫血、出血及其他并发症者，进行相关的诊断和治疗，并适当延长住院时间。

2. 病情进展或合并严重并发症需要进行其他诊断和治疗者退出路径。

释义

■ 微小变异：因为医院检验项目的及时性未保证，不能按照要求完成检查；因为节假日不能按照要求完成检查；患者不愿配合完成相应检查，短期不愿按照要求出院随诊。

■ 重大变异：因基础疾病需要进一步诊断和治疗；因各种原因需要其他治疗措施；医院与患者或家属发生医疗纠纷，患者要求离院或转院；不愿按照要求出院随诊而导致入院时间明显延长。

四、慢性淋巴细胞白血病（初诊）给药方案

对具有治疗指征的 CLL 患者根据 FISH 结果、年龄及身体适应性进行分层治疗。对于缺乏细胞遗传学结果的患者，治疗方案参照“无 del（17p）或 del（11q）CLL 患者的治疗推荐”。

1. 无 del（17p）或 del（11q）CLL 患者的治疗方案：

（1）存在严重伴随疾病的虚弱患者（不能耐受氟达拉滨）：①苯丁酸氮芥泼尼松；②环磷酰胺泼尼松；③单用利妥昔单抗；④皮质激素冲击疗法。

（2）≥70 岁或存在严重伴随疾病的<70 岁患者：①苯丁酸氮芥±泼尼松±利妥昔单抗；②环磷酰胺泼尼松±利妥昔单抗；③利妥昔单抗；④FR（氟达拉滨+利妥昔单抗）；⑤氟达拉滨。

（3）<70 岁或≥70 岁但无严重伴随疾病：化学免疫治疗：①FCR（氟达拉滨+环磷酰胺+利妥昔单抗）；②FR；③FC（氟达拉滨+环磷酰胺）；④氟达拉滨；⑤苯丁酸氮芥±泼尼松±利妥昔单抗；⑥环磷酰胺泼尼松±利妥昔单抗。

2. 伴 del（17p）CLL 患者的治疗方案：

①FCR；②FR；③大剂量甲泼尼龙±利妥昔单抗；④FC；⑤氟达拉滨；⑥苯丁酸氮芥±泼尼松±利妥昔单抗；⑦环磷酰胺泼尼松±利妥昔单抗。

3. 伴 del（11q）CLL 患者的治疗方案：

（1）≥70 岁或存在严重伴随疾病的<70 岁患者：①苯丁酸氮芥±泼尼松±利妥昔单抗；②环磷酰胺泼尼松±利妥昔单抗；③减低剂量的 FCR；④利妥昔单抗；⑤FR；⑥氟达拉滨。

（2）<70 岁或≥70 岁但无严重伴随疾病：化学免疫治疗：①FCR；②FC；③氟达拉滨；④苯丁酸氮芥±泼尼松；⑤环磷酰胺泼尼松。

4. 造血干细胞移植：由于自体造血干细胞移植疗效并不优于化学免疫治疗，不推荐采用。异基因造血干细胞移植是 CLL 的唯一治愈手段，但由于 CLL 主要为老年患者，仅少数适合移植。适应证：①

氟达拉滨耐药：对嘌呤类似物为基础的治疗失败或治疗后 12 个月内复发。②具有 p53 基因异常的患者。③伴 del（11q）的患者，初始治疗失败或仅获部分缓解。④Richter 转化患者。

【用药选择】

CLL 的治疗应个体化治疗，依据年龄、体能状态、细胞遗传学异常及患者自身经济特点等因素综合考虑，制订具体化疗方案。

【药学提示】

1. 利妥昔单抗是 B 细胞淋巴肿瘤中的靶向药物，开创了肿瘤治疗新纪元。应用此类药物除积极预防过敏等并发症外，还需要警惕乙肝病毒再激活。因此，拟用利妥昔单抗患者应常规检测乙肝两对半，必要时测乙肝 DNA。携带者或感染者须同时抗病毒治疗。

2. 氟达拉滨为强免疫抑制药，用药后若涉及输血，建议使用辐照红细胞及血小板。

3. 化疗后可出现骨髓抑制，定期复查血常规，及时使用造血因子刺激血细胞恢复，减少并发症。出现粒缺伴发热，积极使用抗生素治疗。

【注意事项】

1. 疗效随访中首先规定了评估时间为化疗结束至少 2 个月，且应常规进行骨髓活检检查。

2. 疗效有 CR、CRi、PR、SD 及 PD 几种。对随访患者，首先确定为获得 CR 或 PR 患者，同时无既定的治疗指征。随访时间为每 3 个月随访血细胞计数及肝脾、淋巴结触诊等。应该特别注意出现免疫性血细胞减少症（AIHA、ITP）、继发恶性肿瘤包括骨髓增生异常综合征、急性髓系白血病及实体瘤等。

五、推荐表单

（一）医师表单

慢性淋巴细胞白血病临床路径医师表单

适用对象：**第一诊断为慢性淋巴细胞白血病（ICD-10：C91.1）**

患者姓名：________性别：________年龄：________门诊号：________住院号：________

住院日期：_____年___月___日　出院日期：_____年___月___日　标准住院日：14天内

时间	住院第1天	住院第2天
主要诊疗工作	□ 询问病史及体格检查 □ 完成病历书写 □ 开化验单 □ 对症支持治疗 □ 病情告知，必要时向患者家属告病重或病危通知，并签署病重或病危通知书 □ 签署各种知情同意书如输血知情同意书、骨髓穿刺同意书等	□ 上级医师查房 □ 完成入院检查 □ 继续对症支持治疗 □ 完成必要的相关科室会诊 □ 完成上级医师查房记录等病历书写 □ 向患者及家属交代病情及其注意事项
重点医嘱	**长期医嘱：** □ 血液病护理常规 □ 二级护理 □ 饮食 □ 视病情通知病重或病危 □ 其他医嘱 **临时医嘱：** □ 血常规及分类、尿常规、便常规+潜血 □ 肝肾功能、电解质、血沉、凝血功能、血型、输血前检查、Coombs 试验 □ X 线胸片、心电图、腹部 B 超、CT □ 输血（有指征时）等支持对症治疗 □ 其他医嘱	**长期医嘱：** □ 患者既往基础用药 □ 其他医嘱 **临时医嘱：** □ 血常规及分类 □ 骨髓形态学、病理、免疫组化 □ 外周血免疫表型 □ 外周血细胞/分子遗传学 □ 自身免疫系统疾病筛查 □ 输血（有指征时） □ 其他医嘱
病情变异记录	□ 无　□ 有，原因： 1. 2.	□ 无　□ 有，原因： 1. 2.
医师签名		

时间	住院第 3~13 天	住院第 14 天（出院日）
主要诊疗工作	□ 上级医师查房 □ 根据体检、各项检查结果和既往资料，进行鉴别诊断和确定诊断 □ 根据其他检查结果判断是否合并其他疾病 □ 开始治疗，需要化疗者家属签署化疗知情同意书 □ 保护重要脏器功能 □ 注意观察化疗药物的不良反应，复查血常规、血生化、电解质等，并对症处理 □ 完成病程记录	□ 上级医师查房，进行评估，确定有无并发症情况，明确是否出院 □ 完成出院记录、病案首页、出院证明书等 □ 向患者交代出院后的注意事项，如：返院复诊的时间、地点，发生紧急情况时的处理等
重点医嘱	**长期医嘱**（视情况可第 2 天起开始治疗）： □ 苯丁酸氮芥单用：4~8mg/d 维持，根据血常规调整或 0.4mg/(kg·d)，d1~3 □ MP 方案：苯丁酸氮芥同上；泼尼松 30~60mg/d，用 5~7 天 □ 氟达拉滨单用：F 25mg/(m^2·d)，d1~5 □ FC 方案：F 25mg/(m^2·d)，d1~3；CTX 250mg/(m^2·d)，d1~3 □ RFC 方案：F C 同上；利妥昔单抗 375mg/m^2，d1 □ COP：CTX 750 mg/m^2，d1；VCR：1.4mg/m^2，d1；Pred 60mg/m^2，d1~5 □ CHOP 方案：在 COP 基础上，加用多柔比星 50mg/m^2，d1 □ 重要脏器保护，碱化水化利尿等治疗 □ 必要时抗感染等支持治疗 □ 其他医嘱 **临时医嘱**： □ 复查血常规 □ 复查血生化、电解质 □ 输血（有指征时） □ 对症支持 □ 其他医嘱	**出院医嘱**： □ 出院带药 □ 定期门诊随访 □ 监测血常规
病情变异记录	□ 无 □ 有，原因： 1. 2.	□ 无 □ 有，原因： 1. 2.
医师签名		

（二）护士表单

慢性淋巴细胞白血病临床路径护士表单

适用对象：**第一诊断为**慢性淋巴细胞白血病（ICD-10：C91.1）

患者姓名：________性别：________年龄：________门诊号：________住院号：________

住院日期：_____年___月___日 出院日期：_____年___月___日 标准住院日：14 天内

时间	住院第 1~2 天	住院第 3~13 天	出院当天
健康宣教	□ 介绍主管医师、护士 □ 介绍环境、设施 □ 介绍住院注意事项 □ 严重贫血和乏力的患者注意活动指导；血小板数 $<20\times10^9/L$ 时减少活动，出血严重者应绝对卧床休息	□ 主管护士与患者沟通，了解并指导心理应对 □ 指导患者注意个人及饮食卫生，减少陪护探视，防止交叉感染 □ 宣教疾病、用药知识及骨髓穿刺、PICC 置管等特殊检查操作过程 □ 如接受化疗，告知饮食、活动及探视注意事项及应对方式	□ 康复和锻炼 □ 定期复查 □ 出院带药服用方法 □ 饮食休息等注意事项指导 □ 加强个人防护，预防感染；防止外伤出血
护理处置	□ 核对病人、佩戴腕带 □ 建立入院护理病历 □ 卫生处置：剪指甲、沐浴、更换病号服	□ 观察患者病情变化 □ 协助医师完成各项检查化验 □ 遵医嘱正确完成治疗用药 □ 必要做好输血护理 □ 决定是否行 PICC 置管	□ 办理出院手续 □ 书写出院小结
基础护理	□ 三级护理 □ 晨晚间护理 □ 患者安全管理	□ 二级护理 □ 晨晚间护理 □ 患者安全管理	□ 三级护理 □ 晨晚间护理 □ 患者安全管理
专科护理	□ 护理查体，注意肝、脾、淋巴结有无肿大 □ 淋巴细胞、血红蛋白和血小板监测 □ 需要时填写跌倒及压疮防范表 □ 心理护理	□ 化疗或粒细胞减少患者注意保护性隔离 □ 做好口腔、肛周及皮肤护理 □ 首次使用利妥昔单抗者注意药物使用过程中的过敏反应 □ 伴溶血性贫血患者做好洗涤红细胞输注的护理 □ 做好化疗患者并发症护理	□ 监测体温，评估外周血象的变化，尤其是白细胞及血小板计数 □ 使用大剂量糖皮质激素治疗者注意血糖及血压的监测 □ 携带 PICC 出院患者指导其做好管道及伤口护理
重点医嘱	□ 详见医嘱执行单	□ 详见医嘱执行单	□ 详见医嘱执行单
病情变异记录	□ 无 □ 有，原因： 1. 2.	□ 无 □ 有，原因： 1. 2.	□ 无 □ 有，原因： 1. 2.
护士签名			

（三）患者表单

慢性淋巴细胞白血病临床路径患者表单

适用对象：**第一诊断为**慢性淋巴细胞白血病（ICD-10：C91.1）

患者姓名：________性别：________年龄：________门诊号：________住院号：________

住院日期：_____年___月___日　出院日期：_____年___月___日　标准住院日：7~14 天

时间	入院当日	住院期间（第 2~6 天）	住院第 7~14 天（出院日）
医患配合	□ 配合询问病史、收集资料，请务必详细告知既往史、用药史、过敏史 □ 配合进行体格检查 □ 有任何不适告知医师	□ 配合完善相关检查、化验，如采血、骨髓穿刺、留尿、心电图、CT 等 □ 医师向患者及家属介绍病情，如有异常检查结果需进一步检查 □ 配合用药及治疗 □ 配合医师调整用药 □ 有任何不适告知医师	□ 接受出院前指导 □ 知道复查程序 □ 获取出院小结
护患配合	□ 配合测量体温、脉搏、呼吸、血压、血氧饱和度、体重 □ 配合完成入院护理评估单（简单询问病史、过敏史、用药史） □ 接受入院宣教（环境介绍、病室规定、订餐制度、贵重物品保管等） □ 有任何不适告知护士	□ 配合测量体温、脉搏、呼吸，询问每日排便情况 □ 接受相关化验检查宣教，正确留取标本，配合检查 □ 有任何不适告知护士 □ 接受输液、服药治疗 □ 接受深静脉置管 □ 注意活动安全，避免坠床或跌倒 □ 配合执行探视及陪伴 □ 接受疾病及用药等相关知识指导	□ 接受出院宣教 □ 办理出院手续 □ 获取出院带药 □ 知道服药方法、作用、注意事项 □ 知道复印病历方法
饮食	□ 正常普食 □ 血小板减少患者软饭	□ 正常普食 □ 血小板减少患者软饭	□ 正常普食 □ 血小板减少患者软饭
排泄	□ 正常排尿便	□ 正常排尿便	□ 正常排尿便
活动	□ 适量活动 □ 血小板数 $<20\times10^9/L$ 时减少活动，出血严重者应绝对卧床休息	□ 适量活动 □ 血小板数 $<20\times10^9/L$ 时减少活动，出血严重者应绝对卧床休息	□ 适量活动 □ 血小板数 $<20\times10^9/L$ 时减少活动，出血严重者应绝对卧床休息

附：原表单（2009年版）

慢性淋巴细胞白血病临床路径表单

适用对象：**第一诊断为**慢性淋巴细胞白血病（ICD-10：C91.1）

患者姓名：________性别：________年龄：________门诊号：________住院号：________

住院日期：_____年___月___日　出院日期：_____年___月___日　标准住院日：14天内

时间	住院第1天	住院第2天
主要诊疗工作	□ 询问病史及体格检查 □ 完成病历书写 □ 开化验单 □ 对症支持治疗 □ 病情告知，必要时向患者家属发病重或病危通知，并签署病重或病危通知书 □ 患者家属签署输血知情同意书、骨髓穿刺同意书	□ 上级医师查房 □ 完成入院检查 □ 继续对症支持治疗 □ 完成必要的相关科室会诊 □ 完成上级医师查房记录等病历书写 □ 向患者及家属交代病情及其注意事项
重点医嘱	**长期医嘱：** □ 血液病护理常规 □ 二级护理 □ 饮食 □ 视病情通知病重或病危 □ 其他医嘱 **临时医嘱：** □ 血常规及分类、尿常规、便常规+潜血 □ 肝肾功能、电解质、血沉、凝血功能、血型、输血前检查 □ X线胸片、心电图、腹部B超、CT □ 输血（有指征时）等支持对症治疗 □ 其他医嘱	**长期医嘱：** □ 患者既往基础用药 □ 其他医嘱 **临时医嘱：** □ 血常规及分类 □ 骨髓穿刺 □ 骨髓形态学、病理、免疫组化 □ 外周血免疫表型 □ 外周血细胞/分子遗传学 □ 自身免疫系统疾病筛查 □ 输血（有指征时） □ 其他医嘱
主要护理工作	□ 介绍病房环境、设施和设备 □ 入院护理评估 □ 宣教	□ 观察患者病情变化
病情变异记录	□ 无　□ 有，原因： 1. 2.	□ 无　□ 有，原因： 1. 2.
护士签名		
医师签名		

<table>
<tr><th>时间</th><th>住院第 3~13 天</th><th>住院第 14 天（出院日）</th></tr>
<tr><td>主要诊疗工作</td><td>□ 上级医师查房
□ 根据体检、各项检查结果和既往资料，进行鉴别诊断和确定诊断
□ 根据其他检查结果判断是否合并其他疾病
□ 开始治疗，需要化疗者家属签署化疗知情同意书
□ 保护重要脏器功能
□ 注意观察化疗药物的不良反应，复查血常规、血生化、电解质等，并对症处理
□ 完成病程记录</td><td>□ 上级医师查房，进行评估，确定有无并发症情况，明确是否出院
□ 完成出院记录、病案首页、出院证明书等
□ 向患者交代出院后的注意事项，如：返院复诊的时间、地点，发生紧急情况时的处理等</td></tr>
<tr><td>重点医嘱</td><td>长期医嘱（视情况可第 2 天起开始治疗）：
□ 苯丁酸氮芥单用：4~8mg/d 维持，根据血常规调整或 0.4mg/(kg·d)，d1~3
□ MP 方案：苯丁酸氮芥同上；泼尼松 30~60mg/d，用 5~7 天
□ 氟达拉滨单用：F 25mg/(m^2·d)，1~5 天
□ FC 方案：F 25mg/(m^2·d)，1~3 天；CTX 250mg/(m^2·d)，1~3 天
□ RFC 方案：FC 同上；利妥昔单抗 375mg/(m^2·d)
□ COP：CTX 750 mg/(m^2·d)；VCR：1.4mg/(m^2·d)；Pred 60mg/(m^2·d)，1~5 天
□ CHOP 方案：在 COP 基础上，加用多柔比星 50mg/m^2，1 天
□ 重要脏器保护，碱化水化利尿等治疗
□ 必要时抗感染等支持治疗
□ 其他医嘱
临时医嘱：
□ 复查血常规
□ 复查血生化、电解质
□ 输血（有指征时）
□ 对症支持
□ 其他医嘱</td><td>出院医嘱：
□ 出院带药
□ 定期门诊随访
□ 监测血常规</td></tr>
<tr><td>主要护理工作</td><td>□ 观察患者病情变化
□ 心理与生活护理
□ 化疗期间嘱患者多饮水</td><td>□ 指导患者办理出院手续</td></tr>
<tr><td>病情变异记录</td><td>□ 无　□ 有，原因：
1.
2.</td><td>□ 无　□ 有，原因：
1.
2.</td></tr>
<tr><td>护士签名</td><td></td><td></td></tr>
<tr><td>医师签名</td><td></td><td></td></tr>
</table>

第六章 弥漫大 B 细胞淋巴瘤临床路径释义

一、弥漫大 B 细胞淋巴瘤编码

疾病名称及编码：弥漫大 B 细胞淋巴瘤（ICD-10：C83.306，M96803/3）。

二、临床路径检索方法

C83.306，M96803/3。

三、弥漫大 B 细胞淋巴瘤（初治）临床路径标准住院流程

（一）适用对象

初次诊断为弥漫大 B 细胞淋巴瘤（ICD-10：C83.306）。

释义

■ 弥漫大 B 细胞淋巴瘤（diffuse large B-cell lymphoma，DLBCL）是一类来源于淋巴造血系统中成熟阶段 B 细胞的单克隆性增生形成的恶性肿瘤，无论国内还是国外都是最常见的淋巴瘤亚型。临床病程侵袭，以无痛性、进行性淋巴结肿大为主要表现。

■ 分型：弥漫大 B 细胞淋巴瘤共分为 13 个亚型。

1. 弥漫大 B 细胞淋巴瘤，非特指型。
2. 富于 T 细胞/组织细胞的大 B 细胞淋巴瘤。
3. 原发中枢神经系统弥漫大 B 细胞淋巴瘤。
4. 原发皮肤弥漫大 B 细胞淋巴瘤，腿型。
5. 老年 EBV 阳性弥漫大 B 细胞淋巴瘤。
6. 原发纵隔大 B 细胞淋巴瘤。
7. 血管内大 B 细胞淋巴瘤。
8. 慢性炎症相关弥漫大 B 细胞淋巴瘤。
9. 淋巴瘤样肉芽肿病。
10. ALK 阳性大 B 细胞淋巴瘤。
11. 浆母细胞淋巴瘤。
12. 起源于 HHV-8 相关多中心 Castleman 病的大 B 细胞淋巴瘤。
13. 原发渗出型淋巴瘤。

上述分型较为复杂，以弥漫大 B 细胞淋巴瘤，非特指型为常见类型。但需要注意其中的 3 个类型。

1. 浆母细胞淋巴瘤：这一类型淋巴瘤比较罕见，预后非常差。发病部位多见于 HIV 感染患者的口腔，其肿瘤细胞表达浆细胞标志，而不表达 B 细胞标志，因此对利妥昔单抗治疗无效。

2. ALK 阳性大 B 细胞淋巴瘤：临床病程侵袭，治疗效果差。该类型淋巴瘤的 CD20 常为阴性，而表达间变性淋巴瘤激酶（anaplastic lymphoma kinase，ALK），对于这些患者利妥昔单抗治疗无效。

3. 淋巴瘤样肉芽肿病：该病是一组淋巴组织增生性疾病，包括良性、交界性及恶性增生，部分患者转变为弥漫大 B 细胞淋巴瘤。多数患者在诊断后 1 年内死亡。有利妥昔单抗联合化疗治疗的报道。

（二）诊断及分期依据

根据《血液病诊断和疗效标准》（张之南、沈悌，第 3 版，科学出版社，2008 年）、World Health Organization Classification of Tumors of Haematopoietic and Lymphoid Tissue（2008）。

诊断标准

1. 临床表现：无痛性淋巴结肿大是主要临床表现之一。但 DLBCL 也可原发于淋巴结以外的淋巴器官或组织，包括胃肠道、肝、脾、中枢神经系统、睾丸、皮肤等。瘤块浸润、压迫周围组织而有相应临床表现。可有发热、乏力、盗汗、消瘦等症候。

释义

■ 病程侵袭，以无痛性、进行性淋巴结肿大为主要表现。常为颈部或锁骨上淋巴结肿大，也可发生其他部位的淋巴结肿大，如纵隔淋巴结肿大引起咳嗽、胸闷等，腹腔淋巴结肿大导致腹痛、腹胀等。也可以出现其他组织或器官的侵犯，表现为鼻塞、口腔溃疡、扁桃腺肿大、呕血或黑粪等。部分患者伴有全身症状如发热、多汗及消瘦等。

■ 查体可以发现颈部、腋下、腹股沟淋巴结肿大，腹部肿块等。

2. 实验室检查：血清乳酸脱氢酶（LDH）可升高。侵犯骨髓可造成贫血、血小板减少，中性粒细胞可减少、正常或增多；涂片或可见到淋巴瘤细胞。中枢神经系统受累时有脑脊液异常。

释义

■ 侵犯骨髓可见肿瘤细胞，可伴有红细胞减少、血小板减少，中性粒细胞减少、正常或增多。少数患者外周血涂片可见到淋巴肿瘤细胞。中枢神经系统受累时可出现脑脊液蛋白增高及肿瘤细胞。β_2 微球蛋白、血清乳酸脱氢酶（LDH）或血沉可升高。胃肠道侵犯、溃疡伴出血的患者可出现黑粪、便血或大便潜血试验阳性。晚期重症患者可以出现凝血功能异常。

3. 病理组织学检查：系确诊本病必需的依据。

普通病理学检查，其特征为大淋巴细胞呈弥漫增生，破坏正常淋巴结结构；瘤细胞胞质量中等，核可有一个以上的核仁。

免疫组织学病理检查对于确诊 DLBCL 至关重要。采用的单抗应包括 CD3、CD5、CD10、CD20、Bcl-2、Bcl-6、Ki-67 和 MUM1。

释义

■ 病理组织形态及免疫表型：该项检查是最终诊断弥漫大 B 细胞淋巴瘤及其分型的金标准。

（1）组织形态学特征为淋巴结正常结构破坏，肿瘤细胞体积较大，弥漫增生，胞质量少或多，可有一个以上的核仁。

（2）免疫表型检查对于确诊弥漫大 B 细胞淋巴瘤至关重要，可表达多种 B 细胞抗原如 CD19、CD20、CD22、CD79a 等，不表达 T 细胞抗原如 CD3 等。其他免疫标志如 CD10、Bcl-2、Bcl-6、MUM-1 及 ki-67 等有助于预后判断。

4. 影像学检查：颈、胸、腹、盆腔 CT。DLBCL 按照 CT 及体检所发现的肿大淋巴结分布区域进行分期及评价疗效。分期标准（Anne Arbor 分期）见表 6-1。PET-CT 对于淋巴瘤的分期和疗效评价更可靠，有条件者可直接行 PET-CT 检查。

释义

■ 影像学检查：包括颈、胸、腹、盆腔 CT 或超声。PET-CT 对于某些类型淋巴瘤的分期和疗效评价有着较好的应用价值，如霍奇金淋巴瘤、弥漫大 B 细胞淋巴瘤，而对一些惰性淋巴瘤的可靠性差一些。

表 6-1　Ann Arbor 分期

Ⅰ期	单一淋巴结或淋巴组织器官区（Ⅰ）；单一结外器官或部位（ⅠE）
Ⅱ期	膈上或膈下同侧受累淋巴结区≥2 个；或病变局限侵犯结外器官或部位，并膈肌同侧一个以上淋巴结区（ⅡE）
Ⅲ期	膈上下两侧均有淋巴结受累（Ⅲ）；伴结外器官或组织局部侵犯（ⅢE），或脾脏受累（ⅢS），或两者皆受累（ⅢSE）
Ⅳ期	一个或多个结外器官或组织广泛受累，伴或不伴淋巴结肿大

说明：有 B 症状者需在分期中注明，如Ⅱ期患者，应记作ⅡB；肿块直径超过 10 cm 或纵隔肿块超过胸腔最大内径的 1/3 者，标注 X；受累脏器也需注明，如脾脏、肝脏、骨骼、皮肤、胸膜、肺等分别标记为 S、H、O、D、P 和 L

释义

■ 淋巴瘤的诊断是结合临床表现、病理形态学、免疫组化及遗传学的特点来诊断的。因费用较高，操作复杂，遗传学的检查并不能在临床常规开展，但在某些类型淋巴瘤却是非常重要的。如伯基特淋巴瘤（Burkitt 淋巴瘤）中除“满天星”现象外，C-MYC 基因的检测对于诊断是必需的。

■ 淋巴瘤的诊断和分型较其他类型的肿瘤困难而复杂。在淋巴瘤这一百多年历史中，淋巴瘤的诊断、分型几经变化，最后一版分型是世界卫生组织（WHO）2008 年出版的淋巴与造血组织肿瘤分类，有近 100 个分型。即使是世界顶级的病理科医师，其诊断的符合率也不能达到 100%，同一个病理切片，不同的医师可能得出不同的诊断。这就需要我们临床与病理的多学科合作。

■ 对于那些肿瘤生长快、肿块大、多部位侵犯的患者，我们要考虑弥漫大 B 细胞淋巴瘤中的双打击淋巴瘤（double hit）。该类型淋巴瘤主要指具有 MYC 基因断裂并伴随有其他染色体断裂的患者，常见的是 MYC 伴 BCL-2 基因或 BCL-6 基因的易位。该型淋巴瘤预后极差，目前尚无有效治疗。

■ 在诊断淋巴瘤时还需要注意与其他一些疾病相鉴别，如坏死性淋巴结炎、淋巴结结核、淋巴结转移癌、淋巴结反应性增生等鉴别。

■ 介于弥漫大 B 细胞淋巴瘤和 Burkitt 淋巴瘤之间的非霍奇金淋巴瘤、介于弥漫大 B 细胞淋巴瘤和经典霍奇金淋巴瘤之间不能分类的 B 细胞淋巴瘤属灰区淋巴瘤，不纳入临床路径。

■ 除了淋巴瘤的诊断外，还应该注意患者的伴随疾病，在淋巴瘤治疗中尤其是要重视乙肝病毒的检查和监测，这在治疗前是必需的。否则将导致乙肝激活而最终威胁患者生命。此外，还要检查患者的心肺情况等。

■ 肿瘤治疗前的检查部位及检查方法视病情而定，可以是 CT、超声波检查，也可以是 PET-CT。通常在 2 周期治疗后评效。根据疗效和不良反应调整治疗方案。

（三）治疗方案的选择

根据《淋巴瘤》（石远凯主编，北京大学医学出版社，2007）、《恶性淋巴瘤》（沈志祥、朱雄增主编，第 2 版，人民卫生出版社，2011）、《肿瘤学治疗指南——非霍奇金淋巴瘤》（NCCN，2009）。

首先进行病理诊断，然后根据临床分期和国际预后指数（IPI）制订治疗方案。国际预后指数（IPI）是根据患者年龄、血清 LDH 水平、ECOG 评分、Ann Arbor 分期和淋巴结外组织器官受累部位 5 个特征估计预后，并据此进行分层治疗的一个体系。若患者年龄>60 岁、LDH 升高、ECOG≥2、分期为Ⅲ或Ⅳ期、结外受累超过 1 个部位，则每个特征记 1 分，否则该特征记 0 分。累加计分既得 IPI。IPI 为 0 或 1 者为低危，4 或 5 者为高危，2 和 3 分别属低中危和高中危。

释义

根据《肿瘤学治疗指南·非霍奇金淋巴瘤（NCCN）》，沈志祥、朱雄增主编的《恶性淋巴瘤》（第 2 版. 北京：人民卫生出版社，2011），石远凯主编《淋巴瘤》（第 1 版. 北京：北京大学医学出版社，2007）。

1. 支持、对症治疗。

2. 伴有乙肝病毒携带或既往感染者，给予相应处理。

3. 淋巴瘤的治疗方法主要包括化疗、手术及放疗。淋巴瘤是一类对化疗较为敏感的肿瘤，通常采用以化疗为主的综合治疗。而不采用手术治疗。是否放疗视患者情况而定。如果患者经济条件允许，肿瘤细胞表达 CD20，建议利妥昔单抗联合化疗。

4. 根据患者的病理诊断、临床分期和国际预后指数（IPI）等制订治疗方案。

5. 对于那些高危或中高危患者，建议在治疗有效时，病情得到控制后进行干细胞移植。而对于那些高龄患者，适当调整化疗剂量。

释义

■ IPI 是根据患者年龄、ECOG 评分、血清乳酸脱氢酶（LDH）是否增高、Ann Arbor 分期和结外组织器官是否受累共 5 个特征来估计预后，并据此进行分层治疗。IPI 为 0 或 1 者为低危，2 和 3 分为低中危和中高危，4 或 5 者为高危。年轻患者可选用年龄调整的 IPI（aa-IPI）。

■ 在弥漫大 B 细胞淋巴瘤患者，乙肝病毒的感染率较高，可达 20%左右。在化疗、免疫化疗、糖皮质激素或干细胞移植等治疗后，可能发生乙肝病毒的再激活，导致肝功能损害、肝衰竭甚至死亡。因此，对于乙肝病毒感染者需要进行病毒激活的预防和治疗，还需要进行乙肝病毒的监测和随诊。

■ 干细胞移植主要适用于弥漫大 B 细胞淋巴瘤中的中高或高危患者、双打击淋巴瘤、复发难治患者等。

■ 在淋巴瘤患者多采用自体干细胞移植，少数患者采用异基因干细胞移植，如骨髓有肿瘤细胞侵犯的患者通常进行异基因干细胞移植。

■ 如果淋巴瘤侵及胃肠道，常伴有胃肠道溃疡及坏死，在化疗中容易发生消化道穿孔和大出血而危及患者生命。应在化疗前了解溃疡的面积及深度，化疗后穿孔或大出血的可能性等。当溃疡深大，有穿孔或大出血危险时，请外科会诊，可考虑先手术后化疗。在化疗中一旦发生胃肠道穿孔或内科治疗无效的大出血，应尽早手术。此外，对于这类患者，在化疗中应减少糖皮质激素用量或不用。

■ 注意伴随疾病的治疗如高血压病、糖尿病等。

（四）标准住院日为 21 天（第 1 疗程含诊断）

释义

■ 如果患者条件允许，住院时间可以低于上述住院天数。

（五）进入临床路径标准

1. 第一诊断必须符合 ICD-10：C83.306 弥漫大 B 细胞淋巴瘤疾病编码。

2. 若患者同时具有其他疾病诊断，但住院期间不需要特殊处理也不影响第一诊断的临床路径流程实施，可以进入临床路径。

释义

■ 虽然为大细胞淋巴瘤，但不是弥漫大 B 细胞淋巴瘤的患者不能进入临床路径。

■ 患者同时伴有其他疾病，该疾病影响第一诊断的临床路径流程实施时均不适合进入临床路径。如患者伴有活动性肺结核和空洞，立即化疗或免疫化疗将导致结核病情加重而给患者带来危险时，化疗前需要先与结核病医师共同诊治，待结核病情稳定后才能开始肿瘤治疗的患者不适合入临床路径。

■ 虽然为弥漫大 B 细胞淋巴瘤，但患者入院时一般情况太差，病情危重，不能按照临床路径进行标准治疗的患者，不适合进入临床路径。

（六）住院期间检查项目

1. 必须检查的项目：

（1）病变淋巴组织的活检，行常规病理和免疫组织病理学检查。

（2）影像学检查：颈、胸、腹、盆腔 CT（根据临床表现增加其他部位），浅表淋巴结及腹部 B 超，超声心动图。

释义

■ 影像学检查：颈、胸、腹、盆腔 CT，浅表淋巴结及腹部 B 超，心电图，超声心动图等。根据患者临床表现选择检查部位及检查方式，如患者出现中枢神经系统症状或体征时增加头 MRI 的检查。

（3）血常规及分类、尿及便常规和潜血、心电图。

（4）肝肾功能、乳酸脱氢酶（LDH）、电解质、血型、输血前检查。

（5）骨髓穿刺涂片及活检：形态学、免疫组化。

（6）病毒学检查（包括 HBV、EBV、HSV、CMV，有条件的行 HTLV 等）。

（7）出凝血功能检查。

2. 根据患者情况可选择的检查项目：

（1）MRI、PET-CT 检查。

（2）发热或疑有某系统感染者应行病原微生物检查。

（3）流式细胞仪免疫表型分析、细胞分子遗传学。

释义

■ 如果患者为贫血，行贫血相关检查，明确病因，给予治疗。

■ 如果患者出现胸腔积液、腹腔积液或中枢神经系统症状或体征，需要进行腹腔积液、胸腔积液或脑脊液的检查。

■ 部分检查可以在门诊完成，尤其是淋巴瘤的病理诊断常常较为困难而复杂，需时较长，最好在住院前明确。

■ 根据病情部分检查可以不进行，也可根据病情增加其他检查。

■ 如果患者血型提示为稀有血型，在化疗前、化疗中都要注意血源的供应，尤其是大剂量化疗或干细胞移植可能会给患者带来治疗相关的风险。

■ 在部分淋巴瘤患者伴有发热，需要除外感染因素，可增加血培养、痰培养等检查。

■ 如果进行了胸部 CT 检查可以不进行胸部 X 线正侧位片。

（七）治疗开始于确诊并完善检查后第 1 天

（八）治疗方案与药物选择

1. 化疗

方案 1. R-CHOP（有条件时使用）：

利妥昔单抗：375mg/m^2，静脉滴注，1 天。

环磷酰胺：750mg/m^2，静脉滴注，2 天。

多柔比星：50mg/m^2，静脉滴注，2 天；根据患者情况，可酌情调整剂量。

长春新碱：1.4mg/m^2，静脉注射，2 天；最大剂量为 2mg。

泼尼松：100mg/d 或 1mg/(kg · d)，酌情选择，口服，2~6 天。

每 14 天或每 21 天重复一疗程；通常 6~8 疗程。

方案 2. CHOP：

环磷酰胺：750mg/m^2，静脉滴注，1 天。

多柔比星：50mg/m^2，静脉滴注，1 天。

长春新碱：1.4mg/m^2，静脉注射，1 天；最大剂量为 2mg。

泼尼松：100mg/d 或 1mg/(kg · d)，酌情选择，口服，1~5 天。

每 14 天或每 21 天重复一疗程；通常 6~8 疗程。

方案 3. R-ECHOP（用于耐受性良好的患者，有条件时使用）：

利妥昔单抗：375mg/m^2，静脉滴注，1 天。

依托泊苷：100mg/m^2，静脉滴注，2~4 天。

环磷酰胺：750mg/m^2，静脉滴注，2 天。

多柔比星：50mg/m^2，静脉滴注，2 天。

长春新碱：1.4mg/m^2，静脉注射，2 天；最大剂量为 2mg。

泼尼松：100mg/d 或 1mg/(kg · d)，酌情选择，口服，2~6 天。

每 21 天重复一疗程，通常 6~8 疗程。

方案 4. ECHOP（用于耐受性良好的患者）：

依托泊苷：100mg/m^2，静脉滴注，1~3 天。

环磷酰胺：750mg/m^2，静脉滴注，1 天。

多柔比星：50mg/m²，静脉滴注，1天。

长春新碱：1.4mg/m²，静脉注射，1天；最大剂量为2mg。

泼尼松：100mg/d或1mg/(kg·d)，酌情选择，口服，1~5。

每21天重复一疗程，通常6~8疗程。

2. 抗感染及对症支持治疗。

3. 造血干细胞移植：年轻高危、复发及难治的患者。

4. R-CHOP-14（有条件时使用）或CHOP-14组化疗期间，常规使用集落刺激因子（G-CSF），G-CSF的使用剂量为5μg/(kg·d)（每疗程6~10天），若白细胞>20×10⁹/L，则停用。

释义

■ 用药期间注意CHOP方案中激素的使用，并选择合适的剂量。每日100mg的泼尼松使用后可能导致反酸等胃部不适，可以在用药同时给予法莫替丁等药物，尤其是注意那些原有胃部基础疾病的患者。如果淋巴瘤侵犯胃肠道，导致溃疡及出血患者，应避免激素的使用。此外，激素还可以导致血糖、血压的增高，应予以注意。

■ 应当注意多柔比星类药物的剂量累积与心脏毒性之间的关系，其累积剂量是终身的，多柔比星的累积剂量应<450mg/m²。

■ 对于年龄较大患者上述化疗药剂量可适当减量或换用适合老年人的方案。

■ 化疗期间注意液体补充及尿量等。

■ 对于有中枢神经系统侵犯危险因素患者给予4~6次腰穿鞘内用药预防。具体指征包括：肿瘤累及鼻窦、睾丸、乳腺、眶周、硬膜外、骨髓（有大细胞）、2个以上结外器官时及HIV相关淋巴瘤等。

■ 目前的研究不支持R-CHOP-14的使用。

（九）出院标准

1. 一般情况良好。

2. 没有需要住院处理的并发症和（或）合并症。

释义

■ 如果出现并发症，是否需要继续住院处理，由主管医师具体决定。

■ 出院前是否需要复查血常规、血生化等视具体情况而定。

（十）变异及原因分析

1. 治疗中或治疗后发生感染、贫血、出血及其他合并症者，进行相关的诊断和治疗，并适当延长住院时间。

2. 若有中枢神经系统症状，建议腰穿检查，并鞘内注射化疗药物直至脑脊液检查正常，同时退出此途径，进入相关途径。

释义

■ 若治疗前诊断中枢神经系统淋巴瘤侵犯，不进入路径，在治疗中出现中枢神经系统淋巴瘤侵犯，需要调整治疗方案者，退出此途径，进入相关途径。

3. 年轻高危预后不良、常规治疗反应不佳、疾病进展或复发需要选择其他治疗的患者退出本路径，进入相关路径。

释义

■ 微小变异：因为医院检验项目的及时性未保证，不能按照要求完成检查；因为节假日不能按照要求完成检查；患者不愿配合完成相应检查，短期不愿按照要求出院随诊。

■ 重大变异：因基础疾病需要进一步诊断和治疗；因各种原因需要其他治疗措施；医院与患者或家属发生医疗纠纷，患者要求离院或转院；不愿按照要求出院随诊而导致入院时间明显延长。

四、弥漫大B细胞淋巴瘤（初诊）临床路径给药方案

1. 年轻、低危或低中危（aaIPI≤1）、CD20阳性的弥漫大B细胞淋巴瘤患者，如果经济条件允许，给予R-CHOP 6~8周期治疗，每21天为一个周期。

2. 年轻、高危或高中危（aaIPI≥2）、CD20阳性的弥漫大B细胞淋巴瘤患者，目前尚无一线标准治疗方案，如果有合适的临床试验，可以进行临床研究。如果没有合适的临床研究，经济条件允许，建议R-CHOP 6~8周期治疗，每21天为一个周期。

3. 年龄在60~80岁的患者，如果经济条件允许，给予R-CHOP 6~8周期治疗，每21天为一个周期。这部分患者年龄大，伴随疾病多，化疗药物及剂量可以根据情况予以调整，如患者伴有心脏功能不全时，可以采用脂质体多柔比星或依托泊苷代替多柔比星。

4. 年龄>80岁的患者，如果一般情况能耐受的患者，建议R-mini CHOP［利妥昔单抗375mg/m^2，iv，d0，环磷酰胺400mg/m^2，iv，d1，多柔比星25mg/m^2，iv，d1，长春新碱1mg，iv，d1，泼尼松40mg/(m^2·d)，po，d1~5，每21天重复一疗程］，或R-COP等6~8周期治疗，这些治疗仍然使这部分患者获益（诱导疾病缓解和生存获益）。

5. 原发中枢神经系统弥漫大B细胞淋巴瘤不进入临床路径。对于以下患者进行4~6次的中枢神经系统淋巴瘤的预防性治疗：结外侵犯部位≥2，病变侵及鼻窦、睾丸、乳腺、硬膜外、骨髓（大细胞侵犯）等。

6. Ⅰ、Ⅱ期患者在治疗后仅达到PR，存在残留病灶，建议放疗。而获得CR的患者，是否放疗进行巩固存在争议，尤其是那些在治疗前有巨大肿块患者，目前正在进行相关研究。原发睾丸淋巴瘤，在治疗结束后双侧睾丸放疗。

7. 对于高危或高中危患者在治疗有效后，建议一线大剂量化疗联合造血干细胞移植进行巩固治疗。难治复发及治疗后病情进展的患者需要调整治疗方案，在病情控制后建议大剂量化疗联合造血干细胞移植或临床研究。

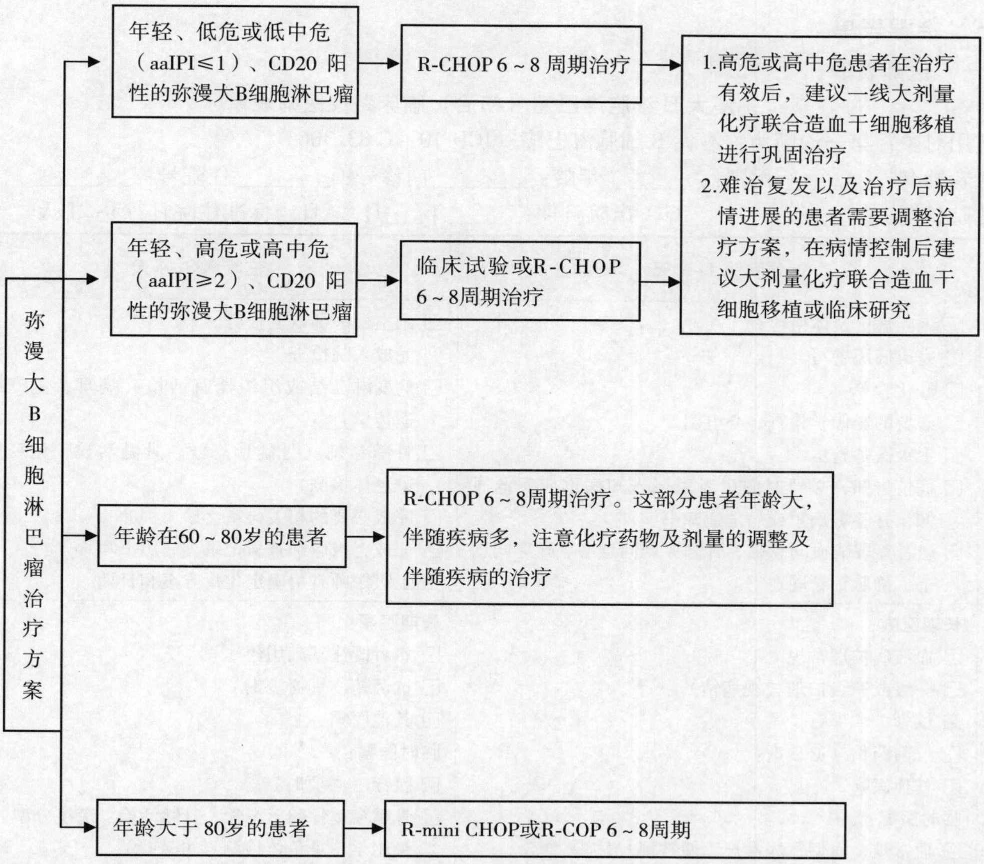

注：①对于以下患者进行 4~6 次的中枢神经系统淋巴瘤的预防性治疗：结外侵犯部位≥2，病变侵及鼻窦、睾丸、乳腺、硬膜外、骨髓（大细胞侵犯）等；②Ⅰ、Ⅱ期患者在治疗后仅达到 PR，存在残留病灶，建议放疗。而获得 CR 的患者，是否放疗进行巩固存在争议。

五、推荐表单

（一）医师表单

弥漫大 B 细胞淋巴瘤（初治）临床路径医师表单

适用对象：**第一诊断为**弥漫大 B 细胞淋巴瘤（ICD-10：C 83.306）

患者姓名：________性别：________年龄：________门诊号：________住院号：________

住院日期：_____年___月___日　出院日期：_____年___月___日　标准住院日：5~21 天

<table>
<tr><th>时间</th><th>住院第 1~2 天</th><th>住院第 3~4 天</th></tr>
<tr><td>主要诊疗工作</td><td>□ 询问病史及体格检查
□ 完成病历书写
□ 开化验单
□ 必要的影像学检查、心电图
□ 上级医师查房
□ 病情告知，必要时向患者家属告知病重或病危通知，并签署病重或病危通知书
□ 患者签署输血同意书、骨髓穿刺同意书、腰穿同意书、静脉置管同意书</td><td>□ 副主任医师以上查房
□ 完成入院检查
□ 病变淋巴结或组织器官活检（病理、免疫组化、遗传学）
□ 骨髓穿刺（骨髓形态学、骨髓活检、免疫分型、染色体检测）
□ 完成必要的相关科室会诊
□ 完成上级医师查房记录等病历书写
□ 上级医师查房确定化疗方案和日期</td></tr>
<tr><td>重点医嘱</td><td>长期医嘱：
□ 血液病护理常规
□ 一级或三级护理（视病情）
□ 饮食
□ 抗菌药物（必要时）
□ 其他医嘱
临时医嘱：
□ 血常规、血型、尿常规、便常规+潜血
□ 病毒学检测：HBV、HCV、HIV、EBV 等
□ 肝肾功能、LDH、电解质、凝血功能、免疫球蛋白、自身免疫系统疾病筛查
□ 影像学检查：胸、腹、盆腔 CT（根据临床表现增加其他部位），腹部 B 超，全身 PET 检查
□ 心电图、超声心动
□ 静脉置管术
□ 病原微生物培养
□ 输血医嘱
□ 其他医嘱</td><td>长期医嘱：
□ 患者既往基础用药
□ 抗菌药物（必要时）
□ 其他医嘱
临时医嘱：
□ 腰穿（必要时）
□ 骨髓穿刺骨髓形态学、骨髓活检、免疫分型、流式细胞学、染色体检测（可选择）
□ 病变淋巴结或组织器官活检
□ 输血医嘱（必要时）
□ 其他医嘱</td></tr>
<tr><td>病情变异记录</td><td>□ 无　□ 有，原因：
1.
2.</td><td>□ 无　□ 有，原因：
1.
2.</td></tr>
<tr><td>医师签名</td><td></td><td></td></tr>
</table>

<table>
<tr><th>时间</th><th>住院第 5~10 天</th></tr>
<tr><td>主要诊疗工作</td><td>□ 签署化疗知情同意书
□ 完成化疗方案
□ 支持对症治疗
□ 重要脏器功能保护
□ 止吐
□ 住院医师完成病程记录</td></tr>
<tr><td>重点医嘱</td><td>长期医嘱：化疗医嘱（以下方案选一）
□ R-CHOP（每 21 天 1 个疗程，耐受性好的患者可每 14 天 1 个疗程；通常用 6~8 个疗程）：
利妥昔单抗：375mg/m^2，iv，d0；环磷酰胺：750 mg/m^2，iv，d1
多柔比星：50mg/m^2，iv，d1；长春新碱：1.4 mg/m^2，iv，d1，单次剂量最大 2mg
泼尼松：100mg，po，d1~5
□ CHOP（每 21 天 1 个疗程，耐受性好的患者可每 14 天 1 个疗程；通常用 6~8 个疗程）：
环磷酰胺：750mg/m^2，iv，d1；多柔比星：50mg/m^2，iv，d1
长春新碱：1.4mg/m^2，iv，d1；泼尼松：100mg，po，d1~5
□ CHOPE（用于耐受性好的患者，每 21 天 1 个疗程；通常用 6~8 个疗程）：
环磷酰胺：750mg/m^2，iv，d1；多柔比星 50mg/m^2，iv，d1
长春新碱：1.4mg/m^2，iv，d1；依托泊苷：100mg/m^2，iv，d1~3
泼尼松 100mg，po，d1~5
□ 补液治疗（碱化、水化）
□ 止吐、保肝、抗感染等医嘱
□ 其他医嘱
临时医嘱：
□ 输血医嘱（必要时）　□ 心电监护（必要时）
□ 血常规　□ 血培养（高热时）
□ 静脉插管维护、换药　□ 其他医嘱</td></tr>
<tr><td>病情变异记录</td><td>□ 无　□ 有，原因：
1.
2.</td></tr>
<tr><td>医师签名</td><td></td></tr>
</table>

时间	住院第 11~20 天	住院第 21 天（出院日）
主要诊疗工作	□ 上级医师查房，注意病情变化 □ 住院医师完成常规病历书写 □ 复查血常规 □ 注意观察体温、血压、体重等 □ 成分输血、抗感染等支持治疗（必要时） □ 造血生长因子（必要时）	□ 上级医师查房，确定有无不良反应及并发症情况，明确是否出院 □ 完成出院记录、病案首页、出院证明书等 □ 向患者交代出院后的注意事项，如返院复诊的时间、地点、发生紧急情况时的处理等
重点医嘱	**长期医嘱：** □ 洁净饮食 □ 支持治疗 □ 抗感染治疗（必要时） □ 不良反应、并发症处理 □ 其他医嘱 **临时医嘱：** □ 血常规、尿常规、便常规 □ 肝肾功能、电解质 □ 输血医嘱（必要时） □ G-CSF 5μg/(kg · d)（必要时） □ 影像学检查（必要时） □ 病原微生物培养（必要时） □ 静脉插管维护、换药 □ 其他医嘱	**出院医嘱：** □ 出院带药 □ 定期门诊随访 □ 监测血常规、肝肾功能、电解质等
病情变异记录	□ 无 □ 有，原因： 1. 2.	□ 无 □ 有，原因： 1. 2.
医师签名		

（二）护士表单

弥漫大 B 细胞淋巴瘤（初治）临床路径护士表单

适用对象：**第一诊断为**弥漫大 B 细胞淋巴瘤（ICD-10：C83.306）

患者姓名：________性别：________年龄：________门诊号：________住院号：________

住院日期：_____年___月___日 出院日期：_____年___月___日 标准住院日：21 天内

时间	住院第 1 天	住院第 2~10 天	住院第 11~21 天
健康宣教	□ 介绍主管医师、护士 □ 介绍环境、设施 □ 介绍住院注意事项 □ 向患者宣教戒烟、戒酒的重要性，及减少二手烟的吸入	□ 指导患者正确留取血、尿、便等标本 □ 主管护士与患者沟通，了解并指导心理应对 □ 宣教疾病知识、化疗药物知识及特殊检查操作过程 □ 告知检查及操作前后饮食、活动及探视注意事项及应对方式	□ 配合医师治疗化疗后不良反应或并发症 □ 定时复查 □ 出院带药服用方法 □ 饮食休息等注意事项指导 □ 讲解增强体质的方法，减少感染的机会
护理处置	□ 核对病人、佩戴腕带 □ 建立入院护理病历 □ 卫生处置：剪指甲、沐浴、更换病号服 □ 遵医嘱留置中心静脉导管	□ 随时观察患者病情变化 □ 遵医嘱正确使用化疗药物 □ 协助医师完成各项检查化验 □ 做好化疗前检查准备 □ 静脉导管维护	□ 办理出院手续 □ 书写出院小结 □ 院外导管维护宣教
基础护理	□ 一级或三级护理 □ 晨晚间护理 □ 患者安全管理	□ 一级或三级护理 □ 晨晚间护理 □ 患者安全管理	□ 一级或三级护理 □ 晨晚间护理 □ 患者安全管理
专科护理	□ 护理查体 □ 生命体征监测 □ 需要时填写跌倒及压疮防范表 □ 需要时请家属陪伴 □ 心理护理	□ 做好化疗期间护理，尤其是应对化疗不良反应如呕吐等 □ 遵医嘱完成相关检查 □ 心理护理 □ 生命体征监测 □ 遵医嘱正确给药 □ 提供并发症征象的依据	□ 病情观察：评估患者生命体征 □ 心理护理
重点医嘱	□ 详见医嘱执行单	□ 详见医嘱执行单	□ 详见医嘱执行单
病情变异记录	□ 无 □ 有，原因： 1. 2.	□ 无 □ 有，原因： 1. 2.	□ 无 □ 有，原因： 1. 2.
护士签名			

（三）患者表单

弥漫大B细胞淋巴瘤（初治）临床路径患者表单

适用对象：**第一诊断为**弥漫大B细胞淋巴瘤（ICD-10：C83.306）

患者姓名：________性别：________年龄：________门诊号：________住院号：________

住院日期：_____年___月___日　出院日期：_____年___月___日　标准住院日：21天内

时间	入院1天	住院期间（第2~20天）	住院第21天（出院日）
医患配合	□ 配合询问病史、收集资料，请务必详细告知既往史、用药史、过敏史、手术史等 □ 配合进行体格检查 □ 有任何不适告知医师	□ 配合完善相关检查、化验，如采血、留尿便、心电图、X线胸片等 □ 医师向患者及家属介绍病情，如有异常检查结果要进一步检查 □ 配合用药及治疗 □ 配合医师调整用药 □ 有任何不适告知医师	□ 接受出院前指导 □ 知道复查项目、下次治疗程序和时间 □ 获取出院诊断书
护患配合	□ 配合测量体温、脉搏、呼吸、血压、体重、身高 □ 配合完成入院护理评估单（简单询问病史、过敏史、用药史） □ 接受入院宣教（环境介绍、病室规定、订餐制度、贵重物品保管等） □ 有任何不适告知护士	□ 配合测量体温、脉搏、呼吸，询问每日尿便情况 □ 接受相关化验检查宣教，正确留取标本，配合检查 □ 有任何不适告知护士 □ 接受输液、化疗 □ 注意活动安全，避免坠床或跌倒 □ 配合执行探视及陪伴 □ 接受疾病及用药等相关知识指导	□ 接受出院宣教 □ 办理出院手续 □ 获取出院带药 □ 知道服药方法、作用、注意事项 □ 知道复印病历方法 □ 知道静脉置管维护知识
饮食	□ 遵医嘱	□ 遵医嘱	□ 遵医嘱
排泄	□ 正常排尿便	□ 正常排尿便	□ 正常排尿便
活动	□ 适量活动	□ 适量活动	□ 适量活动

附：原表单（2011年版）

弥漫大B细胞淋巴瘤（初治）临床路径表单

适用对象：**第一诊断为**弥漫大B细胞淋巴瘤（ICD-10：C85.103）

患者姓名：________性别：________年龄：________门诊号：________住院号：________

住院日期：_____年___月___日　出院日期：_____年___月___日　标准住院日：21天内

时间	住院第1天	住院第2天
主要诊疗工作	□ 询问病史及体格检查 □ 完成病历书写 □ 开化验单 □ 病情告知，必要时向患者家属发病重或病危通知，并签署病重或病危通知书 □ 患者家属签署输血同意书、骨髓穿刺同意书、腰椎穿刺同意书、静脉插管同意书	□ 上级医师查房 □ 完成入院检查 □ 淋巴组织活检（常规病理、免疫病理） □ 骨髓穿刺（骨髓形态学、骨髓活检、免疫分型、染色体检测） □ 完成必要的相关科室会诊 □ 完成上级医师查房记录等病历书写 □ 确定化疗方案和日期
重点医嘱	**长期医嘱：** □ 血液病护理常规 □ 二级护理 □ 饮食 □ 抗菌药物（必要时） □ 其他医嘱 **临时医嘱：** □ 血常规、尿常规、便常规 □ 病毒学检测：EB病毒抗体、CMV病毒抗体、HP检测 □ 肝肾功能、LDH、电解质、血型、凝血功能、输血前检查、免疫球蛋白、自身免疫系统疾病筛查 □ 影像学检查：胸、腹、盆腔CT（根据临床表现增加其他部位），心电图、腹部B超，全身PET检查 □ 超声心动图 □ 静脉插管术 □ 病原微生物培养 □ 输血医嘱 □ 其他医嘱	**长期医嘱：** □ 患者既往基础用药 □ 抗菌药物（必要时） □ 其他医嘱 **临时医嘱：** □ 骨髓穿刺 □ 骨髓形态学、骨髓活检、免疫分型、染色体检测 □ 淋巴组织活检 □ 淋巴组织常规病理、免疫病理 □ 输血医嘱（必要时） □ 其他医嘱
主要护理工作	□ 介绍病房环境、设施和设备 □ 入院护理评估	□ 宣教（血液病知识）
病情变异记录	□ 无　□ 有，原因： 1. 2.	□ 无　□ 有，原因： 1. 2.
护士签名		
医师签名		

<table>
<tr><th>时间</th><th>住院第 3~10 天</th></tr>
<tr><td>主要诊疗工作</td><td>□ 患者家属签署化疗知情同意书
□ 上级医师查房，制订化疗方案
□ 住院医师完成病程记录
□ 化疗
□ 重要脏器功能保护
□ 镇吐</td></tr>
<tr><td>重点医嘱</td><td>长期医嘱：化疗医嘱（以下方案选一）
□ R-CHOP（每 21 天 1 个疗程，耐受性好的患者可每 14 天 1 个疗程；通常用 6~8 个疗程）：
利妥昔单抗：375mg/m^2，ivgtt，d1；环磷酰胺：750 mg/m^2，ivgtt，d2
多柔比星：50mg/m^2，ivgtt，d2；长春新碱：1.4 mg/m^2，iv，d2
泼尼松：100mg，po，d2~6
□ CHOP（每 21 天 1 个疗程，耐受性好的患者可每 14 天 1 个疗程；通常用 6~8 个疗程）：
环磷酰胺：750mg/m^2，ivgtt，d1；多柔比星：50mg/m^2，ivgtt，d1
长春新碱：1.4mg/m^2，iv，d1；泼尼松：100mg，po，d1~5
□ R-CHOPE（用于耐受性好的患者，每 21 天 1 个疗程；通常用 6~8 个疗程）：
利妥昔单抗：375mg/m^2，ivgtt，d1；环磷酰胺：750mg/m^2，ivgtt，d2
多柔比星：50mg/m^2，ivgtt，d2；长春新碱：1.4mg/m^2，iv，d2
泼尼松：100mg，po，d2~6；依托泊苷：100mg/m^2，ivgtt，d2~4
□ CHOPE（用于耐受性好的患者，每 21 天 1 个疗程；通常用 6~8 个疗程）：
环磷酰胺：750mg/m^2，ivgtt，d1；多柔比星 50mg/m^2，ivgtt，d1
长春新碱：1.4mg/m^2，iv，d1；泼尼松 100mg，po，d1~5
依托泊苷：100mg/m^2，ivgtt，d1~3
□ 补液治疗（碱化、水化）
□ 镇吐、保肝、抗感染等医嘱
□ 其他医嘱
临时医嘱：
□ 输血医嘱（必要时）
□ 心电监护（必要时）
□ 血常规
□ 血培养（高热时）
□ 静脉插管维护、换药
□ 其他医嘱</td></tr>
<tr><td>主要护理工作</td><td>□ 观察患者病情变化
□ 心理与生活护理
□ 化疗期间嘱患者多饮水</td></tr>
<tr><td>病情变异记录</td><td>□ 无 □ 有，原因：
1.
2.</td></tr>
<tr><td>护士签名</td><td></td></tr>
<tr><td>医师签名</td><td></td></tr>
</table>

时间	住院第11~20天	住院第21天 （出院日）
主要诊疗工作	□ 上级医师查房，注意病情变化 □ 住院医师完成常规病历书写 □ 复查血常规 □ 注意观察体温、血压、体重等 □ 成分输血、抗感染等支持治疗（必要时） □ 造血生长因子（必要时）	□ 上级医师查房，确定有无并发症情况，明确是否出院 □ 完成出院记录、病案首页、出院证明书等 □ 向患者交代出院后的注意事项，如返院复诊的时间、地点、发生紧急情况时的处理等
重点医嘱	**长期医嘱：** □ 洁净饮食 □ 抗感染等支持治疗 □ 其他医嘱 **临时医嘱：** □ 血常规、尿常规、便常规 □ 肝肾功能、电解质 □ 输血医嘱（必要时） □ G-CSF 5μg/(kg·d)（必要时） □ 影像学检查（必要时） □ 血培养（高热时） □ 病原微生物培养（必要时） □ 静脉插管维护、换药 □ 其他医嘱	**出院医嘱：** □ 出院带药 □ 定期门诊随访 □ 监测血常规、肝肾功能、电解质
主要护理工作	□ 观察患者情况 □ 心理与生活护理 □ 化疗期间嘱患者多饮水	□ 指导患者办理出院手续
病情变异记录	□ 无 □ 有，原因： 1. 2.	□ 无 □ 有，原因： 1. 2.
护士签名		
医师签名		

第七章 血友病A临床路径释义

一、血友病A编码

血友病A（hemophilia A）是凝血因子Ⅷ缺乏所导致的遗传性出血性疾病，又称作“甲型血友病”。

疾病名称及编码：ICD-10：D66. x01。

二、临床路径检索方法

D66. x01

三、血友病A临床路径标准住院流程

（一）适用对象

第一诊断为血友病A（ICD-10：D66. x01）。

释义

■ 适用对象编码参见第一部分。

■ 本路径适用对象为血友病A，不包括血友病B患者及血管性血友病。

（二）诊断依据

根据《血液病诊断和疗效标准》（张之南、沈悌主编. 第3版. 科学出版社，2008）、《血友病》（杨仁池等主编. 上海科学技术出版社，2007）、《临床诊疗指南——血液学分册》（中华医学会编. 人民卫生出版社，2007）。

1. 患者几乎均为男性（女性患者为纯合子，极罕见），有或无家族史，有家族史者符合X连锁隐性遗传规律。

2. 关节、肌肉、深部组织及内脏出血，外伤或手术后延迟性出血为其特点，但也可自发性出血。反复出血可见关节畸形和假肿瘤。

3. 实验室检查

（1）凝血酶原时间（PT）、凝血酶时间（TT）和纤维蛋白原定量正常，活化部分凝血活酶时间（APTT）延长，能被正常新鲜血浆及吸附血浆纠正。血小板计数、出血时间、血块收缩正常（出血时间，血块收缩：建议根据条件选择性做）。

（2）凝血因子Ⅷ活性（FⅧ：C）降低，5%<FⅧ：C≤40%为轻型，1%~5%为中型，<1%为重型。

（3）血管性血友病因子（vWF）抗原正常。

释义

■ 血友病 A 为 X 染色体连锁的隐性遗传性疾病，绝大多数患者为男性，女性患者仅在纯合子时才发病。

■ 血友病的出血多为自发性或轻度外伤、小手术后（如拔牙、扁桃体切除）出血不止，且具备下列特征。①生来俱有，伴随终身：多数血友病 A 患者自幼有自发性出血，部分患者在成年后无意中才被发现和诊断；②常表现为软组织或深部肌肉内血肿；③负重关节如膝、踝关节等反复出血甚为突出，最终可致关节肿胀、僵硬、畸形，可伴骨质疏松、关节骨化及相应肌肉萎缩（血友病关节）。

■ 按血浆 FⅧ：C 的活性，可将血友病 A 分为 3 型。①重型：FⅧ：C 活性<1%，自幼有自发性出血，且出血较为频繁；②中型：FⅧ：C 活性 1%~5%，创伤或手术后有出血，偶有自发性出血；③轻型：5%<FⅧ：C 活性 ≤40%，很少出现自发性出血（分型标准参照目前国际血栓与止血学会的分型标准）。

（三）治疗方案的选择

根据《血友病》（杨仁池等主编，上海科学技术出版社，2007）、《血友病治疗指南》（英国血友病中心医师组织，Haemophilia，2008）、《临床诊疗指南·血液学分册》（中华医学会编著，人民卫生出版社，2007 年）。

1. 局部止血措施和注意事项：包括制动，局部压迫包扎和放置冰袋，局部用止血粉、凝血酶或明胶海绵贴敷等。口腔出血可含服氨甲环酸。避免肌内注射、外伤和手术，如必须手术，需要行凝血因子替代治疗。禁服阿司匹林或其他非甾体类解热镇痛药及所有影响血小板聚集的药物。

2. 替代疗法

（1）因子Ⅷ制剂：首选血浆源性因子Ⅷ制剂。因子Ⅷ半衰期 8~12 小时，常需要每日输注 2 次（首次输注后 2~4 小时需要重复，后 8~12 小时重复）。重组人凝血因子Ⅷ，为人工合成，病毒等病原污染的可能性更低，有条件者优先选用。

（2）冷沉淀物：含因子Ⅷ、纤维蛋白原等凝血因子，因子Ⅷ较新鲜血浆高 5~10 倍，用于无条件使用因子Ⅷ制剂者。

（3）新鲜血浆或新鲜冷冻血浆：含所有的凝血因子等血浆蛋白，仅用于无条件使用因子Ⅷ制剂和冷沉淀者。

（4）凝血酶原复合物浓缩剂：用于因子Ⅷ抑制物阳性者，并考虑联合应用免疫抑制药。

3. 去氨基-D-精氨酸血管加压素：用于轻型患者。

4. 小剂量肾上腺皮质激素：可改善毛细血管通透性，对控制血尿、加速急性关节积血的吸收有一定疗效，可短期与替代治疗合用。

5. 抗纤溶药物：常用 6-氨基己酸和氨甲环酸，有肉眼血尿者禁用。

释义

■ 血友病 A 的治疗原则是以替代治疗为主的综合性治疗：①加强自我保护，预防损伤出血极为重要；②尽早有效地处理患者出血，避免并发症的发生和发展；③禁用阿司匹林、非甾体类抗炎药及其他可能干扰血小板聚集的药物；④家庭治疗及综合性血友病诊治中心的定期随访；⑤出血严重患者提倡预防治疗。

■ 急性出血者需依照 RICE 原则配合 FⅧ替代治疗进行康复治疗，包括休息（rest）、冰敷（ice）、压迫（compression）、抬高（elevation），以尽可能减少关节和肌肉肿痛。

■ 替代治疗是防治血友病出血最重要的措施。主要制剂有基因重组的纯化 FⅧ、FⅧ浓缩制剂、新鲜冷冻血浆、冷沉淀物（FⅧ浓度较血浆高 5~10 倍）及凝血酶原复合物等。人基因重组 FⅧ制剂具有更好的安全性和便利性，而目前又无法完全取代血源性 FⅧ制剂，因此，在因子Ⅷ制剂的选择中，有条件者可优先选用人基因重组 FⅧ制剂。

■ 临床分型：治疗前必须充分了解患者的临床分型，分型是决定凝血因子制品用量的基础之一。①重度出血，包括特殊部位出血，如中枢神经系统（颅内）和软气道（咽喉、颈部）出血；消化道、泌尿道、呼吸道出血；腹膜内/腹膜后出血及眼底出血等；②中度出血，包括关节出血、肌肉出血、口腔出血、软组织血肿等；③轻度出血，包括皮肤淤斑、皮下血肿、鼻出血等。

■ 血友病 A 患者反复输注血液制品后会产生 FⅧ抑制物，其发生率大约为 10%。通过检测患者血浆 FⅧ抑制物效价可确定，主要通过免疫抑制治疗及旁路治疗来改善出血，后者包括使用凝血酶原复合物及重组人活化因子Ⅶ（rFⅦa）。

（四）标准住院日为 10 天内

释义

■ 如果患者出血症状消失，凝血因子活性明显提升，住院时间可以低于上述住院天数。

（五）进入临床路径标准

1. 第一诊断必须符合 ICD-10：D66. x01 血友病 A 疾病编码。

2. 有关节、肌肉、软组织或内脏急性出血表现。

3. 若患者同时具有其他疾病诊断，但在住院期间不需要特殊处理，也不影响第一诊断的临床路径流程实施，可以进入临床路径。

释义

■ 患者同时具有其他疾病影响第一诊断的临床路径流程实施时均不适合进入临床路径。

■ 有危及生命的严重出血患者（如颅内出血等）不适合进入临床路径。

（六）住院期间检查项目

1. 必需的检查项目：

（1）血常规、尿常规、便常规+潜血。

（2）肝肾功能、电解质、输血前检查、血型、凝血功能。

2. 根据患者情况可选择的检查项目：

（1）FⅧ：C、vWF抗原、因子Ⅸ活性检测（既往未确诊者进行此项检查）。

（2）因子Ⅷ抑制物筛选和滴度测定。

（3）X线胸片、心电图、血肿、脏器B超、关节平片或MRI、头颅CT等。

释义

■ 部分检查可以在门诊完成。

■ 若患者近期住院期间已有血型及输血前检查，此次住院不需要重复检查。

■ 多次输注凝血因子Ⅷ制剂后患者出血症状无改善，凝血因子Ⅷ水平无提升者需要进行因子Ⅷ抑制物筛选和滴度测定。

（七）治疗开始时间

入院前血友病A诊断明确者入院后即刻开始。

（八）治疗方案及药物选择

血友病急性出血时应立刻输注FⅧ制剂，行替代治疗，以降低关节、组织和脏器功能受损的程度。

FⅧ制剂使用剂量可按如下公式计算：需要FⅧ：C总量=［希望达到的FⅧ：C水平（%）-当前血浆FⅧ：C水平（%）］×0.5×患者体重（kg）。

FⅧ的半衰期8~12小时，要使血中FⅧ保持在一定水平，需每8~12小时输注1次。具体替代治疗方案见表7-1。

表7-1 血友病急性出血替代治疗方案

出血部位	希望达到的因子水平（%）	FⅧ剂量（U/kg）	疗程（天）
关节	30~50	15~25	1~2
肌肉	30~50	15~25	1~2
胃肠道	40~60	20~30	7~10
口腔黏膜	30~50	15~25	直至出血消退
鼻出血	30~50	15~25	直至出血消退
血尿	30~100	15~50	直至出血消退
中枢神经系统	60~100	30~50	7~10
腹膜后	50~100	25~50	7~10
损伤或手术	50~100	25~50	直至出血消退

释义

■ 替代治疗药物剂量确定因素：①患者FⅧ：C的基础水平；②出血部位及严重程度；③是否存在抑制物；④所用制品的效价。

（九）出院标准

出血症状改善或消退。

释义

■ 如果出现并发症，是否需要继续住院处理，由主管医师具体决定。

（十）变异及原因分析

出现FⅧ因子抑制物、感染，需要手术干预，疗效不佳者退出此路径。

释义

■ 血友病A患者血浆中检测到FⅧ抑制物，或者入院时伴随感染，或者住院期间需要手术治疗，凝血因子Ⅷ所需剂量大，或者需要本路径外的其他医疗干预措施，不宜按照本路径治疗。

四、血友病A临床路径给药方案

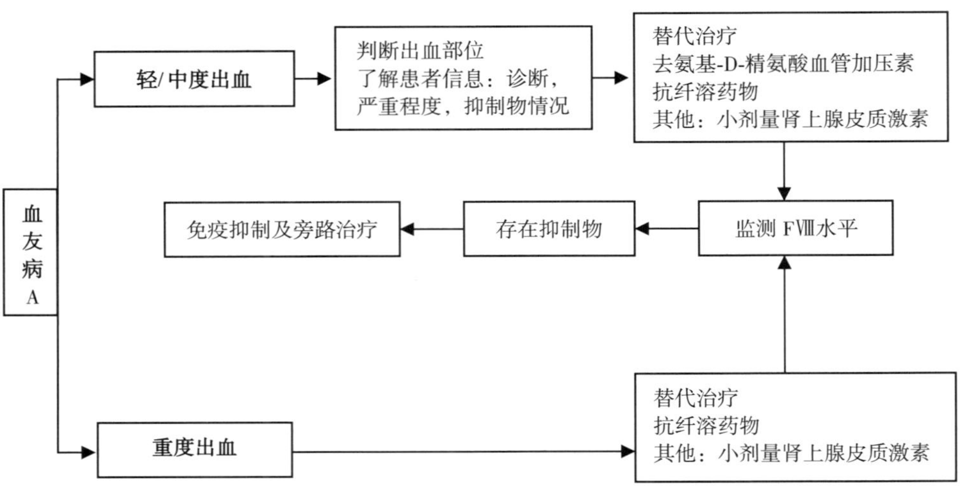

【用药选择】

1. 首选人基因重组FⅧ制剂或病毒灭活的血源性FⅧ制剂。重组人凝血因子Ⅷ为人工合成，病毒等病原污染的可能性更低，且容易实施家庭注射治疗，有条件者优先选用。仅在无法获得以上药物时选用冷沉淀和新鲜血浆或新鲜冰冻血浆。

2. 轻型血友病A患者使用去氨基-D-精氨酸血管加压素可以使FⅧ水平提高到基础水平的2~8倍。

3. 抗纤溶药物（如氨甲苯酸，氨基己酸）连续使用5~10天可以有效地治疗黏膜出血（如鼻出血，口腔出血），以减少凝血因子的使用量。

4. 用药前后需要监测凝血功能及凝血因子Ⅷ水平变化，以期达到最佳治疗疗效。

【药学提示】

抗纤溶药物应该避免在肾脏出血时使用，以防止在肾盂和输尿管中形成不溶解的血块，导致绞痛和梗阻性肾病。

【注意事项】

多次输注凝血因子Ⅷ制剂后患者出血症状无改善，凝血因子Ⅷ水平无提升者需进行因子Ⅷ抑制物筛选和滴度测定。

五、推荐表单

（一）医师表单

血友病A临床路径医师表单

适用对象：**第一诊断为**血友病A（ICD-10：D66. x01）

患者姓名：________性别：________年龄：________门诊号：________住院号：________

住院日期：_____年___月___日　出院日期：_____年___月___日　标准住院日：10天

时间	住院第1天	住院第2天
主要诊疗工作	□ 询问病史及体格检查 □ 完成病历书写 □ 开化验单 □ 结合化验检查初步确定诊断 □ 对症支持治疗 □ 病情告知，必要时向患者家属告病重或病危通知，并签署病重或病危通知书 □ 患者家属签署输血知情同意书	□ 上级医师查房 □ 继续完成入院检查 □ 继续对症支持治疗 □ 完成必要的相关科室会诊 □ 完成上级医师查房记录等病历书写 □ 向患者及家属交代病情及其注意事项
重点医嘱	**长期医嘱：** □ 血液病护理常规 □ 一级或三级护理（根据病情） □ 饮食 □ 视病情通知病重或病危 □ 其他医嘱 **临时医嘱：** □ 血常规及分类、尿常规、便常规+潜血 □ 肝肾功能、电解质、凝血功能、血型、输血前检查、FⅧ：C及vWF测定、因子Ⅸ活性，如有条件做FⅧ因子抗体测定 □ X线胸片、心电图、血肿或脏器B超、关节平片、头颅CT、MRI等 □ 输注重组人或浓缩FⅧ因子制剂或替代物 □ 冷沉淀 □ 新鲜血浆 □ 凝血酶原复合物 □ 肾上腺皮质激素 □ 抗纤溶药物 □ 局部止血治疗 □ 去氨基-D-精氨酸血管加压素 □ 其他医嘱	**长期医嘱：** □ 患者既往基础用药 □ 其他医嘱 **临时医嘱：** □ 凝血分析 □ 输注重组人或浓缩FⅧ因子制剂或替代物 □ 冷沉淀 □ 新鲜血浆 □ 凝血酶原复合物 □ 去氨基-D-精氨酸血管加压素 □ 肾上腺皮质激素 □ 抗纤溶药物 □ 局部止血治疗 □ 其他医嘱
病情变异记录	□ 无　□ 有，原因： 1. 2.	□ 无　□ 有，原因： 1. 2.
医师签名		

时间	住院第 3~9 天	住院第 10 天（出院日）
主要诊疗工作	□ 上级医师查房 □ 复查凝血功能、FⅧ因子 □ 观察出血变化 □ 根据体检、辅助检查结果和既往资料，进行鉴别诊断和确定诊断 □ 根据其他检查结果进行鉴别诊断，判断是否合并其他疾病 □ 开始治疗 □ 保护重要脏器功能 □ 注意观察血制品的副作用，并对症处理 □ 完成病程记录	□ 上级医师查房，进行评估，确定有无并发症情况，明确是否出院 □ 完成出院记录、病案首页、出院证明书等 □ 向患者交代出院后的注意事项，如返院复诊的时间、地点，发生紧急情况时的处理等
重点医嘱	**长期医嘱**（诊断明确即刻开始治疗）： □ 输注 FⅧ（参见表 7-1） □ 冷沉淀 □ 新鲜血浆 □ 凝血酶原复合物 □ 去氨基-D-精氨酸血管加压素 □ 肾上腺皮质激素 □ 抗纤溶药物 □ 局部止血治疗及护理 □ 其他医嘱 **临时医嘱**： □ 复查血常规 □ 复查血生化、凝血功能、FⅧ：C 水平 □ 对症支持 □ 其他医嘱	**出院医嘱**： □ 出院带药 □ 定期门诊随访 □ 监测凝血功能
病情变异记录	□ 无 □ 有，原因： 1. 2.	□ 无 □ 有，原因： 1. 2.
医师签名		

（二）护士表单

血友病A临床路径护士表单

适用对象：**第一诊断为**血友病A（ICD-10：D66. x01）

患者姓名：________性别：________年龄：________门诊号：________住院号：________

住院日期：_____年___月___日　出院日期：_____年___月___日　标准住院日：10天

时间	住院第1~3天	住院第4~6天	住院第7~10天
健康宣教	□ 介绍主管医师、护士 □ 介绍环境、设施 □ 介绍住院注意事项 □ 向患者介绍血友病A的遗传规律 □ 向患者介绍血友病的出血表现	□ 向患者宣教实验室检查的必要性及意义 □ 主管护士与患者沟通，了解并指导心理应对 □ 宣教疾病知识、用药知识及"RICE"法 □ 向患者宣教替代疗法的必要性	□ 指导患者随身携带"血友病"卡片 □ 指导患者明确禁忌用药种类及禁忌肌内注射 □ 饮食、休息等注意事项指导 □ 指导患者条件允许时预防治疗 □ 制订患者康复和锻炼计划
护理处置	□ 核对病人、佩戴腕带 □ 建立入院护理病历 □ 卫生处置：剪指甲、沐浴、更换病号服 □ 开放性伤口处理	□ 随时观察患者病情变化 □ 遵医嘱正确使用凝血因子 □ 协助医生完成各项检查化验 □ 必要时术前准备	□ 办理出院手续 □ 书写出院小结
基础护理	□ 二级护理 □ 晨晚间护理 □ 患者安全管理	□ 二级护理 □ 晨晚间护理 □ 患者安全管理	□ 三级护理 □ 晨晚间护理 □ 患者安全管理
专科护理	□ 护理查体 □ 评估、记录出血情况 □ RICE处置 □ 需要时请家属陪伴 □ 心理护理	□ 遵医嘱完成相关检查 □ 心理护理 □ 必要时吸氧 □ 遵医嘱准确及时输注因子 □ 观察有无新增出血情况	□ 病情观察：观察患者出血征象，预防颅内出血 □ 心理护理
重点医嘱	□ 详见医嘱执行单	□ 详见医嘱执行单	□ 详见医嘱执行单
病情变异记录	□ 无　□ 有，原因： 1. 2.	□ 无　□ 有，原因： 1. 2.	□ 无　□ 有，原因： 1. 2.
护士签名			

（三）患者表单

血友病 A 临床路径患者表单

适用对象：第一诊断为血友病 A（ICD-10：D66. x01）

患者姓名：______性别：______年龄：______门诊号：______住院号：______

住院日期：____年___月___日　出院日期：____年___月___日　标准住院日：10 天

时间	入院当日	住院期间（第 2~6 天）	住院第 7~10 天（出院日）
医患配合	□ 配合询问病史、收集资料，请务必详细告知既往史、用药史、过敏史 □ 配合进行体格检查 □ 有任何不适告知医师	□ 配合完善相关检查、化验，如采血、留尿、B 超、X 线片等 □ 医师向患者及家属介绍病情，如有异常检查结果需要进一步检查 □ 配合用药及治疗 □ 配合医师调整用药 □ 有任何不适告知医师	□ 接受出院前指导 □ 知道复查程序 □ 获取出院诊断书
护患配合	□ 配合测量体温、脉搏、呼吸、血压、血氧饱和度、体重 □ 配合完成入院护理评估单（简单询问病史、过敏史、用药史） □ 接受入院宣教（环境介绍、病室规定、订餐制度、贵重物品保管等） □ 有任何不适告知护士	□ 配合测量体温、脉搏、呼吸，询问每日排便情况 □ 接受相关化验检查宣教，正确留取标本，配合检查 □ 有任何不适告知护士 □ 接受输液、服药治疗 □ 注意活动安全，避免坠床或跌倒 □ 配合执行探视及陪伴 □ 接受疾病及用药等相关知识指导	□ 接受出院宣教 □ 办理出院手续 □ 获取出院带药 □ 知道用药方法、作用、注意事项 □ 知道复印病历方法
饮食	□ 正常普食	□ 正常普食	□ 正常普食
排泄	□ 正常排尿便	□ 正常排尿便	□ 正常排尿便
活动	□ 适量活动	□ 适量活动	□ 适量活动

附：原表单（2011年版）

血友病A临床路径表单

适用对象：**第一诊断为**血友病A（ICD-10：D66. x01）

患者姓名：________性别：________年龄：________门诊号：________住院号：________

住院日期：_____年___月___日　出院日期：_____年___月___日　标准住院日：10天

时间	住院第1天	住院第2天
主要诊疗工作	□ 询问病史及体格检查 □ 完成病历书写 □ 开化验单 □ 结合化验检查初步确定诊断 □ 对症支持治疗 □ 病情告知，必要时向患者家属告病重或病危通知，并签署病重或病危通知书 □ 患者家属签署输血知情同意书	□ 上级医师查房 □ 继续完成入院检查 □ 继续对症支持治疗 □ 完成必要的相关科室会诊 □ 完成上级医师查房记录等病历书写 □ 向患者及家属交代病情及其注意事项
重点医嘱	**长期医嘱：** □ 血液病护理常规 □ 一级护理 □ 饮食 □ 视病情通知病重或病危 □ 其他医嘱 **临时医嘱：** □ 血常规及分类、尿常规、便常规+潜血 □ 肝肾功能、电解质、凝血功能、血型、输血前检查、FⅧ：C及vWF测定、因子Ⅸ活性，如有条件做FⅧ因子抗体测定 □ X线胸片、心电图、血肿或脏器B超、关节平片、头颅CT、MRI等 □ 输注浓缩FⅧ因子或替代物（参见表7-1） □ 冷沉淀 □ 新鲜血浆 □ 凝血酶原复合物 □ 肾上腺皮质激素 □ 抗纤溶药物 □ 局部止血治疗 □ 去氨基-D-精氨酸血管加压素 □ 其他医嘱	**长期医嘱：** □ 患者既往基础用药 □ 其他医嘱 **临时医嘱：** □ 凝血分析 □ 输注浓缩FⅧ因子或替代物（参见表7-1） □ 冷沉淀 □ 新鲜血浆 □ 凝血酶原复合物 □ 去氨基-D-精氨酸血管加压素 □ 肾上腺皮质激素 □ 抗纤溶药物 □ 局部止血治疗 □ 其他医嘱
主要护理工作	□ 介绍病房环境、设施和设备 □ 入院护理评估 □ 宣教	□ 观察患者病情变化
病情变异记录	□ 无　□ 有，原因： 1. 2.	□ 无　□ 有，原因： 1. 2.
护士签名		
医师签名		

时间	住院第 3~9 天	住院第 10 天 （出院日）
主要诊疗工作	□ 上级医师查房 □ 复查凝血功能、FⅧ因子 □ 观察出血变化 □ 根据体检、辅助检查结果和既往资料，进行鉴别诊断和确定诊断 □ 根据其他检查结果进行鉴别诊断，判断是否合并其他疾病 □ 开始治疗 □ 保护重要脏器功能 □ 注意观察血制品的副作用，并对症处理 □ 完成病程记录	□ 上级医师查房，进行评估，确定有无并发症情况，明确是否出院 □ 完成出院记录、病案首页、出院证明书等 □ 向患者交代出院后的注意事项，如返院复诊的时间、地点，发生紧急情况时的处理等
重点医嘱	**长期医嘱**（诊断明确即刻开始治疗）： □ 输注 FⅧ（参见表 7-1） □ 冷沉淀 □ 新鲜血浆 □ 凝血酶原复合物 □ 去氨基-D-精氨酸血管加压素 □ 肾上腺皮质激素 □ 抗纤溶药物 □ 局部止血治疗及护理 □ 其他医嘱 **临时医嘱**： □ 复查血常规 □ 复查血生化、凝血功能、FⅧ：C 水平 □ 对症支持 □ 其他医嘱	**出院医嘱**： □ 出院带药 □ 定期门诊随访 □ 监测凝血功能
主要护理工作	□ 观察患者病情变化	□ 指导患者办理出院手续
病情变异记录	□ 无　□ 有，原因： 1. 2.	□ 无　□ 有，原因： 1. 2.
护士签名		
医师签名		

第八章　自身免疫性溶血性贫血临床路径

一、自身免疫性溶血性贫血编码

疾病名称及编码：自身免疫性溶血性贫血（ICD-10：D59.1/D59.603）。

二、临床路径检索方法

D59.1/D59.603（不包括继发性自身免疫性溶血性贫血）。

三、自身免疫性溶血性贫血临床路径标准住院流程

（一）适用对象

第一诊断为自身免疫性溶血性贫血（ICD-10：D59.101/D59.601）。

释义

■ 自身免疫性溶血性贫血是指人体免疫功能调节紊乱，红细胞吸附自身不完全抗体 IgG、IgM、IgA 及补体 C_3，导致红细胞被肝脏、脾脏内的巨噬细胞识别和吞噬，使红细胞破坏加速而引起的一种溶血性贫血。

■ 根据抗体作用于红细胞时所需的温度不同，可分为温抗体型（37℃）、冷抗体型（20℃以下）和温冷抗体混合型。

■ 根据发病原因分为原发性和继发性，前者无基础疾病，后者常继发于淋巴增殖性疾病（慢性淋巴细胞白血病、淋巴瘤等）、感染性疾病、风湿病（系统性红斑狼疮、类风湿关节炎等）、免疫性疾病（低丙种球蛋白血症、免疫缺陷综合征、溃疡性结肠炎等）、非淋巴系统肿瘤（卵巢囊肿、肝癌等）。

■ 本路径适用对象为原发性自身免疫性溶血性贫血。

（二）诊断依据

根据《血液病诊断和疗效标准》（张之南、沈悌主编．第3版．科学出版社，2008年）、《临床诊疗指南·血液病学分册》（中华医学会编．人民卫生出版社，2006年）。

1. 温抗体型自身免疫性溶血性贫血（AIHA）：

（1）符合溶血性贫血的临床和实验室表现。

（2）直接 Coombs 试验阳性。

（3）如广谱 Coombs 试验阴性，但临床表现符合，肾上腺皮质激素等免疫抑制治疗有效，又能除外其他溶血性贫血，可考虑为 Coombs 试验阴性的自身免疫性溶血性贫血。

（4）需要除外系统性红斑狼疮（SLE）或其他疾病（如 CLL，Lymphoma）引起的继发性自身免疫性溶血。

2. 冷凝集素综合征：

（1）符合溶血性贫血的临床和实验室表现：寒冷环境下出现耳郭、鼻尖及手指发绀，加温后消失，可有贫血或黄疸的体征；实验室检查发现胆红素升高，反复发作者有含铁血黄素尿等。

（2）冷凝集素阳性。

（3）直接 Coombs 试验几乎均为补体 C_3 型。

3. 阵发性冷性血红蛋白尿症：

（1）符合溶血性贫血的临床和实验室表现：如受凉后血红蛋白尿发作，发作时出现贫血且进展迅速，实验室检查发现胆红素升高，反复发作者有含铁血黄素尿等。

（2）冷热溶血试验阳性。

（3）直接 Coombs 试验为补体 C_3 型阳性。

释义

■ 病史采集应包括现病史、既往史、个人史和家族史。现病史应包括患者临床表现（贫血、溶血等）出现及持续时间、严重程度及治疗情况。有无寒冷环境接触史。有无消瘦、乏力、发热、盗汗、脱发、皮疹、关节痛、口腔溃疡等伴随症状。有无感染等并发症。既往史、个人史、家族史应包括慢性病史（尤其自身免疫性疾病等），射线、药物和化学试剂接触史，输血史，疫苗接种史，肝炎、结核等传染病史，贫血及肿瘤家族史等。

■ 温抗体型 AIHA 临床表现多样，起病缓急不一。急性起病者儿童多见，尤其伴有（病毒）感染者，可表现为寒战、高热、呕吐、腰背痛、休克及头痛、昏迷等神经系统症状。

■ AIHA 外周血可伴有球形红细胞增多，注意与遗传性球形红细胞增多症鉴别。可行酸化甘油溶血试验等鉴别。

■ 严重 AIHA 骨髓代偿时，红系比例明显增高并可伴病态造血，应注意与 M6 与 MDS 鉴别。根据患者是否存在红细胞破坏证据、白血病细胞浸润证据及细胞遗传学分子生物学检查进行鉴别。

■ AIHA 合并叶酸缺乏、严重感染时可发生溶血危象和再障危象。AIHA 初诊即发生再障危象时需要注意与再生障碍性贫血鉴别。

■ 抗球蛋白试验（Coombs test）为确诊 AIHA 的经典方法，有直接（DAT）和间接（IAT）两种。DAT 为测定吸附在红细胞膜上的不完全抗体和补体，使用广泛；IAT 为检测患者血清中游离抗体或补体，诊断价值不如 DAT 而少用。DAT 阳性必须每个红细胞上至少 300～400 个 IgG 分子或 60～115 个补体 C_3 分子，低于此数常规 DAT 阴性。流式细胞术检测经典 Coombs 试验阴性的 AIHA 红细胞结合自身抗体 IgG，可提高阳性率，从而提高 AIHA 确诊率。

■ 近 4 个月内无输血或特殊药物服用史，如直接抗球蛋白试验阳性，结合临床表现和实验室检查可确立诊断温抗体型 AIHA。

■ 某些后天原发性自身免疫性溶血性贫血单凭现有检测手段不足以测及自身抗体，在充分排除其他溶血性贫血（如遗传性球形细胞增多症）的可能性后可试用肾上腺皮质激素治疗，若明显见效，可诊断 Coombs 试验阴性的自身免疫性溶血性贫血。对各种后天“原发性”溶血，应动态随访，有时会发现这些溶血的真正病因。

■ 冷凝集素综合征（CAS）多为继发性，可继发于感染（病毒感染、支原体肺炎等）、风湿病、淋巴系统增殖性疾病、肿瘤等。CAS 溶血是由于补体与 IgM 抗体结合并被其激活，但以抗 IgM 行 DAT 时，常为阴性，以抗补体血清行 DAT 则为阳性。CAS 抗体亦可为 IgG 或 IgA。

■ 阵发性冷性血红蛋白尿症（PCH）包括原发性与继发性两种，后者常继发于病毒感染、梅毒、淋巴瘤等。PCH 少见，约占 AIHA 2.5%左右，易漏诊。有可疑临床表现者应行冷热溶血试验：检测冷热溶血素（Donath-Lansteines 抗体，IgG 型抗体，经典双相溶血素）。Donath-Lansteines 抗体为 IgG 型，因室温下易与红细胞分离，故 IgG-DAT 常阴性。

■ CAS 和 PCH 应注意与 PNH 鉴别：流式细胞术 $CD55^-CD59^-$ 检测有助于鉴别。

（三）治疗方案的选择

根据《邓家栋临床血液学》（邓家栋主编. 第 1 版. 上海科学技术出版社，2001 年）、《临床诊疗指南·血液病学分册》（中华医学会编著. 第 1 版. 人民卫生出版社，2006 年）。

1. 肾上腺皮质激素。
2. 其他免疫抑制药。
3. 脾切除：药物治疗效果不满意，且反复发作者。
4. 输血：输血须谨慎，必要时输注洗涤红细胞。
5. 其他治疗：

（1）达那唑。

（2）静脉输注丙种球蛋白。

（3）血浆置换疗法。

释义

■ 对于温抗体型原发性 AIHA，糖皮质激素是重要的一线治疗药物，可常规剂量给药或视病情选用短疗程大剂量给药。对于接受糖皮质激素治疗的患者应严密监测激素相关副作用及并发症，并积极给予相应预防及对症治疗措施。对于初治 AIHA，不建议常规使用静脉输注丙种球蛋白，但对于糖皮质激素治疗效果不佳或病情严重者可合并使用。

■ 对于温抗体型原发性 AIHA 其他二线治疗方案还包括脾切除，免疫抑制药治疗包括环磷酰胺、硫唑嘌呤等细胞毒类药物，非细胞毒类免疫抑制药如环孢素等，具有免疫调节作用的蛋白质同化激素达那唑及 CD20 单克隆抗体——利妥昔单抗等。

■ 对于温抗体型 AIHA 患者输血有可能导致严重输血反应或使溶血加重，故红细胞输注应根据患者一般身体状况、贫血程度、疾病进展速度综合慎重考虑，注意个体化原则。应输注洗涤红细胞，输注速度要缓慢

■ 对于 CAS 和 PCH：糖皮质激素和脾切除治疗均无效。治疗原则：①积极查找原发病及病因治疗；②注意保暖；③加强对症支持治疗，如红细胞输注（必要时）、血浆置换等。

（四）标准住院日为 14 天内

（五）进入路径标准

1. 第一诊断必须符合 ICD-10：D59.101/D59.601 自身免疫性溶血性贫血疾病编码。
2. 当患者同时具有其他疾病诊断，但在住院期间不需要特殊处理，也不影响第一诊断的临床路径

流程实施时，可以进入路径。

释义

■ 本路径适用对象为原发性自身免疫性溶血性贫血（ICD-10：D59.101/D59.601）。对于继发性自身免疫性溶血性贫血患者需要积极地寻找原发病，并给予相应治疗。

■ 患者入院后经常规检查发现以往从未发现的疾病，而该疾病较第一诊断对患者健康影响可能更为严重，或者该疾病可能影响本路径实施的，均不宜进入路径。如果既往患有某种疾病，经合理治疗后达到稳定，或者目前虽还需要持续用药，但不影响第一诊断预后和路径实施的，则可进入路径，但可能会使住院时间延长并增加医疗费用。

（六）住院期间检查项目

1. 必需的检查项目：

（1）血常规及分类、尿常规、便常规+潜血。

（2）肝肾功能、电解质、输血前检查、血沉、抗“O”、C 反应蛋白、血型、自身免疫系统疾病筛查。

（3）网织红细胞、血浆游离血红蛋白和结合珠蛋白、胆红素、尿胆原、尿含铁血黄素。

（4）免疫球蛋白和补体、抗人球蛋白试验（Coombs 直接试验）。

（5）骨髓形态学检查。

（6）X 线胸片、心电图、腹部 B 超。

2. 根据患者病情可选择的检查项目：

（1）单价抗体测红细胞膜附着的 IgG、IgA、IgM 和 C_3。

（2）冷凝集素测定。

（3）冷热溶血试验，若阳性应做梅毒、病毒等有关检查。

（4）凝血功能、尿游离血红蛋白。

3. 发热或疑有感染者可选择：病原微生物培养、影像学检查。

释义

■ 三大常规中血常规有助于判断是否为单纯性贫血，是否合并血小板减少，如果合并血小板减少，则应注意除外 Evans 综合征。便常规+潜血有助于为寻找某些引起继发性溶血性贫血的疾病提供线索。血涂片检查外周血红细胞形态有助于发现遗传性红细胞膜异常性溶血性贫血（如遗传性球形红细胞增多症等），外周血白细胞形态检查有助于发现慢性淋巴细胞白血病等可能引起继发性溶血性贫血的疾病。

■ 肝肾功能及电解质用于判断患者是否合并其他疾病，并了解患者一般情况。胆红素水平有助于判断溶血的存在及程度。LDH 水平可以了解红细胞破坏程度。凝血功能检查有助于判断患者是否合并凝血功能异常，明确患者发生血栓并发症的风险。患者住院期间可能需要输注洗涤红细胞、免疫球蛋白或行血浆置换，因此需要进行输血前检查（乙肝+丙肝病毒、HIV 病毒、梅毒）和血型检查备用。肿瘤全项有助于判断可能引起继发性溶血性贫血的疾病。

自身免疫系统疾病的筛查主要包括ENA抗体谱，抗双链DNA抗体、抗核抗体、抗心磷脂抗体、类风湿因子、抗链O等，主要用于除外可能导致继发性溶血性贫血的自身免疫性疾病。为避免误诊，本类检查属必须检查项目。

■ 网织红细胞计数升高有助于溶血的诊断。尿常规（尿二胆）有助于判断患者是否存在溶血。血浆游离血红蛋白（FHb）和结合珠蛋白（HP）测定可判断是否存在血管内溶血。

■ Coombs试验分为DAT和IAT两种。DAT是诊断温抗体型AIHA的经典实验室检查，约90%患者DAT阳性。抗体主要是抗IgG和抗C_3型，偶见抗IgA型，罕见抗IgM型。IAT可为阳性或阴性。冷凝集素试验（CAT）和冷热溶血试验（D-L试验）有助于鉴别冷抗体型AIHA（CAS和PCH）。

■ 骨髓形态学检查是AIHA国内诊断依据之一，对于全血细胞减少者有助于确定是否合并再障危象并有助于鉴别其他血液系统疾病。

■ 患者行胸CT检查（无条件者可行胸X线正侧位检查），有助于明确肺部情况，是否合并肺部感染或肿瘤；心电图用于筛查患者是否合并心脏疾病，尤其重度贫血或考虑存在病毒感染者，必要时可行心脏彩超；腹部B超则用于明确患者是否合并肝脾肿大及其他腹部脏器的异常。如怀疑存在淋巴瘤或其他非血液系统肿瘤可行相关脏器B超、X线/CT、腔镜或其他影像检查。

■ PCH多继发于病毒、梅毒螺旋体感染，因此如冷热溶血试验（D-L试验）阳性，应进一步进行相关检查，以明确原发病。

■ 溶血全套应包括：①GPI锚蛋白测定（外周血）；②酸化血清溶血试验（Ham试验）；③微量补体溶血敏感试验（mCLST）；④酸化甘油溶血试验（AGLT50）；⑤红细胞盐水渗透脆性试验（OF）；⑥葡萄糖6磷酸脱氢酶（G6PD）活性测定等。有助于鉴别阵发性睡眠性血红蛋白尿、遗传性红细胞膜异常性溶血性贫血、遗传性酶缺乏性溶血性贫血等疾病。除上述检查外可根据患者情况增加未列出需要检查项目如血红蛋白电泳、热不稳定试验、异丙醇试验、丙酮酸激酶活性测定等。

■ 患者在发病前或治疗中出现发热或疑有感染者可选择病原微生物检查，视具体情况可选择血培养、尿培养、便培养、痰培养、咽拭子培养、分泌物培养、骨髓培养、脑脊液培养及其他体液培养，痰涂片找真菌菌丝/结核菌，厚血涂片找疟原虫，G试验、GM试验，血结核抗体、支原体抗体及各种病毒抗体检查等。明确感染病原体情况，可为抗感染治疗提供依据。患者出现发热或呼吸道症状和（或）体征或具有感染高危因素应行胸CT检查（无条件者可行胸X线正侧位检查），有助于明确肺部情况，判断是否合并肺部感染。

■ 如怀疑存在淋巴系统增殖性疾病时行骨髓形态学检查同时应行骨髓活检病理和免疫组化染色以及TCR、IgH基因重排（PCR检测）。

■ 部分检查可以在门诊完成。

■ 根据病情诊疗需要可选择项目2中相关检查项目。

■ 全面检查亦应包括：血清叶酸、维生素B_{12}水平、空腹血糖、骨髓GPI锚蛋白测定、染色体核型分析、小组化小巨核酶标、淋巴细胞亚群等。

（七）治疗开始于诊断后第 1 天

（八）治疗方案与药物选择

1. 糖皮质激素作为首选治疗：

（1）常规起始剂量［泼尼松 1mg/(kg·d)］。

（2）视病情可选用短疗程大剂量给药。

2. 急症治疗：适用于严重贫血、溶血危象、需要紧急手术或分娩者。

（1）静脉输注丙种球蛋白：0.4g/(kg·d)×5d 或 1.0g/(kg·d)×2d。

（2）输注红细胞，有条件输注洗涤红细胞。

（3）血浆置换。

释义

■ 糖皮质激素是温抗体型原发性 AIHA 患者的一线首选治疗药物，常规剂量可按泼尼松1~1.5mg/(kg·d) 给药，初治患者可折合为同等效价的甲泼尼龙、地塞米松等静脉给药。病情稳定贫血纠正后可改为口服给药并逐渐减量，达最小有效剂量后至少应维持 3~6 个月。糖皮质激素治疗 3~4 周无效者或维持剂量过大（>15 mg/d）者应考虑更换其他方案。根据病情轻重缓急也可选择短疗程大剂量给药，但应注意主要疗程不宜过长，以减少或避免不良反应的发生。

■ 对于重度贫血的重症患者或糖皮质激素治疗效果不佳者可予静脉输注丙种球蛋白 0.4g/(kg·d) ×5d 或 1.0g/(kg·d) ×2d，但其有效率不高且疗效不能长期维持。

■ 对于糖皮质激素、丙种球蛋白治疗效果差或糖皮质激素维持剂量过大者可考虑脾切除治疗（儿童患者存在导致重症感染风险，应慎重衡量）及环孢素或其他免疫抑制药（如环磷酰胺）治疗，可巩固糖皮质激素疗效，减少用量。

■ 利妥昔单抗对于 AIHA 的治疗是巨大的进步，其治疗短期疗效确切，安全性高，且对难治性温抗体型 AIHA 效果良好。其用法为 375mg/m^2，第 1、8、15、22 天使用，也可根据患者病情给予每次 100mg，第 1、8、15、22 天使用。但目前国内为超适应证使用。

■ 输血治疗 AIHA 主要作用为“去症”，即通过“替代性”输血迅速改善重症患者的贫血缺氧症状和体征，维持重要脏器（心、肺、脑）功能，为“治本”治疗发挥作用（控制溶血）赢得时间。

血红蛋白水平<60g/L（重度贫血）时可考虑输血。AIHA 有相当部分患者为慢性型，长期处于贫血状态，机体通过代偿机制已适应之，即使血红蛋白水平略低于 60g/L 也不需要输血；而急性溶血或心肺功能不全者血红蛋白水平>60g/L 也耐受不了，必须输血改善症状。

输血指征包括：①爆发性 AIHA；②溶血危象；③可能危及生命的极重度贫血。

温抗体型 AIHA 患者自身抗体效价较高时，抗体覆盖红细胞，增加血型鉴别的难度，此时特别强调 ABO 血型的反向定型，即用患者的血清与已知血型的标准红细胞做凝集试验，进而判别患者血清中含有抗 A 抑或抗 B，并据之“反向”判定患者的 ABO 血型；待免疫抑制治疗奏效（自身抗体低度降低）后，再做 ABO 血型的正向定型。

■ 血浆置换对于温抗体型 AIHA，疗效不确切，除非用于重症温抗体型 AIHA 的祛黄治疗。

■ 静脉血栓形成是 AIHA 的常见并发症，其中肺栓塞最为凶险，临床诊疗过程中应引起重视，及时发现诊断并治疗。

■ 冷抗体型 AIHA（包括 CAS 和 PCH）糖皮质激素和脾切除治疗无效。注意保暖。可行血浆置换治疗，以快速去除血浆中的部分冷抗体。输血治疗应慎重，因输血可补充新鲜补体加重溶血。对于重症患者必须输血者应予洗涤红细胞，并应注意：①输血前应在不同温度（包括 4℃）下严格交叉配血；②输注的洗涤红细胞应预热至 37℃，同时注意患者保暖；③输血速度宜慢。对于原发性 CAS 和 PCH 可予环磷酰胺、利妥昔单抗等药物治疗。继发性 CAS 和 PCH 应注意病因治疗。

（九）出院标准

1. 一般情况良好。
2. 没有需要住院处理的并发症和（或）合并症。

释义

■ 患者应一般情况良好，没有需要住院治疗的并发症。

■ 如果出现并发症，是否需要继续住院治疗，由主管医师具体决定。

■ 糖皮质激素治疗温抗体型 AIHA 多数有效，但是最终多将复发。达到出院标准后，需告知患者激素逐渐减量，并尽量在 3~6 个月减停，以避免激素副作用的出现。

■ 告知患者避免感染并注意预防，因其可能导致患者血红蛋白水平迅速下降并危及生命。

（十）变异及原因分析

溶血危象、常规治疗无效、发生严重并发症等，则退出该路径。

释义

■ 如患者糖皮质激素等治疗后疗效欠佳，疗程超出路径标准，应退出该路径并需要重新评估病情。明确是否为原发性 AIHA，积极寻找并治疗原发病。

■ 对于治疗过程中出现溶血危象或再生障碍危象，或者发病未治疗时即已存在、经入院后检查确诊并发溶血危象或再生障碍危象者，退出该路径。

■ 继发性自身免疫性溶血性贫血，溶血性贫血的控制有赖于原发病的诊治，治疗所需时间长，一经诊断退出该路径。

■ 患者诊疗过程中出现严重合并症或并发症，干扰了 AIHA 诊疗进程，应退出该路径。

■ 微小变异：因为医院检验项目的及时性未保证，不能按照要求完成检查；因为节假日不能按照要求完成检查；患者不愿配合完成相应检查，短期不愿按照要求出院随诊。这种改变不会对最终结果产生重大改变，也不会更多地增加住院天数和住院费用，可不出路径。

■ 重大变异：因基础疾病需要进一步诊断和治疗；因各种原因需要其他治疗措施；医院与患者或家属发生医疗纠纷；患者因各种原因要求离院或转院；不愿按照要求出院随诊而导致入院时间明显延长，以及其他对路径实施造成重大影响因素。上述情况应退出该路径。

四、自身免疫性溶血性贫血临床路径给药方案（温抗体型）

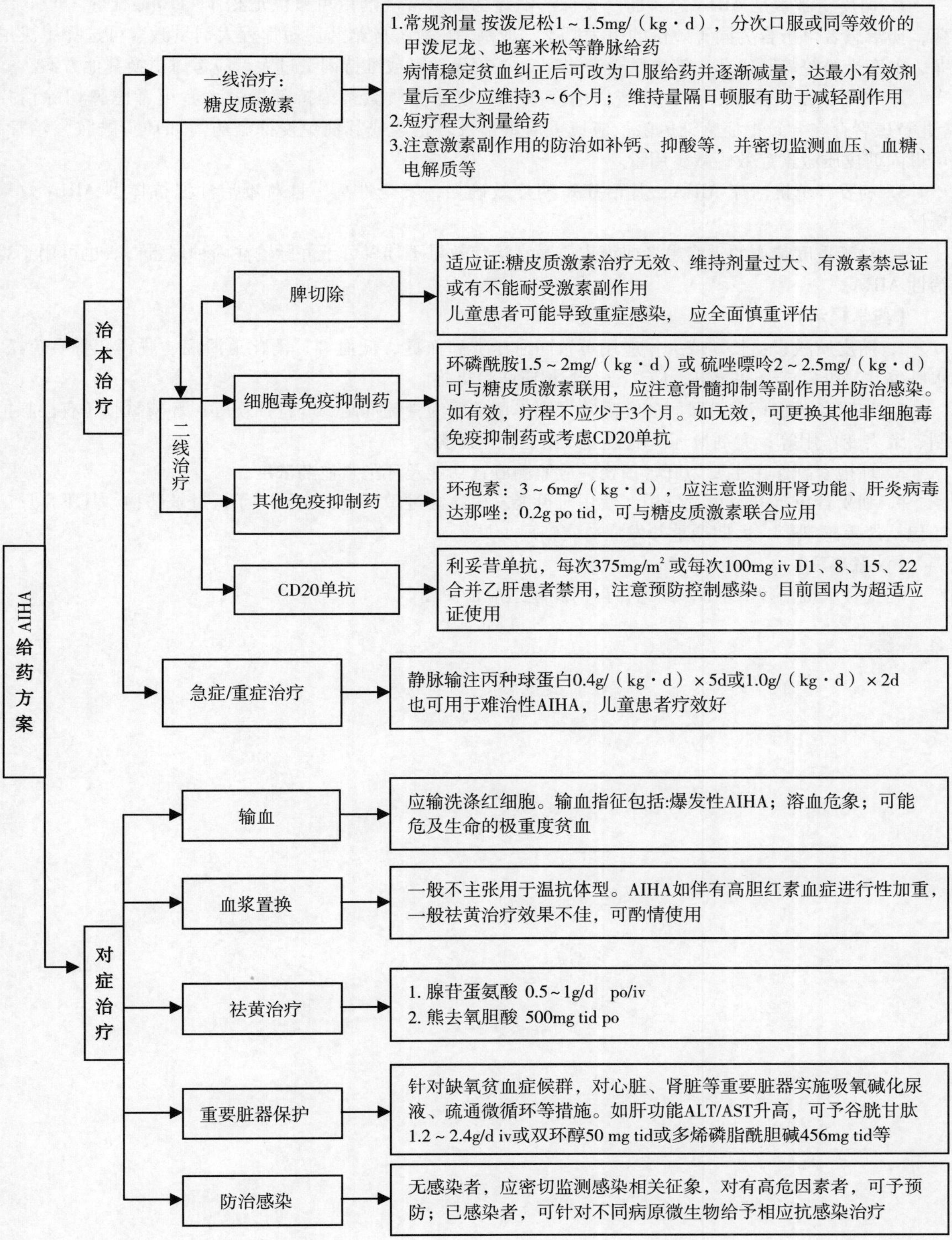

【用药选择】

1. 糖皮质激素是 AIHA 患者的一线首选治疗药物，常规剂量可按泼尼松 1~1.5mg/(kg·d)，给药，初治患者可折合为同等效价的甲泼尼龙、地塞米松等静脉给药。短疗程大剂量激素可选择甲泼尼龙、地塞米松等静脉给药。糖皮质激素治疗 3~4 周无效者或维持剂量过大者应考虑更换其他方案。

2. 对于糖皮质激素、丙种球蛋白治疗效果差或糖皮质激素维持剂量过大者可考虑脾切除治疗（儿童患者存在导致重症感染风险，应慎重衡量）及环孢素或其他免疫抑制药（如环磷酰胺）治疗，可巩固糖皮质激素疗效，减少用量。

3. 利妥昔单抗治疗 AIHA，其治疗短期疗效确切，安全性高，且对难治性温抗体型 AIHA 效果良好。

4. 对于重度贫血的重症患者或糖皮质激素治疗效果不佳者可予静脉输注丙种球蛋白。也可用于难治性 AIHA。

【药学提示】

1. 糖皮质激素：长期或大量应用可致高血压、高血糖、低血钾、消化道溃疡、脱钙、骨质疏松、水肿等并易继发或合并感染，应注意给予相应防治措施。

2. 细胞毒药物环磷酰胺、硫唑嘌呤等副作用主要为骨髓抑制、肝肾损伤等；环磷酰胺还有性腺抑制、致突变作用等；大剂量环磷酰胺可致出血性膀胱炎。

3. 环孢素副作用主要为肝肾损伤，应监测肝肾功能及环孢素血药浓度。

4. 利妥昔单抗肝炎患者禁用。使用时可能发生急性过敏反应，应同时予抗过敏药物。其不良反应还包括严重感染等。远期严重并发症白质脑病少见。

【注意事项】

利妥昔单抗治疗 AIHA，国内目前尚属超适应证使用。

五、推荐表单

（一）医师表单

自身免疫性溶血性贫血临床路径医师表单

适用对象：**第一诊断为**自身免疫性溶血性贫血（ICD-10：D59.101/D59.601）

患者姓名：________性别：________年龄：________门诊号：________住院号：________

住院日期：_____年___月___日　出院日期：_____年___月___日　标准住院日：14 天内

<table>
<tr><th>时间</th><th>住院第 1 天</th><th>住院第 2 天</th></tr>
<tr><td>主要诊疗工作</td><td>□ 询问病史及体格检查
□ 完成病历书写
□ 开化验单
□ 对症支持治疗
□ 病情告知，必要时向患者家属告病重或病危通知，并签署病重或病危通知书
□ 患者家属签署输血及骨髓穿刺知情同意书</td><td>□ 上级医师查房
□ 完成入院检查
□ 骨髓穿刺术（形态学检查）
□ 继续对症支持治疗
□ 完成必要的相关科室会诊
□ 完成上级医师查房记录等病历书写
□ 向患者及家属交代病情及其注意事项</td></tr>
<tr><td>重点医嘱</td><td>长期医嘱：
□ 血液病护理常规
□ 一级护理
□ 饮食
□ 视病情通知病重或病危
□ 其他医嘱
临时医嘱：
□ 血常规、网织及分类、尿常规、便常规+潜血
□ 肝肾功能、电解质、血沉、凝血功能、抗“O”、C 反应蛋白、血型、输血前检查
□ X 线胸片、心电图、腹部 B 超
□ 输注红细胞（有指征时）
□ 血浆置换（必要时）
□ 其他医嘱</td><td>长期医嘱：
□ 患者既往基础用药
□ 其他医嘱
临时医嘱：
□ 血常规及网织
□ 骨髓穿刺：骨髓形态学
□ 输注红细胞（有指征时）
□ 自身免疫系统疾病筛查
□ 溶血相关检查：网织红细胞、血浆游离血红蛋白和结合珠蛋白、胆红素、尿胆原、尿含铁血黄素；免疫球蛋白和补体、抗人球蛋白试验、冷凝集试验；单价抗体测红细胞膜附着的 IgG、IgA、IgM 和 C_3；尿游离血红蛋白、冷热溶血试验
□ 梅毒、病毒等有关检查
□ 凝血功能
□ 病原微生物培养、影像学检查（必要时）
□ 其他医嘱</td></tr>
<tr><td>病情变异记录</td><td>□ 无　□ 有，原因：
1.
2.</td><td>□ 无　□ 有，原因：
1.
2.</td></tr>
<tr><td>医师签名</td><td></td><td></td></tr>
</table>

时间	住院第 3~13 天	住院第 14 天（出院日）
主要诊疗工作	□ 上级医师查房 □ 复查血常规及网织红细胞，观察血红蛋白变化 □ 根据体检、辅助检查、骨髓检查结果和既往资料，进行鉴别诊断和确定诊断 □ 根据其他检查结果进行鉴别诊断，判断是否合并其他疾病 □ 开始治疗 □ 保护重要脏器功能 □ 注意观察皮质激素的副作用，并对症处理 □ 完成病程记录	□ 上级医师查房，进行评估，确定有无并发症情况，明确是否出院 □ 完成出院记录、病案首页、出院证明书等 □ 向患者交代出院后的注意事项，如返院复诊的时间、地点，发生紧急情况时的处理等
重点医嘱	**长期医嘱**（视情况可第 1 天起开始治疗）： □ 糖皮质激素：常规起始剂量［泼尼松 1mg/(kg·d)］或短疗程大剂量给药 □ 丙种球蛋白 0.4g/(kg·d) ×5d 或 1.0g/(kg·d) ×2d（必要时） □ 达那唑 □ 重要脏器保护：抑酸、补钙等 □ 其他医嘱 **临时医嘱**： □ 复查血常规 □ 复查血生化、电解质 □ 输注红细胞（有指征时） □ 血浆置换（必要时） □ 对症支持 □ 其他医嘱	**出院医嘱**： □ 出院带药 □ 定期门诊随访 □ 监测血常规和网织红细胞
病情变异记录	□ 无 □ 有，原因： 1. 2.	□ 无 □ 有，原因： 1. 2.
医师签名		

（二）护士表单

自身免疫性溶血性贫血临床路径护士表单

适用对象：**第一诊断为**自身免疫性溶血性贫血（ICD-10：D59.101/D59.601）

患者姓名：________性别：________年龄：________门诊号：________住院号：________

住院日期：_____年___月___日 出院日期：_____年___月___日 标准住院日：14 天内

时间	住院第 1 天	住院第 2 天
健康宣教	□ 介绍主管医师、护士 □ 介绍环境、设施 □ 介绍住院注意事项	□ 指导患者正确留取尿、便标本 □ 责任护士与患者沟通，了解并指导心理应对 □ 宣教疾病相关知识及饮食注意事项 □ 宣教骨髓穿刺术相关内容 □ 进行输血相关健康教育 □ 进行血浆置换健康教育 □ 指导冷凝集素综合征患者相关健康教育（需要时）
护理处置	□ 核对病人、佩戴腕带 □ 建立入院护理记录 □ 卫生处置：剪指甲、沐浴、更换病号服 □ 根据化验单、检查单完成相关检查	□ 密切观察患者病情变化 □ 协助医师完成入院各项辅助检查 □ 遵医嘱继续对症支持治疗 □ 完善护理记录
基础护理	□ 一级护理 □ 晨晚间护理 □ 患者安全管理	□ 一级护理 □ 晨晚间护理 □ 患者安全管理
专科护理	□ 护理查体，询问病史及体格检查 □ 需要时填写跌倒及压疮防范表、自理能力评估表 □ 需要时请家属陪伴 □ 心理护理	□ 遵医嘱完成相关检查 □ 心理护理 □ 指导患者骨髓穿刺术后穿刺点的观察及处理 □ 输血前后护理（需要时） □ 进行血浆置换全程监护及护理（需要时） □ 冷凝集素综合征患者做好保暖，必要时输液加温（需要时）
重点医嘱	□ 详见医嘱执行单	□ 详见医嘱执行单
病情变异记录	□ 无 □ 有，原因： 1. 2.	□ 无 □ 有，原因： 1. 2.
护士签名		

时间	住院第3~13天	住院第14天 （出院日）
健康宣教	□ 宣教应用皮质激素药物及丙种球蛋白的作用与副作用 □ 责任护士与患者沟通，了解并指导心理应对 □ 宣教患者复查血常规、网织红细胞、肝功能的必要性	□ 根据医生开出的医嘱，对患者进行出院评估 □ 定时复查 □ 出院带药服用方法 □ 完成出院宣教，向患者交代出院后的注意事项，如返院复诊的时间、地点，发生紧急情况时的处理等
护理处置	□ 密切观察患者病情变化 □ 遵医嘱正确使用皮质激素 □ 遵医嘱正确使用丙种球蛋白（需要时） □ 完善护理记录	□ 办理出院手续 □ 书写出院小结 □ 完成床单位终末消毒
基础护理	□ 一级护理 □ 晨晚间护理 □ 患者安全管理	□ 二级护理 □ 晨晚间护理 □ 患者安全管理
专科护理	□ 遵医嘱完成相关检查 □ 心理护理 □ 指导患者骨髓穿刺术后穿刺点的观察及处理 □ 输血前后护理（需要时） □ 进行血浆置换全程监护及护理（需要时） □ 冷凝集素综合征患者做好保暖，必要时输液加温（需要时）	□ 病情观察：评估患者生命体征、血常规、网织红细胞、肝功能 □ 心理护理
重点医嘱	□ 详见医嘱执行单	□ 详见医嘱执行单
病情变异记录	□ 无 □ 有，原因： 1. 2.	□ 无 □ 有，原因： 1. 2.
护士签名		

（三）患者表单

自身免疫性溶血性贫血临床路径患者表单

适用对象：第一诊断为自身免疫性溶血性贫血（ICD-10：D59.101/D59.601）

患者姓名：________性别：________年龄：________门诊号：________住院号：________

住院日期：____年___月___日 出院日期：____年___月___日 标准住院日：14 天内

时间	住院第 1 天	住院第 2 天
医患配合	□ 配合询问病史、收集资料，请务必详细告知既往史、用药史、过敏史 □ 配合进行体格检查 □ 配合完善相关辅助检查，如采血、心电图等 □ 有任何不适告知医师	□ 配合完成入院辅助检查 □ 医师向患者及家属介绍病情及其注意事项 □ 配合完成骨髓穿刺术检查 □ 配合继续各项治疗 □ 配合完成输血治疗（需要时） □ 配合完成血浆置换治疗（需要时） □ 有任何不适告知医师
护患配合	□ 配合测量体温、脉搏、呼吸、血压、体重 □ 配合完成入院护理评估单（简单询问病史、过敏史、用药史） □ 接受入院宣教（环境介绍、病室规定、探视制度、贵重物品保管等） □ 接受相关化验检查宣教 □ 配合完成医嘱化验单、相关检查 □ 有任何不适告知护士	□ 配合测量生命体征 □ 接受疾病相关知识及饮食注意事项的指导 □ 接受相关化验检查宣教，正确留取标本，配合检查 □ 接受骨髓穿刺术相关内容的宣教 □ 接受输血及血浆置换相关宣教 □ 接受冷凝集素综合征相关健康宣教（需要时） □ 接受输液、服药治疗 □ 注意活动安全，避免坠床或跌倒 □ 配合执行探视及陪伴 □ 有任何不适告知护士
饮食	□ 软食	□ 软食
排泄	□ 正常排尿便	□ 正常排尿便
活动	□ 床上活动	□ 床上活动

时间	住院第 3~13 天	住院第 14 天 （出院日）
医患配合	□ 医师向患者及家属介绍病情，如有异常检查结果需进一步检查 □ 配合用药及治疗 □ 配合医师调整用药 □ 有任何不适告知医生	□ 接受出院前指导 □ 知道复查程序 □ 获取出院诊断书及出院记录
护患配合	□ 配合测量生命体征 □ 接受输液、服药治疗 □ 注意活动安全，避免坠床或跌倒 □ 配合执行探视及陪伴 □ 有任何不适告知护士	□ 接受出院宣教 □ 办理出院手续 □ 获取出院带药 □ 接受指导服药方法、作用、注意事项 □ 知道复印病历方法
饮食	□ 软食	□ 软食
排泄	□ 正常排尿便	□ 正常排尿便
活动	□ 床上活动	□ 床旁活动

第九章　多发性骨髓瘤临床路径释义

一、多发性骨髓瘤编码

疾病名称及编码：多发性骨髓瘤（multiple myeloma，MM）（ICD-10：C90.0）。

二、临床路径检索方法

C90.0。

三、多发性骨髓瘤临床路径标准住院流程

（一）适用对象

第一诊断为多发性骨髓瘤（ICD-10：C90.001）。

释义

■ 多发性骨髓瘤是浆细胞恶性增殖性疾病，其特征为骨髓中克隆性浆细胞异常增生，分泌单克隆免疫球蛋白或其片段（M 蛋白），并导致相关器官或组织损伤。常见临床表现为骨痛、贫血、肾功能不全和感染。

■ 根据临床有无靶器官损害的症状分为有症状骨髓瘤和无症状骨髓瘤。

（二）诊断依据

根据《中国多发性骨髓瘤诊治指南》［中国多发性骨髓瘤工作组，中华内科杂志，2008，47（10）：869-872］，《血液病诊断及疗效标准（第3版）》（科学出版社，2007年）。

1. 常见临床症状：如贫血、骨痛、肾脏损害等。
2. 血尿单克隆免疫球蛋白升高。
3. 病理：穿刺或活检。
4. 影像学检查。

释义

■ 目前骨髓瘤的诊断标准更加强调抓住疾病的本质，即骨髓中克隆性浆细胞异常增生，导致相关器官的损害，出现典型的 CRAB（血钙增高、肾功能损害、贫血和骨质病变）症状及免疫力下降所致的反复感染、高黏滞血症等临床表现。

■ 根据2003国际骨髓瘤工作组（IMWG）、2008 WHO、2013美国国立综合癌症网络（NCCN）及对MM的最新定义诊断标准，《中国多发性骨髓瘤诊治指南》（中国多发性骨髓瘤工作

组，中华内科杂志，2013，52（9）：791-795），诊断有症状骨髓瘤和无症状骨髓瘤的标准如下。①骨髓瘤单克隆浆细胞比例≥10%和（或）组织活检证明有浆细胞瘤；②血清和（或）尿出现单克隆M蛋白；③骨髓瘤相关靶器官损害（至少一项或多项）：高钙血症（血清钙水平高于正常上限0.25mmol/L或>2.75mmol/L），肾功能损害（血肌酐≥177μmol/L），贫血（血红蛋白低于正常下限20g/L或<100g/L），溶骨性破坏，严重的骨质疏松或病理性骨折，其他类型的终末器官损害也偶有发生；若经过治疗，证实这些器官的损害与多发性骨髓瘤相关可进一步支持诊断。以上1~3项同时满足，可明确诊断有症状骨髓瘤。若只满足第1、2项，不满足第3项，诊断为无症状骨髓瘤。

■ 在少数情况下，骨髓单克隆浆细胞比例<10%，但能证实CRAB症状由克隆浆细胞引起，也可诊断；无血、尿M蛋白量的限制，如未检测出M蛋白（诊断不分泌型MM），则需要骨髓瘤单克隆浆细胞≥30%或活检为浆细胞瘤并需要进行免疫组化证实κ或λ轻链限制性表达；若孤立的浆细胞瘤（活检证实）或者单纯弥漫的骨质疏松（无骨折）作为单独的诊断标准，则需要骨髓单克隆浆细胞比例≥30%。

■ MM临床常用Durie-Salmon（DS）分期体系和国际分期体系（ISS）（表9-1）。

表9-1 Durie-Salmon（DS）分期体系和国际分期（ISS）体系

分期	Durie-Salmon（DS）分期体系和国际分期体系（ISS）	ISS分期体系
Ⅰ	满足所有条件：	$β_2$ 微球蛋白<3.5mg/L
	1. 血红蛋白>100g/L	白蛋白≥35g/L
	2. 血清钙水平≤3mmol/L（12.0mg/dl）	
	3. 骨骼X线：骨骼结构正常或孤立性浆细胞瘤	
	4. 血清骨髓瘤蛋白产生率低（IgG<50g/L，IgA<30g/L，本周蛋白<4g/24h）	
Ⅱ	不符合Ⅰ和Ⅲ期的所有患者	不符合Ⅰ和Ⅲ期的所有患者
Ⅲ	满足其中一个或多个条件：	$β_2$ 微球蛋白≥5.5mg/L
	1. 血红蛋白<85g/L	
	2. 血清钙水平>3mmol/L（12.0mg/dl）	
	3. 骨骼检查中溶骨病变大于3处	
	4. 血清或骨髓瘤蛋白产生率高（IgG>70g/L，IgA>50g/L，本周蛋白>12g/24h）	
亚型A	肾功能正常［血清肌酐水平<177μmmol/L（2.0mg/dl）］	
亚型B	肾功能不全［血清肌酐水平≥177μmmol/L（2.0mg/dl）］	

（三）选择治疗方案的依据

根据《中国多发性骨髓瘤诊治指南》（中国多发性骨髓瘤工作组，中华内科杂志，2008，47（10）：869-871）。

释义

■ 根据《中国多发性骨髓瘤诊治指南》（中国多发性骨髓瘤工作组，中华内科杂志，2013，52（9）：791-795）。

1. 无症状骨髓瘤的治疗：目前国内外指南中对于无症状骨髓瘤仅建议随访观察，而不建议化疗。但国际上对于骨髓瘤最新研究显示，对于浆细胞比例高于60%的即便是无 CRAB 症状及靶器官损害的患者，大多数在短期内可进展为有症状骨髓瘤，若存在细胞遗传学高危，其进展速度更快。因此梅奥 mSMART2013 共识中将无症状骨髓瘤的骨髓单克隆浆细胞比例界定为10%~60%，而对于骨髓浆细胞比例高于60%的无症状骨髓瘤也纳入治疗指征。对此，我国尚无明确界定，建议患者密切随访。

2. 有症状骨髓瘤的治疗：

（1）对于有症状的 MM 应采用系统治疗，包括诱导、巩固治疗（含造血干细胞移植）及维持治疗，达到微小缓解（MR）及以上疗效时，可用原方案继续治疗，直到获得最大程度的缓解；不建议在治疗有效的病人变更治疗方案；未获得 MR 的患者，应变更治疗方案。

（2）对适合自体造血干细胞移植的患者，应尽量采用含新药的诱导治疗+造血干细胞移植；诱导治疗避免使用造血干细胞毒性药物（如烷化剂和亚硝基脲类药物）。

（3）所有适合临床试验者，均可考虑进入临床试验。

（四）临床路径标准住院日为 18~21 天，复诊患者标准住院日为 7~14 天

释义

■ 初诊的多发性骨髓瘤患者，在治疗前需要完成诊断及分期相关的检查，住院时间可能较长，病情稳定的患者，可在门诊完成部分检查，以适当缩短住院天数。如果患者条件允许，住院时间可以低于上述住院天数。

■ 根据多发性骨髓瘤患者选择化疗的方案不同，标准住院时间有所差异。如选用 TAD、DECP 等 4 天化疗方案的复诊 MM 患者，标准住院天数在 7 天左右，而选用 PAD、BCD、RVD 等 11 天化疗方案的复诊 MM 患者，标准住院天数在 14 天左右。

（五）进入路径标准

1. 第一诊断必须符合 ICD-10：C90.001 多发性骨髓瘤疾病编码。

2. 若患者同时具有其他疾病诊断但在住院期间不需要特殊处理也不影响第一诊断的临床路径流程实施，可以进入路径。

3. 有 MM 并发症，如肾损害，需要特殊处理者，不进入路径。

释义

■ 患者同时具有其他疾病影响第一诊断的临床路径流程实施均不适合进入临床路径。

■ 除以上要求外，同时符合以下条件的患者进入路径：患者年龄应在18~70岁；患者东部肿瘤学协作组体能评分（ECOG）≤2分，预计生存期超过3个月；入院时无活动性传染性疾病；评估主要脏器无严重器质性病变（由本病引起的肾功能不全，不需特殊处理者除外）。

（六）化疗前准备3~7天（指工作日）所必需的检查项目

1. 常规化验：血尿便常规、生化全项（肝肾功能、电解质、血糖）、感染性疾病筛查、凝血功能、血沉、X线胸片、心电图。

2. 疾病相关检验：血尿免疫固定电泳、免疫球蛋白、C反应蛋白、β_2微球蛋白、血尿轻链定量。

3. 影像学：骨扫描；X线片、CT和MRI（必要时）。

4. 骨髓穿刺，必要时病灶部位取活检行病理检查、骨髓活检、免疫分型、染色体检查。

5. 超声心动和肺功能（老年人或既往有相关病史者）。

释义

■ 2013年中国多发性骨髓瘤诊治指南中，首次明确规定对于初诊的MM患者，应完成的必需的检查项目（表9-2）。

表9-2 初诊MM患者应完成的必需的检查项目

检测项目	具体内容
血液检查	血常规、肝肾功能（含白蛋白）、电解质（含钙离子）、凝血、血清蛋白电泳（含M蛋白百分数）、血清免疫固定电泳、外周血涂片（包括外周血浆细胞百分数）、血清免疫球蛋白定量、血清β_2微球蛋白（β_2-MG）、C反应蛋白（CRP）、输血全套检查（乙肝、艾滋、梅毒、血型）
尿液检查	尿常规、24h尿轻链、尿免疫固定电泳
骨髓检查	骨髓细胞学涂片分类
影像学检查	骨骼平片（包括头颅、颈椎、胸椎、腰椎、骨盆、股骨、肱骨）
其他检查	胸部CT、心电图、腹部B超

■ 建议对于有条件的医疗机构及个人，尽可能地完善以下对其他诊断及预后判断有关的检查（表9-3）。

表 9-3　对其他诊断及预后判断相关的检查

检查项目	具体内容
血液检查	血清游离轻链、心功能不全及怀疑合并心脏淀粉样变性患者中检测肌钙蛋白、N-末端脑钠肽前体（NT-proBNP）
尿液检查	24h 尿蛋白定量、尿蛋白电泳（MM 肾病及怀疑淀粉样变性者）
骨髓检查	骨髓活检+免疫组化（骨髓免疫组化建议应包括抗体：CD5、CD19、CD23、CD25、CD20、CD38、CD56、CD138、κ、λ）； 流式细胞术（建议至少包括的免疫标志：CD45、CD138、CD38、CD56、CD19、κ、λ，有条件者可增加 CD28、CD27、CD117、CD81、CD200） 免疫荧光杂交技术［建议 CD138 分选骨髓瘤细胞或同时行胞质免疫球蛋白染色以区别浆细胞，检测位点建议包括：IgH 重排、17p-（p53 缺失）、13q14 缺失、1q21 扩增；若 FISH 检测 IgH 重排阳性，则进一步检测 t（4；14）、t（11；14）、t（14；16）、t（14；20）等］
影像学检查	CT（平片未能提示而怀疑骨病变以及需要三维重建者） MRI（怀疑髓外病变、脊髓及脊柱损伤及神经根受压者） 正电子发射计算机体层成像 CT（PET-CT）（怀疑骨病变或髓外病变，评估病变部位增殖代谢情况）
其他检查	心脏彩色超声（心功能不全及怀疑合并心脏淀粉样变性者） 腹部皮下脂肪或受累器官、部位活检，需要刚果红染色（怀疑淀粉样变性者）

■ 如果进行了 CT、MRI 检查可以不行相应部位 X 线正侧位片。

■ 使用简单的生化指标及临床表现，如 β_2 微球蛋白、白蛋白、血红蛋白等，可以在诊断时对患者预后分层，但不论 DS 分期还是 ISS 分期均反映的是初诊时患者的肿瘤负荷和一般状态，不能反映 MM 克隆内异质性及克隆演变的过程。随着染色体显带分析、荧光原位杂交(FISH)、基因芯片等技术的发展，骨髓瘤在发生过程中基因组层面的遗传学改变得以展现，而运用常规生化指标与遗传学异常相结合可以更好地识别的 MM 患者具有的生物学特征。

■ 梅奥中心于 2007 首次发表了基于细胞分子遗传 mSMART 预后分层标准，将 MM 患者分为标危组和高危组，主张对不同预后的患者采用不同的治疗策略。在随后第 2 版 mSMART 预后分层标准中，梅奥中心将初诊 MM 患者进一步分为标危、中危和高危组 3 组，如表 9-4 所示。

表 9-4　梅奥中心推荐的 MM 预后分层标准

预后	分层标准
高危	del 17p、t（14；16）、t（14；20） 基因表达谱（GEP）提示为高危
中危	t（4；14）、传统核型检测为 13 号染色体缺失或亚二倍体 浆细胞标记指数≥3 %
低危	其他遗传学异常如：超二倍体、t（11；14）、t（6；14）

■ 部分检查可以在门诊完成，尤其是需时较长的检查项目如病理检查，最好在住院前明确。

■ 根据患者病情部分检查可以不进行，也可根据病情增加其他检查。

（七）化疗方案选择

根据是否行自体造血干细胞移植（AHSCT）的意向（主要根据年龄），选择治疗方案。

可选择方案：VAD（长春新碱、多柔比星、地塞米松）、MP（马法兰、泼尼松）、TD（沙利度胺、地塞米松）和BD（硼替佐米、地塞米松）等。

释义

■ 适合干细胞移植的患者条件：年龄<65岁、无重要脏器功能损害、前期治疗获得PR以上疗效等。

■ 近10余年来，随着靶向新药及干细胞移植的广泛应用，骨髓瘤治疗模式取得了革命性的进步，患者生存期明显延长，部分患者甚至可以获得长期生存。以新药（沙利度胺，硼替佐米，来那度胺等）为基础的治疗方案联合自体造血干细胞移植，已被证实有效率高，耐受性良好，是目前中外指南中的一线推荐。

■ 具体用药方案选择见第四部分（多发性骨髓瘤给药方案）。

（八）化疗日为入院第8~21天，复诊患者第3~14天

1. 化疗中用药：化疗药物；止吐药、双膦酸盐的应用。
2. 输血：视化疗中情况而定。
3. 抗生素：视化疗中情况而定。
4. 合并症处理：高钙血症、贫血、骨骼并发症、肾脏损害、高黏滞综合征。

释义

■ 如患者已在门诊完成MM化疗前相关检查，在无明显化疗禁忌的情况下，可于住院第2天开始化疗。

■ 具体化疗药物及合并症的治疗要点见第四部分多发性骨髓瘤的治疗。

（九）出院标准（围绕一般情况、血象、第一诊断转归）

1. 一般情况良好。
2. 没有需要住院处理的并发症和（或）合并症。

释义

■ 如果出现并发症，是否需要继续住院处理，由主管医师具体决定。

（十）有无变异及原因分析

1. 有影响化疗的合并症，需要进行相关的诊断和治疗。
2. 不能耐受化疗的患者，不进入此路径。

释义

■ 微小变异：因为医院检验项目的及时性未保证，不能按照要求完成检查；因为节假日不能按照要求完成检查；患者不愿配合完成相应检查，短期不愿按照要求出院随诊。

■ 重大变异：因基础疾病需要进一步诊断和治疗；因各种原因需要其他治疗措施；医院与患者或家属发生医疗纠纷，患者要求离院或转院；不愿按照要求出院随诊而导致入院时间明显延长。

■ 治疗中或治疗后出现感染、贫血、出血及其他合并症者，应积极进行相关的诊断和治疗，并适当延长住院时间。

■ 若有髓外症状，建议影像学检查，同时退出此路径。

■ 年轻高危预后不良、常规治疗反应不佳、疾病进展或复发需要选择其他治疗的患者退出路径。

四、多发性骨髓瘤临床路径治疗方案

（一）可供选择的化疗方案

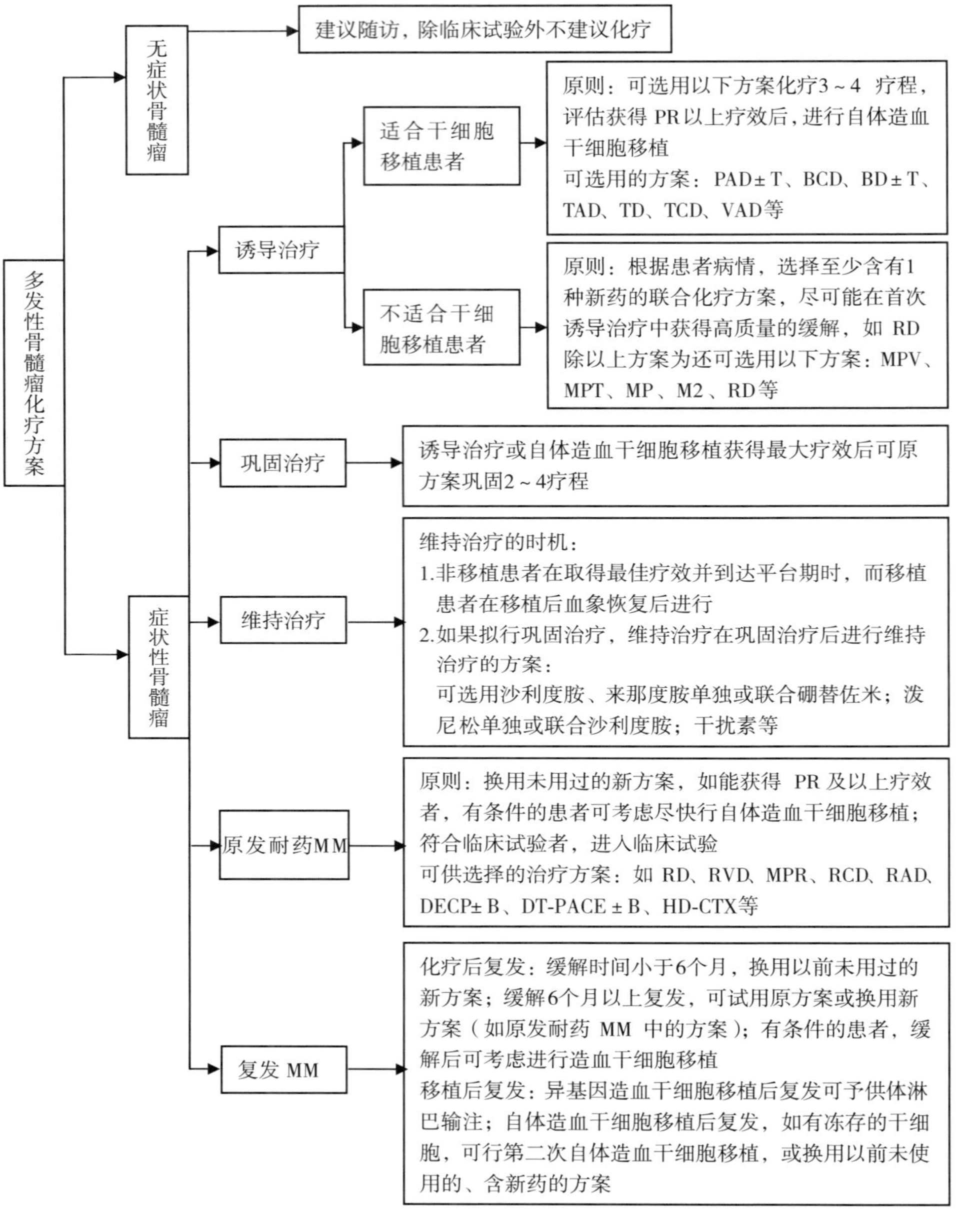

（二）多发性骨髓瘤的支持治疗

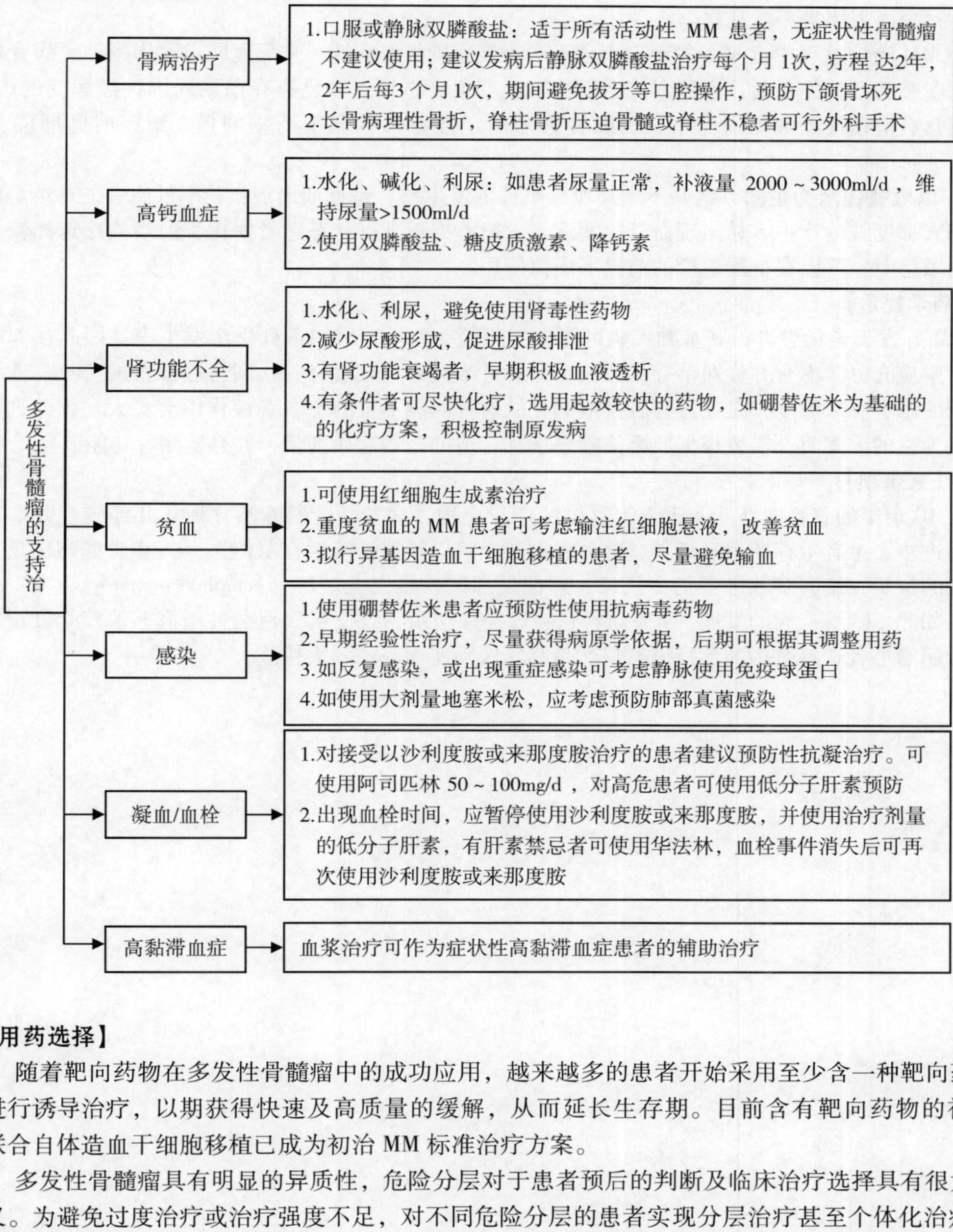

【用药选择】

1. 随着靶向药物在多发性骨髓瘤中的成功应用，越来越多的患者开始采用至少含一种靶向药物的方案进行诱导治疗，以期获得快速及高质量的缓解，从而延长生存期。目前含有靶向药物的初治治疗，联合自体造血干细胞移植已成为初治 MM 标准治疗方案。

2. 多发性骨髓瘤具有明显的异质性，危险分层对于患者预后的判断及临床治疗选择具有很大的指导意义。为避免过度治疗或治疗强度不足，对不同危险分层的患者实现分层治疗甚至个体化治疗是当今血液肿瘤治疗的重要的发展趋势之一。目前对于高危型 MM 患者，推荐早期采用更为积极的治疗。美国小石城研究组基于基因表达谱芯片（gene expression profiling，GEP）检测将 MM 分为高危和标危两组，在此基础上设计了基于预后分层治疗的 TT4/TT5 方案进行随机对照前瞻性研究。但目前对于 MM 分层治疗仍处于起步阶段，对 MM 实行分层治疗仍存在一些争议。在 IFM 2005/01、HOVON/GMMG-HD4 的研究中，均显示 ISS Ⅰ期患者较Ⅱ、Ⅲ患者从新药治疗中获得更好的 CR 率、PFS 和 OS。因此，仅把强而有效的方案留给高危患者似乎不合理。然而，如果所有的患者均采用强烈的化疗方案，势必导致部分患者过度治疗及复发后治疗方案选择受限。因此如何进行合理的分层治疗以提高 MM 患者的生存率尚需要进一步观察。

3. MM 治疗过程中近 80%的患者出现不同程度周围神经病变。来那度胺导致周围神经病变发生率较沙利度胺和硼替佐米低，推荐合并周围神经病变患者选用。在已存在前期周围神经病变的患者中，拟使用具有潜在神经毒性的药物，如硼替佐米时，推荐临床调整药物剂量、给药时间间隔及给药途径。

4. 以硼替佐米为主的方案并不增加血栓事件的发生率，是近期出现血栓事件患者的首选。而沙利度胺和来那度胺治疗中容易出现血管栓塞症，一般不推荐高凝状态患者使用，但当治疗选择较少或证明药物敏感时，可以在抗凝治疗的前提下谨慎使用。

【药学提示】

MM 好发于老年患者，其基础疾病可能影响药代动力学，增加不良反应发生率。因此在 MM 个体化治疗中应充分考虑合并症对治疗的影响。硼替佐米具有不经过肾脏代谢且起效快的特点，适于肾功能不全的患者。来那度胺是通过肾脏排泄的，故对肾功能不全的患者毒性作用会更大，因此选用以来那度胺为主的方案时，需要根据肌酐清除率选择合适的药物起始剂量，并且监测肾功能的变化情况。

【注意事项】

近 10 余年随着靶向新药及干细胞移植的广泛应用，多发性骨髓瘤治疗模式几经转换并取得了革命性的进步，患者生存期明显延长，部分患者甚至可以获得长期生存。但迄今为止骨髓瘤仍是一种不能治愈的疾病，绝大多数患者仍会复发，即便是那些获得完全缓解（complete response，CR）的患者也同样如此。随着疾病的发展，MM 耐药克隆选择性增殖，致使疾病侵袭性增高，治疗难度增加。如何为骨髓瘤患者选择合适的治疗方案仍然是临床医师所面临的一大挑战。

五、推荐表单

（一）医师表单

多发性骨髓瘤临床路径医师表单

适用对象：**第一诊断为多发性骨髓瘤**（ICD-10：C90.001）

患者姓名：________性别：________年龄：________门诊号：________住院号：________

住院日期：_____年___月___日　出院日期：_____年___月___日　标准住院日：18~21 天

时间	住院第 1 天	住院第 2 天	住院第 3~7 天
主要诊疗工作	□ 询问病史及体格检查 □ 完成病历书写 □ 开化验单 □ 上级医师查房与化疗前评估 □ 向家属交代病情	□ 上级医师查房 □ 完成化疗前准备与评估 □ 穿刺活检（视情况而定） □ 完成必要的相关科室会诊 □ 住院医师完成病程记录、上级医师查房记录等病历书写 □ 签署化疗知情同意书、输血同意书、治疗相关文书（如自费协议书）	□ 根据化验结果、X 线片、穿刺病理结果等，确定诊断、分期和分型，行化疗前讨论，确定化疗方案 □ 上级医师查房
重点医嘱	**长期医嘱：** □ 血液科二级护理常规 □ 饮食 **临时医嘱：** □ 血常规+血型，尿、便常规 □ 血生化，血尿免疫固定电泳、免疫球蛋白、CRP、β_2-MG、血尿轻链定量 □ 感染性疾病筛查，凝血功能、血沉 □ 心电图、超声心动图、B 超（必要时） □ 影像学检查：头颅、胸片、脊柱、骨盆平片（根据临床表现增加其他部位），全身 PET 检查（必要时） □ 骨髓穿刺+骨髓活检+免疫分型 □ 流式细胞学+染色体核型+FISH+血清游离轻链检测（有条件时）	**长期医嘱：** □ 患者既往基础用药 **临时医嘱：** □ 视病情给予相应处理	**长期医嘱：** □ 患者既往基础用药 **临时医嘱：** □ 建立静脉通道 □ 复查血常规 □ 其他特殊医嘱
病情变异记录	□ 无　□ 有，原因： 1. 2.	□ 无　□ 有，原因： 1. 2.	□ 无　□ 有，原因： 1. 2.
医师签名			

时间	住院第8~11天 （化疗第1~4日）	住院第12~20天 （化疗第5~13日）	住院第21天（出院日） （化疗第14日）
主要诊疗工作	□ 上级医师查房，注意病情变化 □ 住院医师完成常规病历书写 □ 注意血象，根据血象情况预约红细胞悬液或血小板 □ 注意观察生命体征，如有感染，行抗感染治疗	□ 上级医师查房 □ 住院医师完成常规病历书写 □ 注意血象，根据血象情况预约红细胞悬液或血小板	□ 通知出院处 □ 通知患者及其家属明天出院 □ 向患者交代出院后注意事项，预约复诊日期、地点，发生紧急情况时的处理等。 □ 将"出院记录"的副本交给患者 □ 如果患者不能出院，请在"病程记录"中说明原因和继续治疗的方案
重点医嘱	**长期医嘱：** □ 血液病护理常规 □ 饮食 **临时医嘱：** □ 血常规、生化 □ 镇吐 □ 并发症处理：◎高钙血症：水化、碱化◎骨痛：双膦酸盐◎水钠潴留：利尿 □ 化疗方案（根据情况）	**长期医嘱：** □ 血液病护理常规 □ 饮食 **临时医嘱：** □ 血常规、生化 □ 镇吐 □ 并发症处理：◎高钙血症：水化、碱化◎骨痛：双膦酸盐◎水钠潴留：利尿 □ 化疗方案（根据情况）	**出院医嘱：** □ 出院带药
主要护理工作	□ 观察患者情况 □ 化疗过程中心理与生活护理 □ 指导化疗过程中环境及饮食卫生 □ 指导化疗中患者功能锻炼	□ 观察患者情况 □ 化疗过程中心理与生活护理 □ 指导化疗过程中环境及饮食卫生 □ 指导化疗中患者功能锻炼	□ 指导患者办理出院手续
病情变异记录	□ 无 □ 有，原因： 1. 2.	□ 无 □ 有，原因： 1. 2.	□ 无 □ 有，原因： 1. 2.
护士签名			
医师签名			

（二）护士表单

多发性骨髓瘤临床路径护士表单

适用对象：**第一诊断为**多发性骨髓瘤（ICD-10：C90.001）

患者姓名：________性别：________年龄：________门诊号：________住院号：________

住院日期：_____年___月___日 日 出院日期：_____年___月___日 标准住院日：18~21 天

时间	住院第 1 天	住院第 2 天	住院第 3~7 天
健康宣教	□ 介绍病区环境、制度、主任、护士长、主管医师、责任护士 □ 贵重物品妥善保管 □ 介绍病房设施及其使用方法	□ 主管护士与患者沟通，了解并指导心理应对 □ 宣教疾病知识、用药知识及特殊检查操作过程 □ 告知检查及操作前后饮食、活动及探视注意事项及应对方式	□ 密切观察病情变化，发现问题及时通知医师，遵医嘱给予对症处理 □ 协助医师完成各项检查化验
护理处置	□ 监测生命体征，及时处理，入院护理评估 □ 核对病人、佩戴腕带 □ 建立入院护理病历 □ 卫生处置：修剪指〔趾〕甲，剃须、沐浴，更换清洁衣物	□ 密切观察病情变化，发现问题及时通知医生，遵医嘱给予对症处理 □ 协助医生完成各项检查化验	□ 密切观察病情变化，发现问题及时通知医师，遵医嘱给予对症处理 □ 协助医师完成各项检查化验
基础护理	□ 二级护理 □ 晨晚间护理 □ 患者安全管理	□ 二级护理 □ 晨晚间护理 □ 患者安全管理	□ 二级护理 □ 晨晚间护理 □ 患者安全管理
专科护理	□ 护理查体 □ 记录体重、24 小时尿量 □ 需要时填写跌倒及压疮防范表 □ 需要时请家属陪伴 □ 心理护理	□ 遵医嘱完成相关检查 □ 监测生命体征 □ 心理护理 □ 遵医嘱正确给药 □ 密切观察各种药物作用和不良反应	□ 遵医嘱继续完成相关检查 □ 监测生命体征 □ 心理护理 □ 遵医嘱正确给药 □ 密切观察各种药物作用和不良反应
重点医嘱	□ 详见医嘱执行单	□ 详见医嘱执行单	□ 详见医嘱执行单
病情变异记录	□ 无 □ 有，原因： 1. 2.	□ 无 □ 有，原因： 1. 2.	□ 无 □ 有，原因： 1. 2.
护士签名			

时间	住院第 8~11 天 （化疗第 1~4 日）	住院第 12~20 天 （化疗第 5~13 日）	住院第 21 天（出院日） （化疗第 14 日）
健康宣教	□ 主管护士与患者沟通，了解并指导心理应对 □ 宣教疾病知识、用药知识及特殊检查操作过程 □ 告知检查及操作前后饮食、活动及探视注意事项及应对方式	□ 主管护士与患者沟通，了解并指导心理应对 □ 宣教疾病知识、用药知识及特殊检查操作过程 □ 告知检查及操作前后饮食、活动及探视注意事项及应对方式	□ 康复和锻炼 □ 定时复查 □ 出院带药服用方法 □ 饮食休息等注意事项指导 □ 讲解增强体质的方法，减少感染的机会
护理处置	□ 保证静脉通畅，无外渗 □ 密切观察病情变化，发现问题及时通知医生，遵医嘱给予对症处理 □ 遵医嘱正确使用化疗药物 □ 协助医生完成各项检查化验	□ 保证静脉通畅，无外渗 □ 密切观察病情变化，发现问题及时通知医生，遵医嘱给予对症处理 □ 遵医嘱正确使用化疗药物 □ 协助医生完成各项检查化验	□ 办理出院手续 □ 书写出院小结
基础护理	□ 二级护理 □ 晨晚间护理 □ 患者安全管理	□ 二级护理 □ 晨晚间护理 □ 患者安全管理	□ 二级护理 □ 晨晚间护理 □ 患者安全管理
专科护理	□ 遵医嘱完成相关检查 □ 监测生命体征 □ 心理护理 □ 遵医嘱正确给药 □ 密切观察各种药物作用和不良反应	□ 遵医嘱完成相关检查 □ 监测生命体征 □ 心理护理 □ 遵医嘱正确给药 □ 密切观察各种药物作用和不良反应	□ 病情观察：评估患者生命体征 □ 心理护理
重点医嘱	□ 详见医嘱执行单	□ 详见医嘱执行单	□ 详见医嘱执行单
病情变异记录	□ 无 □ 有，原因： 1. 2.	□ 无 □ 有，原因： 1. 2.	□ 无 □ 有，原因： 1. 2.
护士签名			

（三）患者表单

多发性骨髓瘤临床路径患者表单

适用对象：**第一诊断为**多发性骨髓瘤（ICD-10：C90.001）

患者姓名：________性别：________年龄：________门诊号：________住院号：________

住院日期：_____年___月___日 出院日期：_____年___月___日 标准住院日：1~21 天

时间	住院第 1 天	住院第 2 天	住院第 3~7 天
医患配合	□ 配合询问病史、收集资料，请务必详细告知既往史、用药史、过敏史 □ 配合进行体格检查 □ 有任何不适告知医师	□ 配合完善相关辅助检查，如采血、留尿、骨髓穿刺、X 线片等 □ 医师向患者及家属介绍病情，如有异常检查结果需要进一步检查 □ 配合用药及治疗 □ 有任何不适告知医师	□ 配合完善相关辅助检查，如采血、留尿、骨髓穿刺、X 片等 □ 医师向患者及家属介绍病情，如有异常检查结果需进一步检查 □ 配合用药及治疗 □ 配合医师调整用药 □ 有任何不适告知医师
护患配合	□ 配合测量体温、脉搏、呼吸、血压、血氧饱和度、体重 □ 配合完成入院护理评估单（简单询问病史、过敏史、用药史） □ 接受入院宣教（环境介绍、病室规定、订餐制度、贵重物品保管等） □ 有任何不适告知护士	□ 配合测量体温、脉搏、呼吸，询问每日尿便情况 □ 接受相关化验检查宣教，正确留取标本，配合检查 □ 有任何不适告知护士 □ 接受输液、服药治疗 □ 注意活动安全，避免坠床或跌倒 □ 配合执行探视及陪伴 □ 接受疾病及用药等相关知识指导	□ 配合测量体温、脉搏、呼吸，询问每日尿便情况 □ 接受相关化验检查宣教，正确留取标本，配合检查 □ 有任何不适告知护士 □ 接受输液、服药治疗 □ 注意活动安全，避免坠床或跌倒 □ 配合执行探视及陪伴 □ 接受疾病及用药等相关知识指导
饮食	□ 正常普食 □ 可根据病情调整	□ 正常普食 □ 可根据病情调整	□ 正常普食 □ 可根据病情调整
排泄	□ 正常排尿便	□ 正常排尿便	□ 正常排尿便
活动	□ 适量活动	□ 适量活动	□ 适量活动

时间	住院第 4~11 天 （化疗第 1~4 日）	住院第 8~20 天 （化疗第 4~18 日）	住院第 21 天（出院日） （化疗第 19 日）
医患配合	□ 配合完善相关辅助检查，如采血、留尿、骨髓穿刺、X 线片等 □ 医师向患者及家属介绍病情，如有异常检查结果需要进一步检查 □ 配合用药及治疗 □ 配合医师调整用药 □ 有任何不适告知医师	□ 配合完善相关辅助检查，如采血、留尿、骨髓穿刺、X 片等 □ 医师向患者及家属介绍病情，如有异常检查结果需进一步检查 □ 配合用药及治疗 □ 配合医师调整用药 □ 有任何不适告知医师	□ 接受出院前指导 □ 知道复查程序 □ 获取出院诊断书
护患配合	□ 配合测量体温、脉搏、呼吸，询问每日尿便情况 □ 接受相关化验检查宣教，正确留取标本，配合检查 □ 有任何不适告知护士 □ 接受输液、服药治疗 □ 注意活动安全，避免坠床或跌倒 □ 配合执行探视及陪伴 □ 接受疾病及用药等相关知识指导	□ 配合测量体温、脉搏、呼吸，询问每日尿便情况 □ 接受相关化验检查宣教，正确留取标本，配合检查 □ 有任何不适告知护士 □ 接受输液、服药治疗 □ 注意活动安全，避免坠床或跌倒 □ 配合执行探视及陪伴 □ 接受疾病及用药等相关知识指导	□ 接受出院宣教 □ 办理出院手续 □ 获取出院带药 □ 知道服药方法、作用、注意事项 □ 知道复印病历方法
饮食	□ 正常普食 □ 可根据病情调整	□ 正常普食 □ 可根据病情调整	□ 正常普食 □ 可根据病情调整
排泄	□ 正常排尿便	□ 正常排尿便	□ 正常排尿便
活动	□ 适量活动	□ 适量活动	□ 适量活动

附：原表单（2011 年版）

多发性骨髓瘤临床路径表单

适用对象：**第一诊断为**多发性骨髓瘤（ICD-10：C90. 001）

患者姓名：________性别：________年龄：________门诊号：________住院号：________

住院日期：_____年___月___日　出院日期：_____年___月___日　标准住院日：18~21 天

时间	住院第 1 天	住院第 2 天	住院第 3~7 天
主要诊疗工作	□ 询问病史及体格检查 □ 完成病历书写 □ 开化验单 □ 上级医师查房与化疗前评估 □ 向家属交代病情	□ 上级医师查房 □ 完成化疗前准备与评估 □ 穿刺活检（视情况而定） □ 完成必要的相关科室会诊 □ 住院医师完成病程记录、上级医师查房记录等病历书写 □ 签署化疗知情同意书、输血同意书、治疗相关文书（如自费协议书）	□ 根据化验结果、X 线片、穿刺病理结果等，确定诊断、分期和分型，行化疗前讨论，确定化疗方案 □ 上级医师查房
重点医嘱	**长期医嘱：** □ 血液科二级护理常规 □ 饮食 **临时医嘱：** □ 血常规+血型，尿、便常规 □ 血生化，血尿免疫固定电泳、免疫球蛋白、C 反应蛋白、β_2 微球蛋白、血尿轻链定量 □ 感染性疾病筛查，凝血功能、血沉 □ X 线胸片、心电图 □ 超声心动图、B 超（必要时） □ 头颅、肩胛骨、X 线胸片、胸腰椎、骨盆、股骨 X 线片 □ 骨扫描 □ 骨髓穿刺+骨髓活检+免疫分型+染色体 □ 必要时行骨 CT、核磁检查	**长期医嘱：** □ 患者既往基础用药 **临时医嘱：** □ 视病情给予相应处理	**长期医嘱：** □ 患者既往基础用药 **临时医嘱：** □ 建立静脉通道 □ 复查血常规 □ 其他特殊医嘱
病情变异记录	□ 无　□ 有，原因： 1. 2.	□ 无　□ 有，原因： 1. 2.	□ 无　□ 有，原因： 1. 2.
医师签名			

时间	住院第 4~11 天 （化疗第 1~4 日）	住院第 8~20 天 （化疗第 4~18 日）	住院第 21 天（出院日） （化疗第 19 日）
主要诊疗工作	□ 上级医师查房，注意病情变化 □ 住院医师完成常规病历书写 □ 注意血象，根据血象情况预约压积红细胞或血小板 □ 注意观察生命体征，如有感染，须抗感染治疗	□ 上级医师查房 □ 住院医师完成常规病历书写 □ 注意血象，根据血象情况预约压积红细胞或血小板	□ 通知出院处 □ 通知患者及其家属明天出院 □ 向患者交代出院后注意事项，预约复诊日期、地点，发生紧急情况时的处理等。 □ 将“出院记录”的副本交给患者 □ 如果患者不能出院，请在“病程记录”中说明原因和继续治疗的方案
重点医嘱	**长期医嘱：** □ 血液病护理常规 □ 饮食 **临时医嘱：** □ 镇吐 □ 并发症处理：◎高钙血症：水化、碱化◎骨痛：双膦酸盐 □ 化疗方案（根据情况）	**长期医嘱：** □ 血液病护理常规 □ 饮食 **临时医嘱：** □ 血常规、生化 □ 并发症处理：◎高钙血症：水化、碱化◎骨痛：双膦酸盐 □ 化疗方案（根据情况）	**出院医嘱：** □ 出院带药
主要护理工作	□ 观察患者情况 □ 化疗过程中心理与生活护理 □ 指导化疗过程中环境及饮食卫生 □ 指导化疗中患者功能锻炼	□ 观察患者情况 □ 化疗过程中心理与生活护理 □ 指导化疗过程中环境及饮食卫生 □ 指导化疗中患者功能锻炼	□ 指导患者办理出院手续
病情变异记录	□ 无 □ 有，原因： 1. 2.	□ 无 □ 有，原因： 1. 2.	□ 无 □ 有，原因： 1. 2.
护士签名			
医师签名			

第十章 急性髓性白血病临床路径释义

一、急性髓性白血病编码

疾病名称及编码：急性髓性白血病（ICD-10：C92.0）。

二、临床路径检索方法

C92.0。

三、急性髓性白血病临床路径标准住院流程

（一）适用对象

第一诊断急性髓性白血病（ICD10：M9840/3；M9861/3；M9867/3；M9870-4/3；M9891-7/3；M9910/3；M9920/3）。

释义

■ 急性髓系白血病（acute myeloid leukemia，AML）是一种临床上常见的血液系统的恶性肿瘤性疾病，以骨髓、外周血或其他组织中髓系原始细胞克隆性增殖性为其主要的疾病特点。

（二）诊断依据

根据《血液病诊断及疗效标准》（第3版，科学出版社）。

1. 体检有或无以下体征：发热、皮肤黏膜苍白、皮肤出血点及淤斑、淋巴结及肝脾肿大、胸骨压痛等。
2. 血细胞计数及分类。
3. 骨髓检查：形态学，活检（必要时）。
4. 免疫分型。
5. 细胞遗传学：核型分析、FISH（必要时）。
6. 有条件时行分子生物学检测。

释义

■ 本临床路径制订主要依据国内和国际的权威指南，上述临床资料及实验室检查是正确诊断AML的主要依据。

■ 诊断要点：急性髓系白血病诊断主要根据临床症状、体征及实验室检查来确定，其中最主要的是骨髓/外周血细胞形态学改变。骨髓或外周血髓系原始细胞比例20%以上即可明确急

性髓系白血病的诊断，某些伴有重现性染色体异常［例如 t（8；21）（q22；q22）、t（16；16）（p13；q22）、inv（16）（p13；q22）、t（15；17）（q22；q12）］者，髓系原始细胞比例即使低于 20%亦应当诊断为 AML。细胞化学、细胞免疫表型分析及遗传学检查对进一步明确诊断及白血病分型具有重要意义。

■ 临床表现：所有临床表现系由于正常骨髓造血衰竭及白血病细胞浸润引起的相关症状，包括贫血、出血、感染及髓外浸润等相关症状和体征。

■ 实验室检查：

血常规：多数患者存在不同程度的贫血、白细胞增高及血小板减少。多数患者白细胞分类可见不同比例原始/幼稚细胞。

骨髓形态学：多数病例骨髓象有核细胞显著增多，主要是白血病性的原幼细胞，偶有患者先表现全血细胞减少，骨髓增生低下，但细胞成分以髓系原始幼稚细胞为主。

■ AML 分型：依照 WHO（2008）造血与淋巴组织肿瘤分类。

伴有重现性染色体异常 AML：包括伴 t（8；21）（q22；q22）/AML1-ETO、t（16；16）（p13；q22）或 inv（16）（p13；q22）/CBFβ-MYH11、t（15；17）（q22；q12）/PML-RARα、t（9；11）（p22；q23）/MLLT3-MLL、t（6；9）（p23；q34）/OEK-NUP214、inv（3）（q21q26.2）或 t（3；3）（q21；q26.2）/RPN1-EVI1 、t（1；22）（p13；q13）/RBM15-MKL1、NPM1 突变、CEBPA 突变的 AML。

具有 MDS 特点的 AML/治疗相关的 AML。

其他非特指型 AML：既往 FAB 分型提出 AML 微分化型（M0）、AML 未成熟型（M1）、AML 成熟型（M2）、粒单核细胞 AML（M4）、单核细胞型 AML（M5）、红白血病（M6）、巨核细胞型 AML（M7）、嗜碱性粒细胞型 AML、全骨髓增殖症伴骨髓纤维化。

（三）选择治疗方案的依据

根据《急性髓系白血病治疗的专家共识》（中华医学会血液学分会白血病学组，中华血液学杂志，2009.6）。

1. 诱导化疗：

（1）阿糖胞苷+蒽环类为基础的方案。

（2）大剂量阿糖胞苷±蒽环类。

（3）阿糖胞苷±其他细胞毒药物。

释义

■ 详见初治 AML 治疗路径。

2. 巩固化疗：

（1）中大剂量阿糖胞苷或常规剂量方案。

（2）中枢神经系统白血病（CNSL）高危因素或有症状者行腰穿及鞘内注射。

（3）有条件行造血干细胞移植（HSCT）的患者进入 HSCT 路径。

释义

■ 详见完全缓解的 AML 治疗路径。

（四）根据患者的疾病状态选择路径

1. AML 路径（一）：初治非急性早幼粒细胞白血病（APL）AML 患者。

2. AML 路径（二）：诱导达完全缓解（CR）的患者。

释义

■ 初治和完全缓解的 AML 患者治疗策略不同，应依照疾病状态进入相应的临床路径。

第一节　初治非急性早幼粒细胞白血病（APL）AML 临床路径释义

一、初治非急性早幼粒细胞白血病（APL）AML 临床路径标准住院流程

（一）临床路径标准住院日为 28~32 天

释义

■ 90%的初治 AML 患者接受诱导化疗后可于入院后 32 天内判断疗效，获得血液学缓解，病情稳定者出院；获得血液学缓解但因合并症需要进行相关的诊断和治疗者，可适当延长住院时间；未获得缓解者需再诱导化疗，可延长住院日 30 天，2 个疗程诱导未达完全缓解则退出路径。

（二）进入路径标准

1. 第一诊断必须符合急性髓性白血病（AML）疾病编码（ICD10：M9840/3；M9861/3；M9867/3；M9870-4/3；M9891-7/3；M9910/3；M9920/3）。

2. 患者年龄（≤75 岁患者）。

3. 经以上检查确诊为急性早幼粒细胞白血病（APL）则进入 APL 路径。

4. 若患者同时具有其他疾病诊断，但在住院期间不需要特殊处理也不影响第一诊断的临床路径流程实施，可以进入路径。

释义

■ 由于APL治疗与其他类型AML具有显著的不同，确诊为非APL的AML患者进入本路径。

（三）明确诊断及入院3~5天（指工作日）常规所必需的检查项目

1. 常规化验：血（尿便）常规、ABO血型、肝肾功能、电解质、感染性疾病筛查、凝血功能。
2. X线胸片、心电图、腹部B超。
3. 发热或疑有感染者可选择：血、尿、便培养，咽培养、影像学检查。
4. 骨髓检查（形态学、必要时活检）、免疫分型、细胞遗传学、白血病基因组合。
5. 患者及家属签署以下同意书：病重通知书、化疗知情同意书、输血知情同意书、PICC插管同意书（有条件）。

释义

■ 上述常规化验检查所有患者均应完成。血常规检查可了解患者血红蛋白、血小板水平，及时进行成分输血改善患者临床症状；白细胞水平高的患者应及时给予羟基脲或阿糖胞苷降低肿瘤负荷；尿便常规有助于了解是否存在消化系统、泌尿系统的小量出血；凝血功能检测有助于了解患者是否存在出凝血紊乱，尽管AML患者出现出凝血紊乱的情况并不像APL那样常见，仍有部分AML患者初诊时存在出凝血紊乱，需要积极纠正；肝肾功、电解质检测可了解患者是否存在肝肾基础疾病及水电解质紊乱，改善肝肾功能状况和电解质紊乱对于AML本病的治疗得以顺利进行具有重要意义；输血前感染性疾病的筛查可为安全输血及化疗的顺利进行提供保障。

■ 由于正常造血功能受抑，AML患者就诊时多数存在不同程度的贫血可能影响心功能，尤其存在心脏基础疾病者，并且AML常规化疗方案中的部分药物存在心脏毒性，X线胸片、心电图检查可评价患者心肺基础疾病。腹部B超检查有助于发现严重的肝脏疾病。

■ AML患者中性粒细胞减少，易合并不同部位感染发热，尤其化疗抑制期感染易加重，病原微生物培养和影像学检查（CT等）有助于明确感染部位及致病菌，指导抗菌药物的合理使用，有利于后期治疗的顺利进行。若存在严重感染可能影响路径实施的患者不宜进入本路径。

■ 细胞形态学和免疫表型提供FAB诊断的依据，尽早开始诱导化疗。细胞遗传学、白血病基因组合等检查为进一步的WHO诊断及预后危险度分组提供依据，指导今后的治疗，因此上述检查缺一不可。

■ 签署上述知情同意书的同时，告知患者诊断及治疗过程中的相关风险及获益，加强医患沟通，有助于患者及其家属进一步理解病情，积极配合治疗。

（四）化疗前准备

1. 发热或有明确脏器感染患者抗生素治疗。

释义

■ 发热是白血病患者就诊时和治疗过程中最主要的症状之一，部分患者感染部位及病原菌均难以明确，早期经验性使用广谱抗菌药物可避免感染的进一步加重，保证后期治疗的顺利进行。抗菌药物的选择应当参照所在医院病原学监控数据。

2. Hb<75g/L，PLT<20×10^9/L，或有活动性出血，分别输浓缩红细胞和血小板。有心功能不全者可放宽输血指征。

释义

■ 积极成分输血保证 Hb>75g/L，可明显改善患者一般状况，维持心肺功能的正常，对于心功能基础差的患者，应当维持 Hb 在 90~100g/L 及以上，避免心功能不全的发生或加重，保证化疗的顺利进行；维持 PLT>20×10^9/L 可明显降低致命性出血的发生。

3. 高白细胞患者可行白细胞分离术。

释义

■ 高白细胞的 AML 患者有可能出现白细胞淤滞，进行白细胞分离术可以快速降低外周血白细胞负荷，减少发生高白细胞淤滞的风险。如需要进行白细胞分离术，应维持血小板计数至少不低于 30×10^9/L。

（五）化疗开始于入院第 3~7 天

释义

■ 通过细胞形态学和免疫表型确定 FAB 诊断后，即应尽早开始诱导化疗。

（六）化疗方案

1. 阿糖胞苷+蒽环类为基础的方案。
2. 大剂量阿糖胞苷±蒽环类。
3. 阿糖胞苷±其他细胞毒药物。

释义

■ 治疗方案的选择参照《急性髓系白血病治疗的专家共识》（中华医学会血液学分会白血病学组）和美国癌症综合网（NCCN）指南。

（1）阿糖胞苷+蒽环类药物为基础的方案是国际通用的AML诱导化疗标准方案，例如DA（3+7），完全缓解率为60%~80%。NCCN指南中对于老年AML患者推荐首选去甲氧柔红霉素联合阿糖胞苷（IA）方案。

（2）20世纪90年代开始国内外不同研究组尝试诱导缓解采用蒽环类联合大剂量阿糖胞苷，尽管尚有争议，但部分研究结果显示大剂量阿糖胞苷±蒽环类作为诱导化疗方案，生存时间延长，化疗相关病死率并未增加，可以作为诱导化疗方案的选择之一。

（3）阿糖胞苷与其他药物联合以提高AML疗效的探索，多年来一直在进行，中国医学科学院血液病医院血液学研究所从20世纪80年代开始将高三尖杉酯碱（HHT）引入诱导化疗方案，组成HA方案，诱导治疗完全缓解率与标准的DA方案类似。此后将HHT加入DA方案组成HAD三药方案，完全缓解率为80%~90%，包含HHT的化疗方案成为具有中国特色的诱导治疗方案。另外，蒽醌类药物、阿克拉霉素亦可与阿糖胞苷组成两药方案（MA，AA），或与阿糖胞苷及HHT组成三药诱导治疗方案（HAM，HAA）。

（4）年龄≥60岁的患者可采用标准剂量阿糖胞苷联合蒽环、蒽醌类或高三尖杉酯碱组成联合化疗方案，或者采用小剂量阿糖胞苷为基础的方案，如CAG、CMG、CHG。

（5）化疗药物剂量见给药方案。

（七）化疗后住院恢复18~20天，必须复查的检查项目

1. 全血细胞分析。

释义

■ 初诊AML患者接受诱导化疗后将进入骨髓抑制期，定期监测全血细胞分析为成分输血等支持治疗提供依据；骨髓恢复期，血细胞分析为疗效判定提供依据。

2. 骨髓检查。

释义

■ 多数患者在诱导治疗结束后的3周内可以通过骨髓检查判断疗效，少数患者可能需要延迟到化疗结束后4周左右。

3. 微小残留病变检测。

释义

■ 微小残留病变的检测通常采用流式细胞术，伴有重现性染色体异常的 AML 患者，如伴 t（8；21）（q22；q22）/(AML1-ETO)；inv（16）（p13q22）或 t（16；16）（p13；q22）/(CBFβ-MYH11)，应同时通过 PCR 检测相应融合基因。

（八）化疗中及化疗后治疗

1. 依据感染及发热情况选择抗生素，至感染控制。
2. 药物性脏器损伤：相应治疗。
3. 成分输血。
4. HLA 配型。

释义

■ 上述支持治疗是顺利完成诱导治疗的重要保证。抗菌药物、血制品应用意义见前。治疗过程中充分的水化、碱化减轻治疗的毒副反应。G-CSF 使用可缩短化疗后中性粒细胞缺乏的时间，减少严重感染的发生，避免住院时间延长。

■ 预后中等和预后不良组的患者，缓解后治疗可行异基因造血干细胞移植，应进行 HLA 配型，寻找合适供者。

（九）出院标准

1. 一般情况良好。
2. 没有需要住院处理的并发症和（或）合并症。

释义

■ 临床症状改善，获得血液学缓解且不需要静脉输液的患者可出院，2 个疗程诱导化疗未达血液学完全缓解的患者应退出本路径。

■ 治疗反应的定义

1. 形态学无白血病状态：骨髓穿刺涂片中幼稚细胞<5%（至少计数 200 个有核细胞），无 Auer 小体和髓外白血病持续存在。

2. 形态学完全缓解（CR）：患者应达形态学无白血病状态，脱离输血，无髓外白血病表现。中性粒细胞绝对计数>1.0×10^9/L，血小板>100×10^9/L。

（1）细胞遗传学完全缓解（CRc）：治疗前有染色体异常的患者缓解后染色体恢复为正常核型。

（2）分子水平完全缓解（CRm）：指分子生物学和多维流式细胞仪检测结果。治疗后转为阴性。

（3）形态学完全缓解而血细胞计数未完全恢复（CRi）：符合 CR 的临床和骨髓标准，但仍有中性粒细胞减少（$<1.0\times10^9/L$）或血小板减少（$<100\times10^9/L$）。

3. 部分缓解（PR）：血细胞计数符合 CR 标准，骨髓幼稚细胞比例 5%～25%（同时应较治疗前下降 50%以上）。若仍可见 Auer 小体，即使幼稚细胞<5%也应定为 PR。

4. 治疗失败：包括治疗后未能达 CR，甚至达不到 PR 标准的患者。

5. 复发：

（1）形态学复发：CR 患者外周血中又出现白血病细胞，骨髓中幼稚细胞≥5%。髓外出现形态学可证实的白血病细胞亦为复发。

（2）分子和（或）遗传学复发：已达细胞遗传学或分子水平完全缓解的患者又出现细胞遗传学或分子异常。

（十）有无变异及原因分析

1. 根据治疗需要延长诱导化疗日，或诱导化疗未缓解需再诱导化疗（延长住院日 30 天），2 个疗程诱导未达 CR 则退出路径。

2. 化疗前、中、后有感染、贫血、出血及其他合并症者进行相关的诊断和治疗，并适当延长住院时间。

释义

■ 治疗过程中因出现各种合并症需要继续住院的患者可适当延长住院日，若出现严重并发症影响本路径实施可退出本路径。

二、初治非急性早幼粒细胞白血病（APL）AML 给药方案

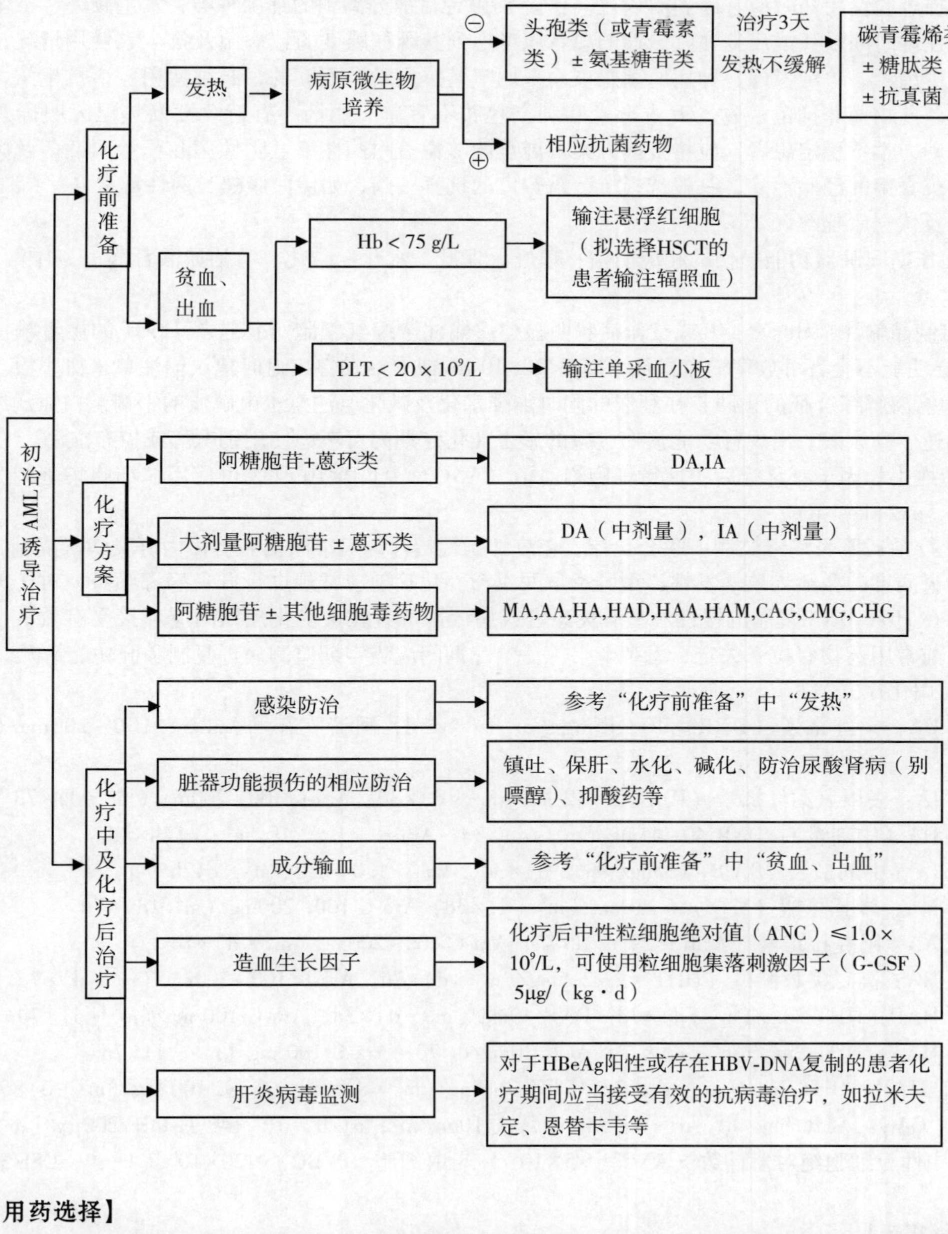

【用药选择】

1. 抗生素的使用：发热患者建议立即进行血培养并使用抗生素，根据患者是否存在咳嗽咳痰、腹泻、尿路感染等症状留取相应的标本送相应病原微生物培养。可选用头孢类（或青霉素类）±氨基糖苷类治疗，3 天后发热不缓解者，可考虑更换碳青霉烯类和（或）糖肽类和（或）抗真菌治疗；有明确脏器感染患者应根据感染部位及病原微生物培养结果选用相应抗生素，同时治疗用药的选择应综合患者病情及抗菌药物特点制订。单一药物可有效治疗的感染，可以不联合用药。严重感染、单一用药不易控制的混合细菌感染、需要长疗程且易产生耐药性的感染可联合用药。中性粒细胞减少患者感染

进展快，一旦出现发热应尽早应用抗生素；中性粒细胞减少患者有感染的症状、体征，应早期应用抗生素；选择经验性用药时应考虑到本病区（医院）患者目前分离到的细菌种类、发生频率、抗生素敏感情况；住院时间较长或反复住院治疗的患者应考虑到其既往感染的致病菌及抗生素使用情况；中性粒细胞减少患者，单纯考虑一种病原菌感染而采用窄谱抗生素是不够的，必须使用广谱抗生素，尽可能选择杀菌药物而非抑菌药物。万古霉素和利奈唑胺不宜单一用药。有持续性发热但无明确感染来源、血流动力学不稳定患者，应将抗菌方案扩展至能够覆盖耐药性革兰阴性菌和革兰阳性菌及厌氧菌和真菌。抗真菌的经验治疗，一般选择抗菌谱较广的抗真菌药，如伊曲康唑、两性霉素B、卡泊芬净、米卡芬净及伏立康唑等。

2. 化疗期间脏器功能损伤的相应防治：镇吐、保肝、水化、碱化、防治尿酸肾病（别嘌醇）、抑酸药等。

3. 血制品输注：Hb<75g/L或贫血症状明显建议输注浓缩红细胞（拟选择HSCT的患者输注辐照血），有心功能不全者可放宽输血指征；PLT<20×10^9/L或有活动性出血时建议输注单采血小板。

4. 肿瘤溶解综合征的预防：在利尿的同时加强水化及碱化，注意水电解质的平衡。白血病细胞数量升高迅速、高尿酸、出现肾功能损伤迹象的患者在化疗期间可考虑使用别嘌醇或拉布立海。

5. 造血生长因子：化疗后中性粒细胞绝对值（ANC）$\leqslant1.0\times10^9$/L，可使用粒细胞集落刺激因子（G-CSF）5μg/(kg·d)。

6. 化疗前后肝炎病毒监测：联合化疗、免疫抑制性治疗均可能激活患者体内肝炎病毒复制，尤其是乙型肝炎病毒的激活导致暴发性乙型肝炎危及生命。化疗前应常规进行肝炎病毒筛查，对于HBeAg阳性或存在HBV-DNA复制的慢性乙型肝炎患者或病毒携带者在接受化疗期间应当接受有效的抗病毒治疗。目前常用药物有拉米夫定、恩替卡韦等。治疗期间应当定期监测病毒复制和肝功能情况。

7. 常用化疗方案：

（1）DA：柔红霉素（DNR）40~45mg/(m^2·d)×3d，阿糖胞苷（Ara-C）100~200mg/(m^2·d)×7d。

（2）IA：去甲氧柔红霉素（IDA）8~12 mg/(m^2·d)×3d，Ara-C 100~200mg/(m^2·d)×7d。

（3）DA（中剂量）：DNR 40~45mg/(m^2·d)×3d，Ara-C 1.0~2.0g/m^2，q12h×3d。

（4）IA（中剂量）：IDA 8~12 mg/(m^2·d)×3d，Ara-C 1.0~2.0g/m^2，q12h×3d。

（5）MA：米托蒽醌（MTZ）6~10mg/(m^2·d)×3d，Ara-C 100~200mg/(m^2·d)×7d。

（6）AA：阿克拉霉素（ACR）20mg/d×7d，Ara-C 100~200mg/(m^2·d)×7d。

（7）HA：高三尖杉酯碱（HHT）2~2.5mg/(m^2·d)×7d，Ara-C 100~200mg/(m^2·d)×7d。

（8）HAD：HHT 2mg/(m^2·d)×7d，DNR 40mg/(m^2·d)×3d，Ara-C 100 mg/(m^2·d)×7d。

（9）HAA：HHT 2mg/(m^2·d)×7d，ACR 20mg/d×7d，Ara-C 100 mg/(m^2·d)×7d。

（10）HAM：HHT 2mg/(m^2·d)×7d，MTZ 6~8mg/(m^2·d)×3d，Ara-C 100 mg/(m^2·d)×7d。

（11）CAG：ACR 7mg/m^2，d1~8，Ara-C 每次 10mg/m^2，q12h，d1~14，G-CSF 200μg/(m^2·d)，d1~14。中性粒细胞绝对值计数（ANC）>5×10^9/L或白细胞（WBC）>20×10^9/L时，G-CSF暂停或减量。

【药学提示】

1. 抗生素及抗真菌药物治疗期间注意药物的肝肾毒性，特别是糖肽类抗生素、两性霉素B等。

2. 高白细胞的处理：多数患者在诊断明确后通过药物治疗可迅速降低白血病细胞负荷，但少数患者因高白细胞淤滞导致生命危险时可行白细胞分离术。

3. 中大剂量阿糖胞苷：

（1）中枢神经系统毒性：尤其是肾功能损伤的患者接受中大剂量阿糖胞苷治疗时应当注意中枢神经系统毒性。每次治疗前应当检查患者是否存在眼球震颤、口齿不清及不对称运动等。如果患者出现中枢神经系统毒性应当立即停药，后续治疗中不应当再次尝试。

（2）肾功能损伤：如果出现肿瘤溶解导致的血肌酐升高，立即停用大剂量阿糖胞苷直至肌酐水平恢复正常。

（3）发热：部分患者治疗过程中出现非感染相关的发热，可对症应用糖皮质激素。输注前或阿糖胞苷配制液中加入小剂量糖皮质激素可明显降低发热的发生。

（4）结膜炎：部分患者治疗过程中出现结膜炎，多为非感染性。大剂量阿糖胞苷使用过程中常规使用皮质醇类眼药水可预防和治疗结膜炎。

【注意事项】

AML 患者初诊及化疗抑制期，因中性粒细胞减少易合并不同部位感染，抗菌药物的合理使用十分重要。

三、推荐表单

（一）医师表单

初治 AML 临床路径医师表单

适用对象：**第一诊断为**急性髓性白血病（ICD10：M9840/3；M9861/3；M9867/3；M9870-4/3；M9891-7/3；M9910/3；M9920/3）（初治非 APL）
行诱导化疗

患者姓名：________性别：________年龄：________门诊号：________住院号：________
住院日期：_____年___月___日 出院日期：_____年___月___日 标准住院日：28～32 天

时间	住院第 1 天	住院第 2 天
主要诊疗工作	□ 向患者家属告病重通知并签署病重通知书 □ 患者家属签署输血同意书、骨髓穿刺及腰穿同意书、PICC 插管同意书（有条件） □ 询问病史及体格检查 □ 完成病历书写 □ 开化验单 □ 上级医师查房与化疗前评估 □ 确定化疗方案和日期	□ 上级医师查房 □ 完成入院检查 □ 骨髓穿刺术（骨髓检查、免疫分型、染色体、白血病基因分型） □ 根据血象决定是否成分输血 □ 完成必要的相关科室会诊 □ 住院医师完成上级医师查房记录等病历书写
重点医嘱	**长期医嘱：** □ 血液病一级护理常规 □ 饮食： ◎普食◎糖尿病饮食◎其他 □ 抗生素（必要时） □ 补液治疗（水化、碱化） **临时医嘱：** □ 血（含血型）尿便常规检查、凝血功能、输血九项、肝肾（脂）全项、电解质 □ X 线胸片、心电图 □ 腹部 B 超 □ 超声心动（视患者情况而定） □ PICC 插管术（有条件） □ 咽拭子培养、血培养（必要时）	**长期医嘱：** □ 患者既往基础用药 □ 抗生素（必要时） **临时医嘱：** □ 骨髓穿刺一次 □ 骨髓检查、免疫分型、染色体、白血病基因分型组合 □ 全血细胞分析 □ 输血医嘱（必要时）
病情变异记录	□ 无 □ 有，原因： 1. 2.	□ 无 □ 有，原因： 1. 2.
医师签名		

时间	住院第 3~7 天	住院第 8~21 天 （化疗后第 1~14 日）
主要诊疗工作	□ 根据初步骨髓结果制订化疗方案 □ 患者家属签署化疗知情同意书 □ 化疗 □ 住院医师完成病程记录 □ 上级医师查房 □ 镇吐、保肝、输血、抗炎等支持治疗	□ 上级医师查房，注意病情变化 □ 住院医师完成常规病历书写 □ 每日复查血细胞分析 □ 注意观察体温、血压等 □ 输血、抗炎等支持治疗（必要时） □ 粒细胞集落刺激因子（必要时） □ 骨髓检查（化疗后 7 天可选）
重点医嘱	**长期医嘱：** □ 化疗医嘱（5~7 天） □ 镇吐、保肝、输血、抗炎等医嘱 □ 补液治疗（水化、碱化） □ 别嘌醇 0.1g tid **临时医嘱：** □ 输血医嘱（必要时） □ 心电监护（必要时） □ 补液（每日 2500ml） □ 每周复查 2 次血生化（肝肾功能）及电解质 □ 血培养（高热时） □ 其他特殊医嘱	**长期医嘱：** □ 普食 **临时医嘱：** □ 全血细胞分析、尿便常规 □ 血生化全项、电解质 □ 输血、抗炎等支持治疗（必要时） □ 粒细胞集落刺激因子（必要时） □ X 线胸片、胸部 CT（必要） □ 血培养、痰培养、尿便培养（必要时） □ PICC 插管换药（每周一次） □ 骨髓穿刺+形态学
病情变异记录	□ 无　□ 有，原因： 1. 2.	□ 无　□ 有，原因： 1. 2.
医师签名		

时间	住院第 22~27 天 （化疗后第 15~20 日）	住院第 28~32 天（出院日）
主要诊疗工作	□ 上级医师查房 □ 住院医师完成常规病历书写 □ 根据血细胞分析情况，决定复查骨髓穿刺	□ 上级医师查房，进行化疗（根据骨髓穿刺）评估，确定有无并发症情况，明确是否出院 □ 完成出院记录、病案首页、出院证明书等，向患者交代出院后的注意事项，如：返院复诊的时间、地点，发生紧急情况时的处理等
重点医嘱	**长期医嘱：** □ 普食 □ 停抗生素（根据体温及症状、体征及影像学检查） **临时医嘱：** □ 骨髓穿刺 1 次 □ 骨髓形态学、免疫残留、白血病基因分型（如需要） □ 全血细胞分析、尿便常规 □ HLA 配型（患者年龄<55 岁，有造血干细胞移植愿望）	**出院医嘱：** □ 出院带药
病情变异记录	□ 无 □ 有，原因： 1. 2.	□ 无 □ 有，原因： 1. 2.
医师签名		

（二）护士表单

初治 AML 临床路径护士表单

适用对象：第一诊断为急性髓性白血病（ICD10：M9840/3；M9861/3；M9867/3；M9870-4/3；M9891-7/3；M9910/3；M9920/3）（初治非 APL）
行诱导化疗

患者姓名：________性别：________年龄：________门诊号：________住院号：________

住院日期：_____年___月___日 出院日期：_____年___月___日 标准住院日：28~32 天

时间	住院第 1 天	住院第 2 天
健康宣教	□ 入院宣教：介绍病房环境、设施、医院相关制度、主管医师和护士 □ 告知各项检查、化验的目的及注意事项 □ 指导饮食、卫生、活动等 □ 指导漱口和坐浴的方法 □ 安全宣教、化疗宣教 □ PICC 置管介绍 □ 做好心理安慰，减轻患者入院后焦虑、紧张的情绪	□ 宣教疾病知识 □ 指导预防感染和出血 □ PICC 维护宣教 □ 介绍骨髓穿刺的目的、方法和注意事项 □ 做好用药指导 □ 化疗宣教
护理处置	□ 入院护理评估：询问病史、相关查体、血常规、检查皮肤黏膜有无出血、营养状况、血管情况等 □ 监测和记录生命体征 □ 建立护理记录（病危、重患者）、 □ 卫生处置：剪指（趾）甲、沐浴（条件允许时），更换病服 □ 完成各项化验检查的准备（加急化验及时采集标本并送检） □ PICC 置管术（条件允许时），术前签署 PICC 置管知情同意书	□ 完成各项化验标本的留取并及时送检 □ 遵医嘱完成相关检查 □ PICC 导管维护 □ 遵医嘱准确记录 24 小时出入量
基础护理	□ 根据患者病情和生活自理能力确定护理级别（遵医嘱执行） □ 晨晚间护理 □ 安全护理 □ 口腔护理 □ 肛周护理	□ 执行分级护理 □ 晨晚间护理 □ 安全护理 □ 口腔护理 □ 肛周护理
专科护理	□ 执行血液病护理常规 □ 观察病情、用药后的不良反应 □ 填写患者危险因素评估表（需要时） □ 感染、出血护理 □ 输血护理（需要时） □ 化疗护理、心理护理	□ 观察患者病情变化，重点观察有无出血倾向、化疗副作用 □ 感染、出血护理 □ 输血护理（需要时） □ 化疗护理 □ 心理护理
重点医嘱	□ 详见医嘱执行单	□ 详见医嘱执行单
病情变异记录	□ 无 □ 有，原因： 1. 2.	□ 无 □ 有，原因： 1. 2.
护士签名		

时间	住院第 3~7 天	住院第 8~21 天 （化疗后第 1~14 日）
健康宣教	□ 化疗宣教 告知用药及注意事项 化疗期间患者饮食、卫生 化疗期间嘱患者适当多饮水 对陪伴家属健康指导 □ 指导预防感染和出血 □ 介绍药物作用、不良反应 □ 心理指导	□ 骨髓抑制期宣教：预防感染和出血，维护病室环境清洁、整齐 □ 指导进高压饮食 □ 心理指导
护理处置	□ 遵医嘱完成相关化验检查 □ 遵照医嘱及时给予对症治疗 □ PICC 导管维护 □ 遵医嘱准确记录 24 小时出入量 □ 执行保护性隔离措施	□ 遵医嘱完成相关化验检查 □ 遵照医嘱及时给予对症治疗 □ PICC 导管维护 □ 执行保护性隔离措施
基础护理	□ 执行分级护理 □ 晨晚间护理 □ 安全护理 □ 口腔护理 □ 肛周护理	□ 执行分级护理 □ 晨晚间护理 □ 安全护理 □ 口腔护理 □ 肛周护理
专科护理	□ 观察患者病情变化，重点观察有无出血倾向、化疗不良反应，有无胸闷憋气、胸痛等 □ 感染、出血护理 □ 输血护理（需要时） □ 化疗护理 □ 心理护理	□ 观察患者病情变化，观察有无感染和出血倾向，有无胸闷憋气、胸痛等 □ 感染、出血护理 □ 输血护理（需要时） □ 化疗护理 □ 心理护理
重点医嘱	□ 详见医嘱执行单	□ 详见医嘱执行单
病情变异记录	□ 无 □ 有，原因： 1. 2.	□ 无 □ 有，原因： 1. 2.
护士签名		

时间	住院第 22~27 天 （化疗后第 15~20 日）	住院第 28~32 天 （出院日）
健康宣教	□ 宣教预防感染和出血 □ 指导进高压饮食 □ 介绍腰穿、鞘内注射的目的、方法和注意事项 □ 心理指导	□ 出院宣教：用药、饮食、卫生、休息、监测血常规、生化等 □ PICC 带出院外宣教 □ 指导办理出院手续 □ 告知患者科室联系电话 □ 定期门诊随访
护理处置	□ 遵医嘱完成相关化验检查 □ 遵照医嘱及时给予对症治疗 □ PICC 导管维护 □ 执行保护性隔离措施	□ 为患者领取出院带药 □ 协助整理患者用物 □ 发放 PICC 院外维护手册 □ 床单位终末消毒
基础护理	□ 执行分级护理 □ 晨晚间护理 □ 安全护理 □ 口腔护理 □ 肛周护理	□ 安全护理（护送出院）
专科护理	□ 密切观察病情观察 □ 感染、出血护理 □ 输血护理（需要时） □ 化疗护理 □ 心理护理	□ 预防感染和出血指导 □ 心理护理
重点医嘱	□ 详见医嘱执行单	□ 详见医嘱执行单
病情变异记录	□ 无　□ 有，原因： 1. 2.	□ 无　□ 有，原因： 1. 2.
护士签名		

（三）患者表单

初治 AML 临床路径患者表单

适用对象：第一诊断为急性髓性白血病（ICD10：M9840/3；M9861/3；M9867/3；M9870-4/3；M9891-7/3；M9910/3；M9920/3）（初治非 APL）
行诱导化疗

患者姓名：________性别：________年龄：________门诊号：________住院号：________

住院日期：_____年___月___日　出院日期：_____年___月___日　标准住院日：28~32 天

时间	住院第 1 天	住院第 2 天
医患配合	□ 接受询问病史、收集资料，请务必详细告知既往史、用药史、过敏史 □ 配合进行体格检查 □ 有任何不适请告知医师 □ 配合进行相关检查 □ 签署相关知情同意书	□ 配合完成相关检查（B 超、心电图、X 线胸片等） □ 配合完成化验：血常规、生化等 □ 配合骨髓穿刺、活检等 □ 配合用药 □ 有任何不适请告知医师
护患配合	□ 配合测量体温、脉搏、呼吸、血压、身高体重 □ 配合完成入院护理评估（回答护士询问病史、过敏史、用药史） □ 接受入院宣教（环境介绍、病室规定、探视陪伴制度、送餐订餐制度、贵重物品保管等） □ 配合采集血、尿标本 □ 配合护士选择静脉通路，接受 PICC 置管 □ 接受用药指导 □ 接受化疗知识指导 □ 接受预防感染和出血指导 □ 有任何不适请告知护士	□ 配合测量体温、脉搏、呼吸，询问大便 □ 配合各项检查（需要空腹的请遵照执行） □ 配合采集血标本 □ 接受疾病知识介绍 □ 接受骨髓穿刺、活检宣教 □ 接受用药指导 □ 接受 PICC 维护 □ 接受化疗知识指导 □ 接受预防感染和出血指导 □ 接受心理护理 □ 接受基础护理 □ 有任何不适请告知护士
饮食	□ 遵照医嘱饮食	□ 遵照医嘱饮食
排泄	□ 尿便异常时及时告知医护人员	□ 尿便异常时及时告知医护人员
活动	□ 根据病情适当活动 □ 有出血倾向的卧床休息，减少活动	□ 根据病情适当活动 □ 有出血倾向的卧床休息，减少活动

时间	住院第 3~7 天	住院第 8~21 天 （化疗后第 1~14 日）
医患配合	□ 配合相关检查 □ 配合用药 □ 配合化疗 □ 有任何不适请告知医师	□ 配合相关检查 □ 配合用药 □ 配合各种治疗 □ 有任何不适请告知医师
护患配合	□ 配合定时测量生命体征、每日询问排便 □ 配合各种相关检查 □ 配合采集血标本 □ 接受疾病知识介绍 □ 接受用药指导 □ 接受 PICC 维护 □ 接受化疗知识指导 □ 接受预防感染和出血指导 □ 接受保护性隔离措施 □ 接受心理护理 □ 接受基础护理 □ 有任何不适请告知护士	□ 配合定时测量生命体征、每日询问排便 □ 配合各种相关检查 □ 配合采集血标本 □ 接受疾病知识介绍 □ 接受用药指导 □ 接受 PICC 维护 □ 接受预防感染和出血指导 □ 接受保护性隔离措施 □ 接受心理护理 □ 接受基础护理 □ 有任何不适请告知护士
饮食	□ 遵照医嘱饮食	□ 高压饮食
排泄	□ 尿便异常时及时告知医护人员	□ 尿便异常时及时告知医护人员
活动	□ 根据病情适当活动 □ 有出血倾向的卧床休息，减少活动	□ 根据病情适当活动 □ 有出血倾向的卧床休息，减少活动

时间	住院第22~27天 （化疗后第15~20日）	住院第28~32天 （出院日）
医患配合	□ 配合相关检查 □ 配合用药 □ 配合各种治疗 □ 配合腰穿 □ 有任何不适请告知医师	□ 接受出院前指导 □ 遵医嘱出院后用药 □ 知道复查时间 □ 获取出院诊断书
护患配合	□ 配合定时测量生命体征、每日询问排便 □ 配合各种相关检查 □ 配合采集血标本 □ 接受疾病知识介绍 □ 接受用药指导 □ 接受腰穿、鞘内注射宣教 □ 接受PICC维护 □ 接受预防感染和出血指导 □ 接受保护性隔离措施 □ 接受心理护理 □ 接受基础护理 □ 有任何不适请告知护士	□ 接受出院宣教 □ 办理出院手续 □ 获取出院带药 □ 知道服药方法、作用、注意事项 □ 知道预防感染、出血措施 □ 知道复印病历方法 □ 接受PICC院外维护指导 □ 签署PICC院外带管协议
饮食	□ 高压饮食	□ 普通饮食 □ 避免进生、冷、硬、辛辣和刺激饮食
排泄	□ 尿便异常时及时告知医护人员	□ 尿便异常（出血时）及时就诊
活动	□ 根据病情适当活动 □ 有出血倾向的卧床休息，减少活动	□ 适当活动，避免疲劳 □ 注意保暖，避免感冒 □ 注意安全，减少出血

附：原表单（2009 年版）

初治非急性早幼粒细胞白血病（APL）AML 临床路径表单

适用对象：第一诊断为急性髓性白血病（ICD10：M9840/3；M9861/3；M9867/3；M9870-4/3；M9891-7/3；M9910/3；M9920/3）（初治非 APL）
行诱导化疗

患者姓名：________性别：________年龄：________门诊号：________住院号：________

住院日期：_____年___月___日 出院日期：_____年___月___日 标准住院日：28～32 天

<table>
<tr><th>时间</th><th colspan="3">住院第 1 天</th><th colspan="3">住院第 2 天</th><th colspan="3">住院第 3～7 天</th></tr>
<tr><td>主要诊疗工作</td><td colspan="3">□ 向患者家属告病重通知并签署病重通知书
□ 患者家属签署输血同意书、骨髓穿刺及腰穿同意书、PICC 插管同意书（有条件）
□ 询问病史及体格检查
□ 完成病历书写
□ 开化验单
□ 上级医师查房与化疗前评估
□ 确定化疗方案和日期</td><td colspan="3">□ 上级医师查房
□ 完成入院检查
□ 骨髓穿刺术（骨髓检查、免疫分型、染色体、白血病基因分型）
□ 根据血象决定是否成分输血
□ 完成必要的相关科室会诊
□ 住院医师完成上级医师查房记录等病历书写</td><td colspan="3">□ 根据初步骨髓结果制订化疗方案
□ 患者家属签署化疗知情同意书
□ 化疗
□ 住院医师完成病程记录
□ 上级医师查房
□ 镇吐、保肝、输血、抗炎等支持治疗</td></tr>
<tr><td>重点医嘱</td><td colspan="3">长期医嘱：
□ 血液病一级护理常规
□ 饮食：
◎普食◎糖尿病饮食◎其他
□ 抗生素（必要时）
□ 补液治疗（水化、碱化）
临时医嘱：
□ 血（含血型）尿便常规检查、凝血功能、输血九项、肝肾（脂）全项、电解质
□ X 线胸片、心电图
□ 腹部 B 超
□ 超声心动图（视患者情况而定）
□ PICC 插管术（有条件）
□ 咽拭子培养、血培养（必要时）</td><td colspan="3">长期医嘱：
□ 患者既往基础用药
□ 抗生素（必要时）
临时医嘱：
□ 骨髓穿刺 1 次
□ 骨髓检查、免疫分型、染色体、白血病基因分型组合
□ 全血细胞分析
□ 输血医嘱（必要时）</td><td colspan="3">长期医嘱：
□ 化疗医嘱（5～7 天）
□ 镇吐、保肝、输血、抗炎等医嘱
□ 补液治疗（水化、碱化）
□ 别嘌醇 0.1g tid
临时医嘱：
□ 输血医嘱（必要时）
□ 心电监护（必要时）
□ 补液（每日 2500ml）
□ 每周复查 2 次血生化（肝肾功能）及电解质
□ 血培养（高热时）
□ 其他特殊医嘱</td></tr>
<tr><td>主要护理工作</td><td colspan="3">□ 介绍病房环境、设施和设备
□ 入院护理评估</td><td colspan="3">□ 宣教（血液病知识）</td><td colspan="3">□ 随时观察患者病情变化
□ 心理与生活护理
□ 化疗期间嘱患者多饮水</td></tr>
<tr><td>病情变异记录</td><td colspan="3">□ 无 □ 有，原因：
1.
2.</td><td colspan="3">□ 无 □ 有，原因：
1.
2.</td><td colspan="3">□ 无 □ 有，原因：
1.
2.</td></tr>
<tr><td rowspan="2">护士签名</td><td>白班</td><td>小夜班</td><td>大夜班</td><td>白班</td><td>小夜班</td><td>大夜班</td><td>白班</td><td>小夜班</td><td>大夜班</td></tr>
<tr><td></td><td></td><td></td><td></td><td></td><td></td><td></td><td></td><td></td></tr>
<tr><td>医师签名</td><td colspan="3"></td><td colspan="3"></td><td colspan="3"></td></tr>
</table>

<table>
<tr><th>时间</th><th colspan="3">住院第 4~21 天
（化疗后第 1~14 日）</th><th colspan="3">住院第 22~27 天
（化疗后第 15~20 日）</th><th colspan="3">住院第 28~32 天
（出院日）</th></tr>
<tr><td>主要诊疗工作</td><td colspan="3">□ 上级医师查房，注意病情变化
□ 住院医师完成常规病历书写
□ 每日复查血细胞分析
□ 注意观察体温、血压等
□ 输血、抗炎等支持治疗（必要时）
□ 粒细胞集落刺激因子（必要时）
□ 骨髓检查（化疗后 7 天可选）</td><td colspan="3">□ 上级医师查房
□ 住院医师完成常规病历书写
□ 根据血细胞分析情况，决定复查骨髓穿刺</td><td colspan="3">□ 上级医师查房，进行化疗（根据骨髓穿刺）评估，确定有无并发症情况，明确是否出院
□ 完成出院记录、病案首页、出院证明书等，向患者交代出院后的注意事项，如：返院复诊的时间、地点，发生紧急情况时的处理等</td></tr>
<tr><td>重点医嘱</td><td colspan="3">长期医嘱：
□ 普食
临时医嘱：
□ 全血细胞分析、尿便常规
□ 血生化全项、电解质
□ 输血、抗炎等支持治疗（必要时）
□ 粒细胞集落刺激因子（必要时）
□ X 线胸片、胸部 CT（必要）
□ 血培养、痰培养、尿便培养（必要时）
□ PICC 插管换药（每周 1 次）
□ 骨髓穿刺+形态学</td><td colspan="3">长期医嘱：
□ 普食
□ 停抗生素（根据体温及症状、体征及影像学检查）
临时医嘱：
□ 骨髓穿刺 1 次
□ 骨髓形态学、免疫残留、白血病基因分型（如需要）
□ 全血细胞分析、尿便常规
□ HLA 配型（患者年龄小于 55 岁，有造血干细胞移植愿望）</td><td colspan="3">出院医嘱：
□ 出院带药</td></tr>
<tr><td>主要护理工作</td><td colspan="3">□ 随时观察患者情况
□ 心理与生活护理</td><td colspan="3">□ 随时观察患者情况
□ 心理与生活护理
□ 指导患者生活护理</td><td colspan="3">□ 指导患者办理出院手续</td></tr>
<tr><td>病情变异记录</td><td colspan="3">□ 无 □ 有，原因：
1.
2.</td><td colspan="3">□ 无 □ 有，原因：
1.
2.</td><td colspan="3">□ 无 □ 有，原因：
1.
2.</td></tr>
<tr><td rowspan="2">护士签名</td><td>白班</td><td>小夜班</td><td>大夜班</td><td>白班</td><td>小夜班</td><td>大夜班</td><td>白班</td><td>小夜班</td><td>大夜班</td></tr>
<tr><td></td><td></td><td></td><td></td><td></td><td></td><td></td><td></td><td></td></tr>
<tr><td>医师签名</td><td colspan="3"></td><td colspan="3"></td><td colspan="3"></td></tr>
</table>

第二节 AML 诱导达完全缓解（CR）临床路径释义

一、AML 诱导达完全缓解（CR）临床路径标准住院流程

（一）临床路径标准住院日为 8~21 天

（二）进入路径标准

1. 第一诊断必须符合急性髓系白血病（AML）（非 APL）疾病编码（ICD10：M9840/3；M9861/3；M9867/3；M9870-4/3；M9891-7/3；M9910/3；M9920/3）。

2. 患者年龄（≤75 岁患者）。

3. 经诱导化疗达 CR。

4. 当患者同时具有其他疾病诊断时，但在住院期间不需要特殊处理，也不影响第一诊断的临床路径流程实施时，可以进入路径。

释义

■ 诊断明确且诱导化疗获得完全缓解的 AML 患者进入本路径，复发患者应退出本路径。

（三）入院 2 天（指工作日）内完善入院常规所必需的检查项目

1. 常规化验：血（尿便）常规、ABO 血型、肝肾功能、电解质、乙肝五项、抗 HCV、抗 HIV、梅毒血清抗体、凝血分析全项。

2. X 线胸片、心电图、腹部 B 超。

释义

■ 1、2 项检查内容的完善指导临床医生正确评价患者主要脏器功能，保证本路径治疗的顺利进行。

3. 发热或有明确某系统感染者可选择：血、尿、便、咽拭子培养和影像学检查。

释义

■ 巩固治疗前积极控制处理潜在感染，避免巩固治疗后期尤其骨髓抑制期出现严重感染而影响本路径的实施。

4. 骨髓检查（形态学、必要时活检）、微小残留病变检测。

释义

■ 骨髓形态学检查明确患者处于完全缓解状态并进入本路径，若骨髓形态提示复发应退出本路径。

5. 患者及家属签署以下同意书：化疗知情同意书、输血知情同意书。

释义

■ 签署各项知情同意书，加强医患沟通，不仅有利于患者及其家属了解疾病现状及后续治疗，亦有助于保障医疗安全。

（四）化疗开始于入院第 2~3 天

释义

■ 前述主要入院检查于 2 天内完成。

（五）化疗方案：巩固化疗

1. 中大剂量阿糖胞苷或常规剂量方案。

释义

■ 治疗方案的选择参照《急性髓系白血病治疗的专家共识》（中华医学会血液学分会白血病学组）和美国癌症综合网（NCCN）指南。巩固强化治疗目的在于进一步清除残留白血病，获得持久的缓解。多个研究表明在 AML 巩固治疗中采用 3~4 疗程大剂量阿糖胞苷可改善患者长期生存，降低复发率，其后可再给予适当的标准剂量化疗；亦可采用中剂量阿糖胞苷与蒽环或蒽醌类、氟达拉滨或鬼臼类及吖啶类等药物联合组成巩固化疗方案，2~3 个疗程后可行标准剂量化疗。缓解后总化疗周期≥6 个疗程。根据遗传学预后分组，预后良好组的患者可仅化疗，或巩固 1~2 个疗程含中、大剂量阿糖胞苷方案化疗后继而行自体造血干细胞移植；预后中等组的患者可巩固 1~2 个疗程含中、大剂量阿糖胞苷方案化疗后继而行自体造血干细胞移植或配型相合供者异基因造血干细胞移植；预后不良组的患者可进行异基因造血干细胞移植，寻找供者期间可行至少 1 个疗程的含中、大剂量阿糖胞苷的化疗。

年龄≥60 岁的患者可采用标准剂量阿糖胞苷联合蒽环、蒽醌类、鬼臼类、吖啶类或高三尖杉酯碱等药物联合组成巩固化疗方案，缓解后总化疗周期 2~4 个疗程。

2. 有中枢神经系统白血病（CNSL）高危因素或有症状者行腰穿及鞘内注射。

释义

■ AML 患者中枢神经系统白血病的发生率明显低于急性淋巴细胞白血病患者，参考 NCCN 指南，不建议在诊断时即对无症状的患者进行腰穿检查。已达完全缓解的患者，尤其是治疗前 WBC≥$100×10^9$/L 或单核细胞白血病（AML-M4 和 M5）患者，建议行腰椎穿刺、鞘内注射化疗药物 1 次，以进行 CNSL 的筛查。如脑脊液检查阳性但无症状者，则给予化疗药物鞘内注射，每周 2 次，直至脑脊液正常，以后每周 1 次，共 4~6 次。如脑脊液检查阴性，每个疗程鞘内注射化疗药物 1~2 次，共 4~6 次。采用大剂量阿糖胞苷治疗者可减少鞘内注射化疗药物次数。

3. 有条件行造血干细胞移植（HSCT）的患者进入 HSCT 路径。

释义

■ 根据遗传学预后分组，预后中等、预后不良组的患者可进行造血干细胞移植，有合适供者的患者进入 HSCT 路径。

（六）化疗后住院恢复 12 天必须复查的检查项目

1. 全血细胞分析。

释义

■ AML 患者巩固化疗后进入骨髓抑制期，定期监测全血细胞分析为成分输血等支持治疗提供依据；骨髓恢复期，血细胞分析为疗效判定提供依据。

2. 骨髓检查。
3. 微小残留病变检测。

释义

■ 巩固治疗中适时复查骨髓，复发患者应退出本路径。

（七）化疗中及化疗后治疗

1. 依据感染及发热情况选择抗生素，至感染控制。

2. 药物性脏器损伤：相应治疗。
3. 成分输血。

释义

■ 详见初治 AML 患者路径。

（八）出院标准

1. 一般情况良好。
2. 没有需要住院处理的并发症和（或）合并症。

释义

■ 临床症状改善，ANC≥0.5×10^9/L、PLT≥20×10^9/L 且脱离输血，不需要静脉输液的患者可出院，出现其他合并症需要治疗者可适当延长住院时间。

（九）有无变异及原因分析

化疗中、后有感染、贫血、出血及其他合并症者进行相关的诊断和治疗，并适当延长住院时间。

释义

■ 治疗过程中因出现各种合并症需要继续住院的患者可适当延长住院日，若出现严重并发症影响本路径实施可退出本路径。

二、完全缓解的 AML 临床路径给药方案

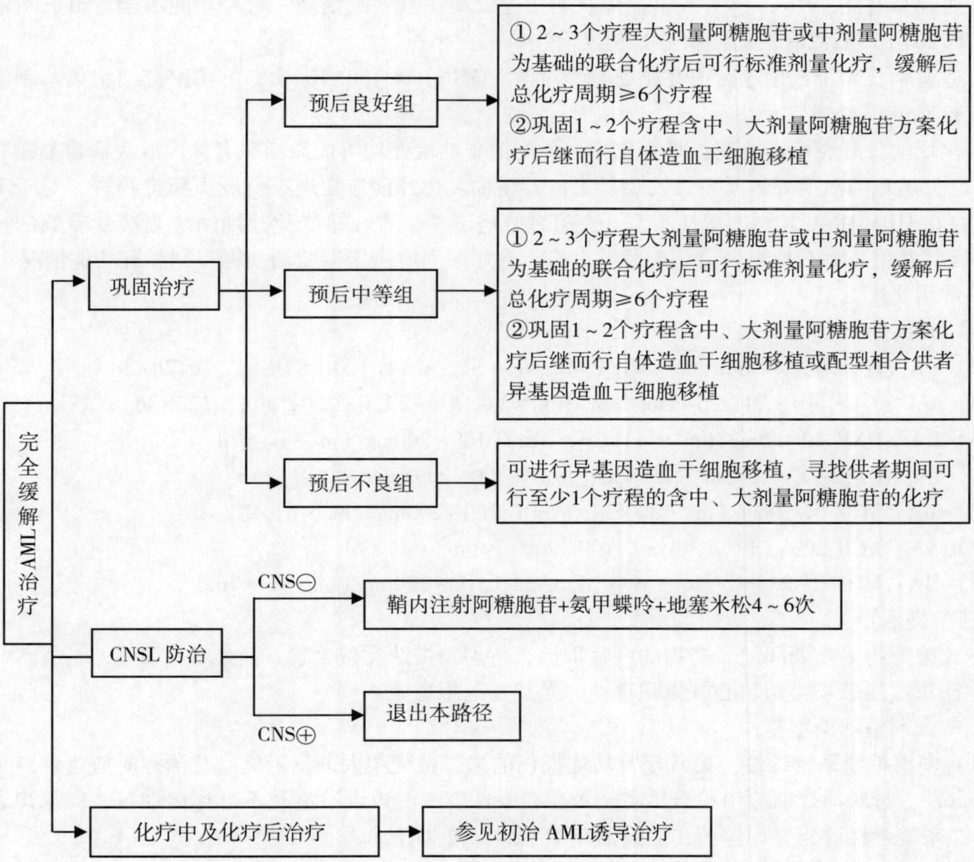

【用药选择】

1. 抗生素的使用：发热患者建议立即进行血培养并使用抗菌药，根据患者是否存在咳嗽咳痰、腹泻、尿路感染等症状留取相应的标本送相应病原微生物培养。可选用头孢类（或青霉素类）±氨基糖苷类治疗，3 天后发热不缓解者，可考虑更换碳青霉烯类和（或）糖肽类和（或）抗真菌治疗；有明确脏器感染患者应根据感染部位及病原微生物培养结果选用相应抗生素，同时治疗用药的选择应综合患者病情及抗菌药物特点制订。单一药物可有效治疗的感染，可以不联合用药。严重感染、单一用药不易控制的混合细菌感染、需要长疗程且易产生耐药性的感染可联合用药。中性粒细胞减少患者感染进展快，一旦出现发热应尽早应用抗菌药；中性粒细胞减少患者有感染的症状、体征，应早期应用抗菌药；选择经验性用药时应考虑到本病区（医院）患者目前分离到的细菌种类、发生频率、抗菌药敏感情况；住院时间较长或反复住院治疗的患者应考虑到其既往感染的致病菌及抗菌药使用情况；中性粒细胞减少患者，单纯考虑一种病原菌感染而采用窄谱抗菌药是不够的，必须使用广谱抗菌药，尽可能选择杀菌药物而非抑菌药物。万古霉素和利奈唑胺不宜单一用药。有持续性发热但无明确感染来源、血流动力学不稳定患者，应将抗菌方案扩展至能够覆盖耐药性革兰阴性菌和革兰阳性菌及厌氧菌和真菌。抗真菌的经验治疗，一般选择抗菌谱较广的抗真菌药，如伊曲康唑、两性霉素 B、卡泊芬净、米卡芬净及伏立康唑等。

2. 化疗期间脏器功能损伤的相应防治：镇吐、保肝、水化、碱化等。

3. 血制品输注：Hb<75g/L 或贫血症状明显建议输注浓缩红细胞，有心功能不全者可放宽输血指征；PLT<20×10^9/L 或有活动性出血时建议输注单采血小板。

4. 造血生长因子：化疗后中性粒细胞绝对值（ANC）≤1.0×10^9/L，可使用粒细胞集落刺激因子（G-CSF）5μg/(kg·d)。

5. 化疗前后肝炎病毒监测：联合化疗、免疫抑制性治疗均可能激活患者体内肝炎病毒复制，尤其是乙型肝炎病毒的激活导致暴发性乙型肝炎危及生命。化疗前应常规进行肝炎病毒筛查，对于 HBeAg 阳性或存在 HBV-DNA 复制的慢性乙型肝炎患者或病毒携带者在接受化疗期间应当接受有效的抗病毒治疗。目前常用药物有拉米夫定、恩替卡韦等。治疗期间应当定期监测病毒复制和肝功能情况。

6. 常用化疗方案：

（1）大剂量 Ara-C：Ara-C 3.0g/m^2，q12h×3d。

（2）DA（中剂量）：DNR 40~45mg/(m^2·d)×3d，Ara-C 1.0~2.0g/m^2，q12h×3d。

（3）MA（中剂量）：MTZ 6~8mg/(m^2·d)×3d，Ara-C 1.0~2.0g/m^2，q12h×3d。

（4）DA：DNR 40~45mg/(m^2·d)×3d，Ara-C 100~200mg/(m^2·d)×7d。

（5）IA：IDA 8~12 mg/(m^2·d)×3d，Ara-C 100~200mg/(m^2·d)×7d。

（6）MA：MTZ 6~10mg/(m^2·d)×3d，Ara-C 100~200mg/(m^2·d)×7d。

（7）AA：ACR 20mg/d×7d，Ara-C 100~200mg/(m^2·d)×7d。

（8）HA：HHT 2~2.5mg/(m^2·d)×7d，Ara-C 100~200mg/(m^2·d)×7d。

【药学提示】

1. 抗菌药物治疗期间注意药物的肝肾毒性，特别是糖肽类抗生素、两性霉素 B 等。

2. 注意监测蒽环类药物心脏累积毒性，尤其是老年患者。

3. 中大剂量阿糖胞苷：

（1）中枢神经系统毒性：尤其是肾功能损伤的患者接受中大剂量阿糖胞苷治疗时应当注意中枢神经系统毒性。每次治疗前应当检查患者是否存在眼球震颤、口齿不清及不对称运动等。如果患者出现中枢神经系统毒性应当立即停药，后续治疗中不应当再次尝试。

（2）发热：部分患者治疗过程中出现非感染相关的发热，可对症应用糖皮质激素。输注前或阿糖胞苷配制液中加入小剂量糖皮质激素可明显降低发热的发生。

（3）结膜炎：部分患者治疗过程中出现结膜炎，多为非感染性。大剂量阿糖胞苷使用过程中常规使用皮质醇类眼药水可预防和治疗结膜炎。

【注意事项】

AML 患者化疗后骨髓抑制期，因中性粒细胞减少易合并不同部位感染，抗菌药物的合理使用十分重要。巩固治疗前积极控制处理潜在感染，避免骨髓抑制期出现严重感染而影响本路径的实施。

三、推荐表单

（一）医师表单

完全缓解的 AML 临床路径医师表单

适用对象：第一诊断为急性髓系白血病（ICD10：M9840/3 M9861/3；M9867/3；M9870-4/3；M9891-7/3；M9910/3；M9920/3）（非 APL 获 CR 者）拟行巩固化疗

患者姓名：________性别：________年龄：________门诊号：________住院号：________

住院日期：_____年___月___日　出院日期：_____年___月___日　标准住院日：21 天

时间	住院第 1 天	住院第 2 天
主要诊疗工作	□ 患者家属签署输血同意书、骨髓穿刺及腰穿同意书、PICC 插管同意书 □ 询问病史及体格检查 □ 完成病历书写 □ 开化验单 □ 上级医师查房与化疗前评估 □ 确定化疗方案和日期	□ 上级医师查房 □ 完成入院检查 □ 骨髓穿刺术（骨髓检查、微小残留病变检测） □ 腰穿+鞘内注射 □ 根据血象决定是否成分输血 □ 完成必要的相关科室会诊 □ 住院医师完成上级医师查房记录等病历书写
重点医嘱	**长期医嘱：** □ 血液病二级护理常规 □ 饮食 □ 抗菌药物（必要时） **临时医嘱：** □ 血（含血型）尿便常规检查、凝血四项、输血九项、肝肾（脂）全项、电解质 □ X 线胸片、心电图 □ 腹部 B 超 □ 超声心动图（视患者情况而定） □ 咽培养、血培养（必要时）	**长期医嘱：** □ 患者既往基础用药 □ 抗菌药物（必要时） **临时医嘱：** □ 骨髓穿刺 1 次 □ 骨髓形态学、免疫残留、白血病特殊基因分型 □ 全血细胞分析 □ 腰穿 1 次，鞘内注射 □ 脑脊液常规、生化、细胞形态 □ 20%甘露醇 250ml ivgtt st（颅压高者）
病情变异记录	□ 无　□ 有，原因： 1. 2.	□ 无　□ 有，原因： 1. 2.
医师签名		

时间	住院第3~7天	住院第4~19天 化疗后第1~14日	住院第20天（出院日）
主要诊疗工作	□ 患者家属签署化疗知情同意书 □ 化疗 □ 住院医师完成病程记录 □ 上级医师查房 □ 镇吐、保肝	□ 上级医师查房，注意病情变化 □ 住院医师完成常规病历书写 □ 每日复查血细胞分析 □ 注意观察体温、血压等 □ 输血、抗炎等支持治疗（必要时） □ 粒细胞集落刺激因子（必要时）	□ 上级医师查房，确定有无并发症情况，明确是否出院 □ 完成出院记录、病案首页、出院证明书等，向患者交代出院后的注意事项，如：返院复诊的时间、地点，发生紧急情况时的处理等
重点医嘱	**长期医嘱：** □ 化疗医嘱（3~7天） □ 镇吐、保肝、抗炎等医嘱 □ 补液治疗（水化、碱化） □ 别嘌醇 0.1g tid **临时医嘱：** □ 输血医嘱（必要时） □ 心电监护（必要时） □ 补液（每日2500ml） □ 每周复查2次血生化（肝肾功能）及电解质 □ 其他特殊医嘱	**长期医嘱：** □ 普食 **临时医嘱：** □ 全血细胞分析、尿便常规 □ 血生化全项、电解质 □ 输血、抗炎等支持治疗（必要时） □ 粒细胞集落刺激因子（必要时） □ X线胸片、影像学（必要时） □ 血培养、痰培养、尿便培养（必要时） □ PICC插管换药（每周1次）	**出院医嘱：** □ 出院带药
病情变异记录	□ 无 □ 有，原因： 1. 2.	□ 无 □ 有，原因： 1. 2.	□ 无 □ 有，原因： 1. 2.
医师签名			

（二）护士表单

完全缓解的AML临床路径护士表单

适用对象：**第一诊断为**急性髓系白血病（ICD10：M9840/3 M9861/3；M9867/3；M9870-4/3；M9891-7/3；M9910/3；M9920/3）（非APL获CR者）拟行巩固化疗

患者姓名：________性别：________年龄：________门诊号：________住院号：________

住院日期：_____年___月___日　出院日期：_____年___月___日　标准住院日：21天

时间	住院第1天	住院第2天
健康宣教	□ 入院宣教：介绍病房环境、设施、医院相关制度、主管医师和护士 □ 告知各项检查、化验的目的及注意事项 □ 指导饮食、卫生、活动等 □ 指导漱口和坐浴的方法、安全宣教 □ PICC置管介绍（如入院时带管，进行PICC导管评价和宣教） □ 做好心理安慰，减轻患者入院后焦虑、紧张的情绪	□ 宣教疾病知识 □ 指导预防感染和出血 □ PICC维护宣教 □ 介绍骨髓穿刺、腰穿的目的、方法和注意事项 □ 做好用药指导
护理处置	□ 入院护理评估：询问病史、相关查体，检查皮肤黏膜有无出血、营养状况、血管情况等 □ 监测和记录生命体征 □ 建立护理记录（病危、重患者）、 □ 卫生处置：剪指（趾）甲、洗澡，更换病服 □ 完成各项化验检查的准备 □ PICC置管术，术前签署PICC置管知情同意书（带管者进行PICC导管维护）	□ 完成各项化验检查标准的留取并及时送检 □ 遵医嘱完成相关检查 □ PICC导管维护
基础护理	□ 根据患者病情和生活自理能力确定护理级别（遵医嘱执行） □ 晨晚间护理 □ 安全护理 □ 口腔护理 □ 肛周护理	□ 执行分级护理 □ 晨晚间护理 □ 安全护理 □ 口腔护理 □ 肛周护理
专科护理	□ 执行血液病护理常规 □ 病情观察 □ 填写患者危险因素评估表（必要时） □ 感染、出血护理（必要时） □ 输血护理（需要时） □ 心理护理	□ 观察患者病情变化 □ 感染、出血护理（必要时） □ 输血护理（需要时） □ 化疗护理 □ 心理护理
重点医嘱	□ 详见医嘱执行单	□ 详见医嘱执行单
病情变异记录	□ 无　□ 有，原因： 1. 2.	□ 无　□ 有，原因： 1. 2.
护士签名		

时间	住院第 3~7 天	住院第 4~19 天 （化疗后第 1~14 日）	住院第 20 天（出院日）
健康宣教	□ 化疗宣教 告知用药及注意事项 化疗期间患者饮食、卫生 化疗期间嘱患者适当多饮水 对陪伴家属健康指导 □ 指导预防感染和出血 □ 介绍药物作用、副作用 □ 心理指导	□ 骨髓抑制期宣教：预防感染和出血，维护病室环境清洁、整齐 □ 指导进高压饮食 □ 心理指导	□ 出院宣教：用药、饮食、卫生、休息，监测血常规、生化等 □ PICC 带出院外宣教 □ 指导办理出院手续 □ 告知患者科室联系电话 □ 定期门诊随访
护理处置	□ 遵医嘱完成相关化验检查 □ 遵照医嘱及时给予对症治疗 □ PICC 导管维护 □ 执行保护性隔离措施	□ 遵医嘱完成相关化验检查 □ 遵照医嘱及时给予对症治疗 □ PICC 导管维护 □ 执行保护性隔离措施	□ 为患者领取出院带药 □ 协助整理患者用物 □ 床单位终末消毒
基础护理	□ 执行分级护理 □ 晨晚间护理 □ 安全护理 □ 口腔护理 □ 肛周护理	□ 执行分级护理 □ 晨晚间护理 □ 安全护理 □ 口腔护理 □ 肛周护理	□ 安全护理（护送出院）
专科护理	□ 观察患者病情变化，重点观察有无出血倾向、化疗副作用 □ 感染、出血护理 □ 输血护理（需要时） □ 化疗护理 □ 心理护理	□ 观察患者病情变化，观察有无感染和出血倾向，有无胸闷憋气、胸痛等 □ 感染、出血护理 □ 输血护理（需要时） □ 化疗护理 □ 心理护理	□ 预防感染和出血指导 □ 心理护理
重点医嘱	□ 详见医嘱执行单	□ 详见医嘱执行单	□ 详见医嘱执行单
病情变异记录	□ 无 □ 有，原因： 1. 2.	□ 无 □ 有，原因： 1. 2.	□ 无 □ 有，原因： 1. 2.
护士签名			

（三）患者表单

完全缓解的 AML 临床路径患者表单

适用对象：**第一诊断为**急性髓系白血病（ICD10：M9840/3 M9861/3；M9867/3；M9870-4/3；M9891-7/3；M9910/3；M9920/3）（非 APL 获 CR 者）拟行巩固化疗

患者姓名：＿＿＿＿性别：＿＿＿＿年龄：＿＿＿＿门诊号：＿＿＿＿住院号：＿＿＿＿

住院日期：＿＿年＿＿月＿＿日　出院日期：＿＿年＿＿月＿＿日　标准住院日：21 天

时间	入院第 1 天	入院第 2 天
医患配合	□ 接受询问病史、收集资料，请务必详细告知既往史、用药史、过敏史 □ 请明确告知既往用药情况 □ 配合进行体格检查 □ 有任何不适请告知医师 □ 配合进行相关检查 □ 签署相关知情同意书	□ 配合完成相关检查（B 超、心电图、X 线胸片等） □ 配合完成化验：血常规、生化等 □ 配合骨髓穿刺、活检 □ 配合腰穿、鞘内注射 □ 配合用药 □ 有任何不适请告知医师
护患配合	□ 配合测量体温、脉搏、呼吸、血压、身高体重 □ 配合完成入院护理评估（回答护士询问病史、过敏史、用药史） □ 接受入院宣教（环境介绍、病室规定、探视陪伴制度、送餐订餐制度、贵重物品保管等） □ 配合采集血标本 □ 配合护士选择静脉通路，接受 PICC 置管（带管者接受 PICC 导管评价、宣教与维护） □ 接受用药指导 □ 接受预防感染和出血指导 □ 有任何不适请告知护士	□ 配合测量体温、脉搏、呼吸，询问排便 □ 配合各项检查（需要空腹的请遵照执行） □ 配合采集血标本 □ 接受疾病知识介绍 □ 接受骨髓穿刺、活检宣教 □ 接受腰穿、鞘内注射宣教 □ 接受用药指导 □ 接受 PICC 维护 □ 接受预防感染和出血指导 □ 接受心理护理 □ 接受基础护理 □ 有任何不适请告知护士
饮食	□ 遵照医嘱饮食	□ 遵照医嘱饮食
排泄	□ 尿便异常时及时告知医护人员	□ 尿便异常时及时告知医护人员
活动	□ 根据病情适当活动 □ 有出血倾向的卧床休息，减少活动	□ 根据病情适当活动 □ 有出血倾向的卧床休息，减少活动

时间	住院第3~7天	住院第4~19天 （化疗后第1~14日）	住院第20天（出院日）
医患配合	□ 配合相关检查 □ 配合用药 □ 配合化疗 □ 有任何不适请告知医师	□ 配合相关检查 □ 配合用药 □ 配合各种治疗 □ 有任何不适请告知医师	□ 接受出院前指导 □ 遵医嘱出院后用药 □ 知道复查时间 □ 获取出院诊断书
护患配合	□ 配合定时测量生命体征、每日询问排便 □ 配合各种相关检查 □ 配合采集血标本 □ 接受疾病知识介绍 □ 接受用药指导 □ 接受 PICC 维护 □ 接受化疗知识指导 □ 接受预防感染和出血指导 □ 接受保护性隔离措施 □ 接受心理护理 □ 接受基础护理 □ 有任何不适请告知护士	□ 配合定时测量生命体征、每日询问排便 □ 配合各种相关检查 □ 配合采集血标本 □ 接受疾病知识介绍 □ 接受用药指导 □ 接受 PICC 维护 □ 接受预防感染和出血指导 □ 接受保护性隔离措施 □ 接受心理护理 □ 接受基础护理 □ 有任何不适请告知护士	□ 接受出院宣教 □ 办理出院手续 □ 获取出院带药 □ 知道服药方法、作用、注意事项 □ 知道预防感染、出血措施 □ 知道复印病历方法 □ 接受 PICC 院外维护指导 □ 签署 PICC 院外带管协议
饮食	□ 遵照医嘱饮食	□ 高压饮食	□ 普通饮食 □ 避免进生、冷、硬、辛辣和刺激饮食
排泄	□ 尿便异常时及时告知医护人员	□ 尿便异常时及时告知医护人员	□ 尿便异常（出血时）及时就诊
活动	□ 根据病情适当活动 □ 有出血倾向的卧床休息，减少活动	□ 根据病情适当活动 □ 有出血倾向的卧床休息，减少活动	□ 适当活动，避免疲劳 □ 注意保暖，避免感冒 □ 注意安全，减少出血

附：原表单（2011 年版）

AML 诱导达完全缓解（CR）临床路径表单

适用对象：**第一诊断为**急性髓系白血病（ICD10：M9840/3 M9861/3；M9867/3；M9870-4/3；M9891-7/3；M9910/3；M9920/3）（非 APL 获 CR 者）拟行巩固化疗

患者姓名：________性别：________年龄：________门诊号：________住院号：________

住院日期：_____年___月___日　出院日期：_____年___月___日　标准住院日：21 天

<table>
<tr><th>时间</th><th colspan="3">住院第 1 天</th><th colspan="3">住院第 2 天</th><th colspan="3">住院第 3~7 天</th></tr>
<tr><td>主要诊疗工作</td><td colspan="3">□ 患者家属签署输血同意书、骨髓穿刺及腰穿同意书、PICC 插管同意书
□ 询问病史及体格检查
□ 完成病历书写
□ 开化验单
□ 上级医师查房与化疗前评估
□ 确定化疗方案和日期</td><td colspan="3">□ 上级医师查房
□ 完成入院检查
□ 骨髓穿刺术（骨髓检查、微小残留病变检测）
□ 腰穿+鞘内注射
□ 根据血象决定是否成分输血
□ 完成必要的相关科室会诊
□ 住院医师完成上级医师查房记录等病历书写</td><td colspan="3">□ 患者家属签署化疗知情同意书
□ 化疗
□ 住院医师完成病程记录
□ 上级医师查房
□ 镇吐、保肝</td></tr>
<tr><td>重点医嘱</td><td colspan="3">长期医嘱：
□ 血液病二级护理常规
□ 饮食
□ 抗生素（必要时）
临时医嘱：
□ 血（含血型）尿便常规检查、凝血四项、输血九项、肝肾（脂）全项、电解质、
□ X 线胸片、心电图
□ 腹部 B 超
□ 超声心动图（视患者情况而定）
□ 咽培养、血培养（必要时）</td><td colspan="3">长期医嘱：
□ 患者既往基础用药
□ 抗生素（必要时）
临时医嘱：
□ 骨髓穿刺 1 次
□ 骨髓形态学、免疫残留、白血病特殊基因分型
□ 全血细胞分析
□ 腰穿 1 次，鞘内注射
□ 脑脊液常规、生化、细胞形态
□ 20%甘露醇 250ml ivgtt st（颅压高者）</td><td colspan="3">长期医嘱：
□ 化疗医嘱（3~7 天）
□ 镇吐、保肝、抗炎等医嘱
□ 补液治疗（水化、碱化）
□ 别嘌醇 0.1g tid
临时医嘱：
□ 输血医嘱（必要时）
□ 心电监护（必要时）
□ 补液（每日 2500ml）
□ 每周复查 2 次血生化（肝肾功能）及电解质
□ 其他特殊医嘱</td></tr>
<tr><td>主要护理工作</td><td colspan="3">□ 介绍病房环境、设施和设备
□ 入院护理评估</td><td colspan="3">□ 宣教（血液病知识）</td><td colspan="3">□ 观察患者病情变化
□ 心理与生活护理
□ 化疗期间嘱患者多饮水</td></tr>
<tr><td>病情变异记录</td><td colspan="3">□ 无　□ 有，原因：
1.
2.</td><td colspan="3">□ 无　□ 有，原因：
1.
2.</td><td colspan="3">□ 无　□ 有，原因：
1.
2.</td></tr>
<tr><td rowspan="2">护士签名</td><td>白班</td><td>小夜班</td><td>大夜班</td><td>白班</td><td>小夜班</td><td>大夜班</td><td>白班</td><td>小夜班</td><td>大夜班</td></tr>
<tr><td></td><td></td><td></td><td></td><td></td><td></td><td></td><td></td><td></td></tr>
<tr><td>医师签名</td><td colspan="3"></td><td colspan="3"></td><td colspan="3"></td></tr>
</table>

<table>
<tr><th>时间</th><th colspan="3">住院第 4~19 天
（化疗后第 1~14 日）</th><th colspan="3">住院第 20 天
（出院日）</th></tr>
<tr><td>主要诊疗工作</td><td colspan="3">□ 上级医师查房，注意病情变化
□ 住院医师完成常规病历书写
□ 每日复查血细胞分析
□ 注意观察体温、血压等
□ 输血、抗炎等支持治疗（必要时）
□ 粒细胞集落刺激因子（必要时）</td><td colspan="3">□ 上级医师查房，确定有无并发症情况，明确是否出院
□ 完成出院记录、病案首页、出院证明书等，向患者交代出院后的注意事项，如：返院复诊的时间、地点，发生紧急情况时的处理等</td></tr>
<tr><td>重点医嘱</td><td colspan="3">长期医嘱：
□ 普食
临时医嘱：
□ 全血细胞分析、尿便常规
□ 血生化全项、电解质
□ 输血、抗炎等支持治疗（必要时）
□ 粒细胞集落刺激因子（必要时）
□ X 线胸片、影像学检查（必要时）
□ 血培养、痰培养、尿便培养（必要时）
□ PICC 插管换药（每周 1 次）</td><td colspan="3">出院医嘱：
□ 出院带药</td></tr>
<tr><td>主要护理工作</td><td colspan="3">□ 随时观察患者情况
□ 心理与生活护理</td><td colspan="3">□ 指导患者办理出院手续</td></tr>
<tr><td>病情变异记录</td><td colspan="3">□ 无 □ 有，原因：
1.
2.</td><td colspan="3">□ 无 □ 有，原因：
1.
2.</td></tr>
<tr><td rowspan="2">护士签名</td><td>白班</td><td>小夜班</td><td>大夜班</td><td>白班</td><td>小夜班</td><td>大夜班</td></tr>
<tr><td></td><td></td><td></td><td></td><td></td><td></td></tr>
<tr><td>医师签名</td><td colspan="3"></td><td colspan="3"></td></tr>
</table>

第十一章　再生障碍性贫血临床路径

一、再生障碍性贫血编码

疾病名称及编码：（ICD-10：D61）。

二、临床路径检索方法

D61。

三、再生障碍性贫血-重型及非重型再生障碍性贫血临床路径-1及2标准住院流程

（一）适用对象

第一诊断为再生障碍性贫血（ICD10：D61）。

释义

■ 再生障碍性贫血（aplastic anemia，AA）是指多种病因、多种发病机制引起的一种骨髓造血功能衰竭症，主要表现为骨髓有核细胞增生低下、全血细胞减少及由其导致的贫血、出血和感染。目前国内外公认的分型方法按照疾病严重程度分型，分为重型（SAA）和非重型AA（NSAA）。

■ 本路径适用于SAA和NSAA。SAA进入路径-1，NSAA进入路径-2。

（二）诊断依据

根据《再生障碍性贫血诊断治疗专家共识》［中华医学会血液学分会红细胞疾病（贫血）学组，2010］。

1. 血常规：全血细胞减少，校正后的网织红细胞<1%，淋巴细胞比例增高。

2. 骨髓穿刺：多部位（不同平面）骨髓增生减低或重度减低；小粒空虚，非造血细胞（淋巴细胞、网状细胞、浆细胞、肥大细胞等）比例增高；巨核细胞明显减少或缺如；红系、粒系细胞均明显减少。

3. 骨髓活检（髂骨）：全切片增生减低，造血组织减少，脂肪细胞和（或）非造血细胞增多，网硬蛋白不增加，无异常细胞。

4. 除外检查：排除先天性和其他获得性、继发性骨髓衰竭疾病。

5. SAA诊断标准：①骨髓细胞增生程度<正常的25%，如≥正常的25%但<50%，则残存的造血细胞应<30%；②血常规：需具备下列三项中的两项：中性粒细胞（ANC）$<0.5\times10^9/L$，校正的网织红细胞<1%或绝对值$<20\times10^9/L$，血小板（PLT）$<20\times10^9/L$；③若ANC$<0.2\times10^9/L$为极重型AA。

6. NSAA诊断标准：未达到SAA标准的AA。

释义

■ 全血细胞减少的标准：至少符合以下三项中两项：Hb<100g/L，PLT<50×10⁹/L，ANC<1.50×10⁹/L。

■ 骨髓检查：强调至少一个部位为增生减低，最好结合骨髓活检明确诊断，骨髓病理检查更能明确发现病态造血，有利于与低增生骨髓增生异常综合征鉴别。

■ 需要排除其他引起全血细胞减少的疾病，常见的全血细胞减少性疾病有：阵发性睡眠性血红蛋白尿、急性造血停滞、低增生型白血病和低增生型骨髓增生异常综合征、巨幼细胞性贫血、骨髓纤维化、非造血系统恶性肿瘤浸润。

（三）治疗方案的依据

根据《再生障碍性贫血诊断治疗专家共识》[中华医学会血液学分会红细胞疾病（贫血）学组，2010]。根据疾病严重度治疗方案的选择分为路径-1和路径-2。

1. 路径-1针对SAA患者：①支持治疗；②本病治疗包括：异基因骨髓移植和免疫抑制药联合治疗（环孢素+ATG/ALG），前者适用于SAA的年轻患者，有合适供者，有骨髓移植的意向；后者适用于无合适供髓者的SAA，在支持治疗的基础上选择；③促进造血治疗。

2. 路径-2针对NSAA患者：①支持治疗；②本病治疗：免疫抑制治疗；③促进造血治疗。

释义

■ 根据SAA及NSAA分为路径-1和路径-2，治疗方案选择的原则为：根据疾病的严重程度尽早采取有效的治疗。①路径-1：SAA的标准治疗包括：对于<40岁且有合适同胞供体的首选HLA相合同胞供者骨髓移植；≥40岁或年龄<40岁但无HLA相合同胞供者的患者首选免疫抑制联合治疗，对于免疫抑制联合治疗无效的年轻患者可以选择HLA相合无关供体或亲缘单倍体造血干细胞移植（如进入移植则退出路径）；②路径-2：NSAA分输血依赖和非输血依赖，前者可以选择免疫抑制治疗及促进造血治疗，如治疗6个月无效的患者可按SAA治疗进入路径-1（如选择移植则退出路径）；后者可选择促进造血和（或）环孢素治疗。

■ 路径-1：支持治疗包括：①纠正贫血，输血指证为血红蛋白（Hb）<60g/L，或老年（≥60岁）、代偿反应能力低（如伴有心、肺疾患）、需氧量增加（如感染、发热、疼痛等）、氧气供应缺乏加重（如失血、肺炎等）时可放宽输血阈值至Hb≤80g/L；尽量输注红细胞悬液；拟行异基因造血干细胞移植者应输注辐照或过滤后的红细胞和血小板悬液；②输注血小板，存在血小板消耗危险因素者，或SAA预防性血小板输注阈值为<20×10⁹/L，而病情稳定者为10×10⁹/L，出现严重出血者不受上述标准限制；③治疗感染，发热患者按照“中性粒细胞减少伴发热”的原则处理，初治用广谱抗生素治疗，并取可疑感染部位分泌物或尿便、血液等作细菌培养和药敏试验，待细菌培养和药敏试验有结果后再换用敏感窄谱抗生素，长期广谱抗生素治疗可诱发真菌感染和肠道菌群失调；④祛铁治疗：长期输血导致血清铁蛋白水平超过1000ng/L时予以祛铁治疗；⑤其他保护措施：SAA患者应予以保护性隔离，有条件者入住层流床或病房；避免出血，减少活动；杜绝使用对骨髓有损伤作用和抑制血小板功能的药物；必

要的心理护理。本病治疗包括：①异基因骨髓移植：适用于年龄<40 岁且有 HLA 相合同胞供者的 SAA；对于对于曾经接受强化免疫抑制治疗（IST）失败的年轻 SAA 患者如无亲缘全相合供者，也可考虑亲缘单倍体或无关全相合异基因移植（如行骨髓移植则退出临床路径）；②免疫抑制药联合治疗（环孢素+ATG/ALG）：适用于年龄≥40 岁或无合适供者的 SAA、输血依赖的 NSAA 且 CsA 联合促造血治疗 6 个月的无效者。ATG-R 2.5~5mg/(kg·d) 或 ALG-P 20~30mg/(kg·d)，连用共 5 天，静脉持续滴注 10~12 小时，同时予泼尼松 1mg/(kg·d) 与 ATG 同时使用预防血清病，激素应用 15 天后开始逐渐减量，一般 2 周后减停；CSA 3~5mg/(kg·d)，口服，与 ATG 应用同时开始或 ATG 开始后的第 4 周起，每周监测 CSA 血浓度 1~2 次，目标血药浓度（谷浓度）为 150~250ng/ml。促进造血治疗包括：雄激素具体用药方法：丙酸睾酮 50~100mg/d 肌内注射，司坦唑酮 6~12mg/d 口服，安雄（十一酸睾酮）120~160mg/d 口服，巧理宝（混合睾酮酯）250mg 每周 2 次肌内注射。造血生长因子、脱氧核苷酸钠注射液等使用。

■ 路径-2：支持治疗：纠正贫血、治疗感染、祛铁治疗及其他保护措施同路径-1。本病治疗分输血依赖和非输血依赖 NSAA，前者可以选择免疫抑制治疗（CSA）及促进造血治疗，如治疗 6 个月无效的患者可按 SAA 治疗进入路径-1（如选择移植则退出路径）；后者可选择促进造血和（或）CSA 治疗。CSA 可单独或联合雄激素用于 NSAA 患者，剂量及监测同路径-1。促进造血治疗同路径-1。

（四）临床路径-1 标准住院日为 60~120 天，临床路径-2 标准住院日为 14~21 天

释义

■ SAA 患者入院后，完善外周血及骨髓检查 3~7 天，一旦明确诊断，尽早给予治疗。

■ 可根据患者选择免疫抑制联合治疗，待血象回升并脱离粒细胞缺乏同时血小板脱离输注并>20×10^9/L，无临床出血表现可予以出院，住院时间不超过 120 天均符合路径要求。

■ 如果经上述方法治疗后患者条件允许，住院时间可以低于上述住院天数。

（五）进入路径-1 标准

1. 第一诊断必须符合 ICD10：D61 疾病编码，并符合中华医学会血液学分会红细胞疾病（贫血）学组关于 SAA 的诊断标准。

2. 若患者同时具有其他疾病诊断，但在住院期间不需要特殊处理也不影响第一诊断的临床路径流程实施，可以进入路径。

释义

■ 本路径仅针对 SAA 型。

■ 经入院常规检查发现以往所没有发现的疾病，而该疾病可能影响本路径实施的暂不宜进入路径。

■ 对于入院时合并致命性感染，经广谱抗生素应用 1 周后感染有加重，或合并有脏器功能不全、基本生命体征不稳定的患者不适合进入临床路径。

■ 同时合并重要脏器出血如颅内出血、大量消化道出血、肺出血等不适合进入临床路径。

（六）进入路径-2 标准

1. 第一诊断必须符合 ICD10：D61 疾病编码，并符合中华医学会血液学分会红细胞疾病（贫血）学组关于 NSAA 的诊断标准。

2. 当患者同时具有其他疾病诊断时，但在住院期间不需要特殊处理也不影响第一诊断的临床路径流程实施时，可以进入路径。

释义

■ NSAA 患者入院后，完善外周血及骨髓等检查 3~7 天，一旦确诊，如无明显感染、出血表现，可选择制订治疗方案后观察 5~7 天，如无明显不良反应可带药出院治疗，定期门诊随诊。

（七）明确诊断及入院常规检查所需 3~7 天（指工作日）中必需的检查项目

1. 尿、便常规。

2. 全血分析（网织红细胞计数、ABO 血型、血涂片细胞学分类）、肝肾功能、电解质、感染性疾病筛查（乙肝、丙肝、艾滋病、梅毒等）、凝血分析全项、抗人球蛋白试验、免疫球蛋白、抗核抗体和抗双链 DNA 抗体。

3. 骨髓检查：穿刺、活检、细胞遗传学检查。

4. 相关病毒检测：微小病毒 B19、EB 病毒、巨细胞病毒等。

5. 胸部 X 线检查、腹部超声波检查。

6. 必要时行血、尿、便、咽培养，影像学检查，维生素 B_{12} 和叶酸、酸溶血试验和流式细胞学检测 CD55、CD59（必要时有条件者可行 FLAER 检查），T 细胞亚群测定，血红蛋白电泳。

释义

■ 尿、便常规有助于明确有无感染和出血的存在，用于评估患者感染部位和出血的情况。

■ 网织红细胞计数有助于明确骨髓造血衰竭程度，如网织红细胞计数不低，一般不考虑为 SAA，除非 NSAA 治疗恢复期或 AA-PNH 综合征；输血患者需要明确 ABO 血型；血涂片细胞学分类有助于明确血细胞分类比例及形态变化；血常规检查可区分 SAA 和 NSAA，并作为是否需要进行成分输血指标；肝肾功能及电解质有助于判断患者脏器功能情况，是否合并其他疾病，并了解患者一般情况；感染性疾病筛查有助于明确再障发病原因及是否合并感染，有助于临床针对感染采取治疗；凝血分析全项有助于判断是否合并凝血功能异常，了解患者出血风险；抗人球蛋白试验明确是否合并免疫性溶血性贫血；免疫球蛋白、抗核抗体和抗双链DNA抗体有助于明确鉴别诊断。

■ 骨髓检查包括穿刺涂片、活检及细胞遗传学检查，有助于了解骨髓衰竭程度，细胞形态及比例，非造血细胞情况，有无染色体异常及先天性再障的存在，对于诊断及鉴别诊断至关重要。

■ 相关病毒包括微小病毒 B_{19}、EB病毒及CMV病毒等检测，有助于明确AA发病原因，并可采取有效抗病毒治疗。

■ 胸部X线检查有助于了解肺部情况，是否合并感染及严重程度；腹部超声波检查用于明确患者是否存在肝脾肿大及其他腹部脏器病变情况。

■ 血、尿、便、咽培养及影像学检查有助于明确感染病原学及感染部位；维生素 B_{12} 和叶酸测定有助于排除巨幼细胞性贫血导致的全血细胞减少；酸溶血试验和流式细胞学检测CD55、CD59（必要时有条件者可行FLAER检查）及血红蛋白电泳有助于排除PNH和遗传性贫血病；T细胞亚群测定有助于明确是否存在T细胞免疫异常。

（八）选择用药

1. 支持疗法：去除任何可能引起骨髓损害的因素，输血，对症处理，治疗和预防感染。

2. 雄激素：为治疗慢性再障首选药物。具体用药方法：丙酸睾酮50~100mg/d肌内注射，司坦唑酮6~12mg/d口服，安雄（十一酸睾酮）120~160mg/d口服，巧理宝（混合睾酮酯）250mg每周2次肌内注射。

3. 免疫抑制药：抗胸腺细胞球蛋白（ATG）和抗淋巴细胞球蛋白（ALG），环孢素A（CSA），免疫调节药，根据情况可选择应用肾上腺皮质激素。

4. 中医药：治宜补肾为本，兼益气活血。

5. 造血细胞因子：重组人EPO，重组人集落刺激因子，重组人TPO及白细胞介素-11。

释义

■ 支持治疗为再障治疗过程中的基础治疗，为进一步治疗奠定基础；红细胞输注可快速有效改善贫血，提高患者耐受性，血小板输注可预防出血，降低重要脏器出血导致死亡的风险；治疗和预防感染可减少重症感染发生率，为后续治疗创造有利条件；对症处理可以改善患者不适。

■ 雄激素治疗中需要定期检测肝肾功能，注意因雄性激素所致不良反应，对于肌内注射雄激素需要警惕注射部位的局灶感染及出血的发生。

■ 应用ATG和ALG治疗的患者需要注意血清病的预防；CSA治疗过程中需要检测血清药物浓度，注意药物所致的不良反应；对于肾上腺皮质激素的使用应慎重；免疫调节药主要用于NSAA，如脾多肽注射液等免疫双向调节剂，可调节淋巴细胞和巨噬细胞功能、刺激骨髓细胞增殖，产生大量白细胞，提高造血功能，改善机体细胞免疫功能。

■ 中医药如复方皂矾丸等对于慢性再障具有一定疗效。

■ 配合上述治疗的同时应用造血生长因子刺激造血至关重要，EPO的使用可以减少因过多红细胞的输注而导致的铁过载；TPO和IL-11可以刺激血小板生成，减少因血小板抗体产生导致的血小板输注无效；重组人集落刺激因子可以刺激粒细胞回升。脱氧核苷酸钠注射液能增进骨骼造血功能，可用于血小板减少症及再生障碍性贫血等支持治疗。

（九）出院标准

1. 病情较稳定，无明显出血及高热的患者。

2. NSAA确定诊断和制订出治疗方案后可出院门诊治疗。

释义

■ 对于SAA需达到粒细胞>0.5×10^9/L，无输血情况下血小板>20×10^9/L，病情稳定，无明显贫血、出血症状及高热的患者可予以出院。

■ NSAA患者经明确诊断后可以制订治疗方案后出院定期门诊随访。

（十）有无变异及原因分析

1. 有影响免疫抑制药治疗的合并症，需要先进行相关的诊断和治疗，住院时间相应延长。

2. 免疫抑制药治疗过程中出现严重感染或出血危及生命者，住院时间需要延长并进行相关的诊断和治疗。

3. 如1疗程ATG/ALG治疗失败，需要再次治疗者，则退出路径。

释义

■ 对于进行免疫抑制药治疗无效的SAA患者，如需要进一步治疗如寻找到合适供者进行移植，则退出临床路径。

■ 治疗过程中因出现各种合并症需要继续住院治疗的可适当延长住院日，若出现严重并发症影响本路径实施的可退出本路径。

四、再生障碍性贫血临床路径给药方案

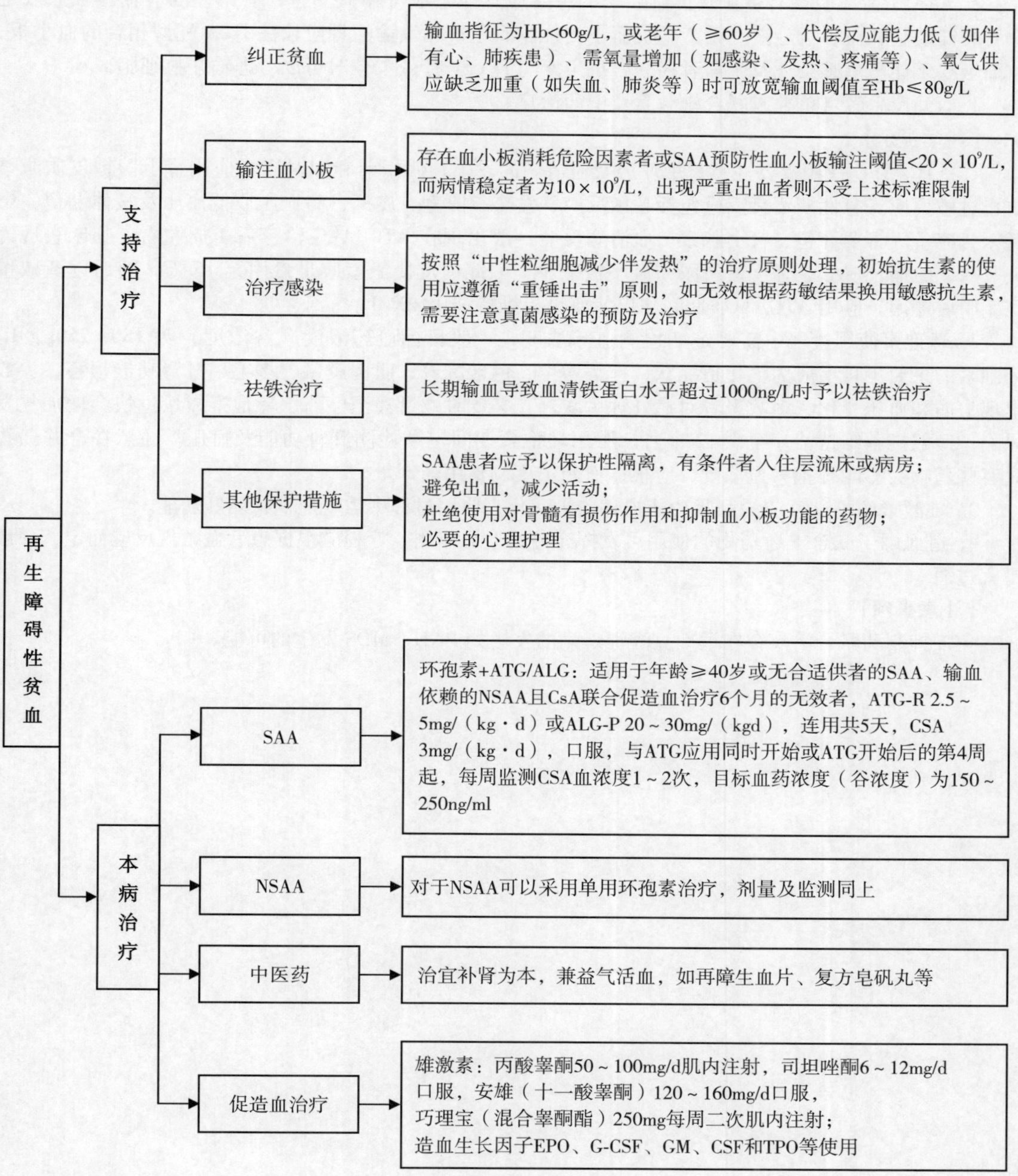

【用药选择】

1．一旦确诊 SAA 应尽早开始针对本病的治疗，同时进行支持治疗，如有感染存在应选用广谱抗菌药治疗感染，并进行相关病原学检查，如治疗无效应根据药敏试验结果调整抗菌药的应用；抗细菌治疗无效或最初有效而再次发热者应给与抗真菌治疗。对于进行免疫抑制药治疗的患者建议给予预防

性抗病毒治疗。

2. SAA 患者入院后有贫血及出血症状的患者应立即予成分输血支持，有条件的应输注辐照或过滤后的红细胞和血小板悬液。因产生抗血小板抗体而导致无效输注者应输注 HLA 配型相合的血小板；粒细胞缺乏伴严重感染危及生命者在联合抗生素与 G-CSF 疗效欠佳时可以考虑输注粒细胞。

3. NSAA 患者可单独或联合雄激素及中药治疗。

【药学提示】

1. ATG/ALG 使用需要注意过敏反应及血清病的发生，使用前和同时同步应用肾上腺糖皮质激素防止过敏反应。急性期不良反应包括超敏反应、发热、僵直、皮疹、高血压或低血压及液体潴留，患者床旁应备气管切开包、肾上腺素。血清病反应一般出现在 ATG/ALG 治疗后 1 周左右，临床表现为关节痛、肌痛、皮疹、轻度蛋白尿和血小板减少，因此糖皮质激素应足量用至 15 天，随后逐渐减量至 2 周后停用。应用 ATG/ALG 期间建议使血小板维持 $>10\times10^9/L$。

2. 环孢素使用过程中需要定期检测血药浓度，一般目标血药浓度（谷浓度）为 150~250μg/L。环胞素的主要不良反应为消化道症状、齿龈增生、色素沉着、肌肉震颤、多毛、肝肾功能损害，少数出现头痛和血压变化，多数患者对症处理后减轻，必要时减量甚至停药。环孢素减量过快会增加复发风险，一般推荐维持治疗至少 12 个月。服用环孢素期间定期检测肝肾功能及血压。注意在合并药物时有些药物会影响环孢素血浓度，应根据血药浓度调整用药剂量。

3. 雄激素的不良反应为肝肾功能损害、男性化，应用过程中需要定期检测肝功能。

4. 造血因子联合上述药物的使用可发挥充分的造血作用，疗程应根据患者血常规反应而定，一般不宜过短。

【注意事项】

免疫抑制药联合治疗存在远期克隆性疾病的发生如 PNH、MDS 发生的可能。

五、推荐表单

（一）医师表单

再生障碍性贫血临床路径医师表单-1

适用对象：**第一诊断为**再生障碍性贫血（ICD-10：D61）并符合 2010 年《再生障碍性贫血诊断专家共识》［中华医学会血液学分会红细胞疾病（贫血）血组］的 SAA 诊断标准

患者姓名：________性别：________年龄：________门诊号：________住院号：________

住院日期：_____年___月___日　出院日期：_____年___月___日　标准住院日：60~120 天

时间	住院第 1 天	住院第 2 天	住院第 3~7 天
主要诊疗工作	□ 询问病史与体格检查 □ 开检查、化验单 □ 上级医师查房评估病情 □ 患者家属签署输血同意书、骨髓穿刺及 PICC 插管同意书（必要时） □ 告知并签署病重通知 □ 完成首次病程记录和大病历 □ 根据血象及凝血分析决定是否成分输血	□ 完成入院检查 □ 上级医师查房 □ 完成病历记录 □ 骨髓检查 □ 完成必要的相关科室会诊	□ 根据初步骨髓结果制订治疗方案 □ 如选择免疫抑制药联合治疗，患者家属签署免疫治疗知情同意书 □ 雄激素、免疫抑制药治疗 □ 完成病程记录 □ 上级医师查房
重要医嘱	**长期医嘱：** □ 血液病护理常规 □ 病重或病危 □ 一级护理 □ 饮食：◎普食◎糖尿病饮食◎其他 □ 抗生素（必要时） **临时医嘱：** □ 急查血常规+血型，网织红细胞计数、血涂片、凝血分析 □ 尿+镜检、便常规+潜血、抗人球蛋白试验、抗核抗体、免疫球蛋白、肝肾功能、感染性疾病筛查 □ 胸部 X 线、腹部超声 □ 必要时行血红蛋白电泳，维生素 B_{12}和叶酸，酸溶血试验和流式细胞学检测 CD55、CD59，微小病毒 B_{19}、EB 病毒、巨细胞病毒，咽拭子培养、血培养等 □ 对症处理	**长期医嘱：** □ 患者既往基础用药 □ 抗菌药（必要时） □ 每日复查血常规或根据病情决定复查间隔 **临时医嘱：** □ 骨髓细胞学分类，有条件者做骨髓活检、染色体核型分析、染色体丝裂霉素断裂试验、流式细胞学检测 T 淋巴细胞亚群和 CD55、CD59 □ 输血医嘱（必要时） □ 对症处理：止血、预防感染、输血（必要时）	**长期医嘱：** □ 雄激素治疗 □ 免疫抑制药 □ 造血细胞因子（必要时） □ 抗菌药（必要时） **临时医嘱：** □ 输血医嘱（必要时） □ 每周复查 2 次血生化（肝肾功能）及电解质 □ 血培养、X 线胸片（必要时） □ 其他特殊医嘱 □ 对症处理：止血、预防感染、输血（必要时）
病情变异记录	□ 无　□ 有，原因： 1. 2.	□ 无　□ 有，原因： 1. 2.	□ 无　□ 有，原因： 1. 2.
医师签名			

时间	免疫抑制药治疗第 1~5 天	免疫抑制药治疗 5~60 天	住院第 30~120 天（出院日）
主要诊疗工作	□ 上级医师查房，注意病情变化 □ 住院医师完成常规病历书写 □ 每日复查血细胞分析 □ 注意观察生命体征等 □ 输血、抗炎等支持治疗（必要时） □ 造血细胞集落刺激因子（必要时）	□ 上级医师查房 □ 住院医师完成常规病历书写 □ 每日复查血细胞分析。 □ 根据血细胞分析情况，在用药 30 天左右复查骨髓穿刺 □ 注意观察生命体征等 □ 输血、抗炎等支持治疗（必要时） □ 造血细胞集落刺激因子（必要时） □ 监测环孢素血浓度	□ 上级医师查房，进行疗效评估（根据血象、骨髓穿刺），确定有无并发症情况，明确是否出院 □ 完成出院记录、病案首页、出院证明书 □ 向患者交代出院后的注意事项
重要医嘱	**长期医嘱：** □ 普食 □ 造血细胞集落刺激因子（必要时） □ 雄激素治疗 □ 免疫抑制药 □ 保肝治疗（必要时） **临时医嘱：** □ 全血细胞分析、尿便常规 □ 血生化全相、电解质 □ 输血、抗炎等支持治疗（必要时） □ 造血细胞集落刺激因子（必要时） □ X 线胸片、胸部 CT（必要时） □ 血培养、痰培养、尿便培养（必要时）	**长期医嘱：** □ 普食 □ 造血细胞集落刺激因子（必要时） □ 雄激素治疗 □ 免疫抑制药 □ 保肝治疗（必要时） **临时医嘱：** □ 全血细胞分析、尿便常规 □ 血生化全相、电解质 □ 输血、抗炎等支持治疗（必要时） □ 造血细胞集落刺激因子（必要时） □ 复查骨髓穿刺、骨髓活检（必要时） □ 血培养、痰培养、尿便培养（必要时）	**出院医嘱：** □ 出院带药：雄激素、免疫抑制药、中药、保肝药物及造血刺激因子（必要时）
病情变异记录	□ 无 □ 有，原因： 1. 2.	□ 无 □ 有，原因： 1. 2.	□ 无 □ 有，原因： 1. 2.
医师签名			

再生障碍性贫血临床路径医师表单-2

适用对象：**第一诊断为**再生障碍性贫血（ICD-10：D61）并符合2010年《再生障碍性贫血诊断专家共识》[中华医学会血液学分会红细胞疾病（贫血）血组]的NSAA诊断标准

患者姓名：________性别：________年龄：________门诊号：________住院号：________

住院日期：_____年___月___日 出院日期：_____年___月___日 标准住院日：14~21天

时间	住院第1天	住院第2天	住院第3~7天
主要诊疗工作	□ 询问病史与体格检查 □ 开常规检查、化验单 □ 上级医师查房评估病情 □ 患者家属签署输血同意书、骨髓穿刺，以及PICC插管同意书（必要时） □ 向患者家属告知并签署病重通知 □ 完成首次病程记录和大病历 □ 对症处理：预防感染、止血、输血（必要时） □ 完成上级医师查房记录	□ 上级医师查房：分型、治疗方案和预后评估 □ 完成上级医师查房记录 □ 完成入院检查 □ 骨髓检查 □ 完成必要的相关科室会诊 □ 对症处理：止血、预防感染、成分输血（必要时）	□ 根据初步骨髓结果制订治疗方案 □ 患者家属签署免疫治疗知情同意书 □ 雄激素治疗 □ 免疫抑制药治疗 □ 住院医师完成病程记录 □ 上级医师查房 □ 对症处理：止血、预防感染、成分输血（必要时）
重要医嘱	**长期医嘱：** □ 血液病护理常规，二级护理 □ 饮食：◎普食◎糖尿病饮食◎其他 □ 抗菌药（必要时） **临时医嘱：** □ 急查血常规+血型，网织红细胞计数、血涂片、凝血分析 □ 尿常规+镜检、抗人球蛋白试验、抗核抗体、免疫球蛋白、肝肾功能、感染性疾病筛查 □ 胸部X线、腹部超声 □ 必要时做血红蛋白电泳，维生素B_{12}和叶酸，酸溶血试验和流式细胞学检测CD55、CD59，微小病毒B_{19}、EB病毒、巨细胞病毒，咽拭子培养、血培养等	**长期医嘱：** □ 患者既往基础用药 □ 抗菌药（必要时） **临时医嘱：** □ 骨髓细胞学分类，有条件者做骨髓活检，染色体核型分析，流式细胞学检测CD55、CD59 □ 输血医嘱（必要时） □ 血常规	**长期医嘱：** □ 雄激素治疗 □ 免疫抑制药 □ 造血细胞因子（必要时） □ 抗菌药（必要时） **临时医嘱：** □ 输血医嘱（必要时） □ 每周复查2次血生化（肝肾功能）及电解质 □ 血培养、X线胸片（必要时） □ 其他特殊医嘱
病情变异记录	□ 无 □ 有，原因：	□ 无 □ 有，原因：	□ 无 □ 有，原因：
医师签名			

时间	治疗第 1~5 天	治疗 5~10 天	住院第 14~21 天（出院日）
主要诊疗工作	□ 上级医师查房，注意病情变化 □ 住院医师完成常规病历书写 □ 复查血细胞分析 □ 注意观察生命体征 □ 输血、抗炎等支持治疗（必要时）	□ 上级医师查房，注意病情变化 □ 住院医师完成常规病历书写 □ 复查血细胞分析。 □ 注意观察体温、血压等 □ 输血、抗炎等支持治疗（必要时） □ 监测环孢素浓度（必要时）	□ 上级医师查房，确定有无并发症情况，明确是否出院 □ 完成出院记录、病案首页、出院证明书 □ 向患者交代出院后的注意事项
重要医嘱	**长期医嘱：** □ 普食 □ 雄激素治疗 □ 免疫抑制药（必要时） □ 保肝治疗（必要时） **临时医嘱：** □ 全血细胞分析、尿便常规 □ 血生化全项、电解质 □ 输血、抗炎等支持治疗（必要时）	**长期医嘱：** □ 普食 □ 雄激素治疗 □ 免疫抑制药（必要时） □ 保肝治疗（必要时） **临时医嘱：** □ 全血细胞分析、尿便常规 □ 血生化全相、电解质 □ 输血、抗炎等支持治疗（必要时） □ 环孢素浓度（必要时）	**出院医嘱：** □ 出院带药：雄激素、免疫抑制药（必要时）、中药、保肝药物（必要时）
病情变异记录	□ 无 □ 有，原因： 1. 2.	□ 无 □ 有，原因： 1. 2.	□ 无 □ 有，原因： 1. 2.
医师签名			

（二）护士表单

再生障碍性贫血临床路径-1 护士表单

适用对象：**第一诊断为**再生障碍性贫血（ICD-10：D61）并符合 2010 年《再生障碍性贫血诊断专家共识》［中华医学会血液学分会红细胞疾病（贫血）血组］的 SAA 诊断标准

患者姓名：________性别：________年龄：________门诊号：________住院号：________

住院日期：_____年___月___日　出院日期：_____年___月___日　标准住院日：60~120 天

时间	住院第 1 天	住院第 2 天
健康宣教	□ 入院宣教：介绍病房环境、设施、医院相关制度、主管医师和护士 □ 告知各项检查、化验的目的及注意事项 □ 指导饮食、卫生、活动等 □ 指导漱口和坐浴的方法 □ 安全宣教 □ PICC 置管介绍 □ 做好心理安慰，减轻患者入院后焦虑、紧张的情绪	□ 宣教疾病知识 □ 指导预防感染和出血 □ PICC 维护宣教 □ 介绍骨髓穿刺、骨髓活检的目的、方法和注意事项 □ 做好用药指导
护理处置	□ 入院护理评估：询问病史、相关查体、血常规、检查皮肤黏膜有无出血、营养状况、血管情况等 □ 监测和记录生命体征 □ 建立护理记录（病危、重患者） □ 卫生处置：剪指（趾）甲、沐浴（条件允许时），更换病服 □ 完成各项化验检查的准备（加急化验及时采集标本并送检） □ PICC 置管术（条件允许时），术前签署 PICC 置管知情同意书	□ 完成各项化验标本的留取并及时送检 □ 遵医嘱完成相关检查 □ PICC 导管维护
基础护理	□ 根据患者病情和生活自理能力确定护理级别（遵医嘱执行） □ 晨晚间护理 □ 安全护理 □ 口腔护理 □ 肛周护理	□ 执行分级护理 □ 晨晚间护理 □ 安全护理 □ 口腔护理 □ 肛周护理
专科护理	□ 执行血液病护理常规 □ 病情观察 □ 填写患者危险因素评估表（必要时） □ 感染、出血护理 □ 输血护理（必要时） □ 化疗护理 □ 心理护理	□ 观察患者病情变化 □ 感染、出血护理（必要时） □ 输血护理（必要时） □ 化疗护理 □ 心理护理
重点医嘱	□ 详见医嘱执行单	□ 详见医嘱执行单
病情变异记录	□ 无　□ 有，原因： 1. 2.	□ 无　□ 有，原因： 1. 2.
护士签名		

时间	住院第3~7天	免疫抑制剂治疗第1~5天
健康宣教	□ 免疫抑制药、雄激素治疗宣教 告知用药及注意事项 免疫治疗期间患者饮食、个人卫生 免疫治疗期间嘱患者适当多饮水 对陪伴家属健康指导 □ 指导预防感染和出血 □ 介绍其他药物作用、不良反应 □ 心理指导	□ 免疫抑制期间宣教：预防感染和出血 □ 造血细胞集落刺激因子治疗宣教 □ 饮食指导 □ 指导做好个人卫生工作 □ 心理指导
护理处置	□ 遵医嘱完成相关化验检查 □ 遵照医嘱及时给予对症治疗 □ PICC 导管维护 □ 执行保护性隔离措施	□ 遵医嘱完成相关化验检查 □ 遵照医嘱及时给予对症支持治疗 □ PICC 导管维护 □ 执行保护性隔离措施
基础护理	□ 执行分级护理 □ 晨晚间护理 □ 安全护理 □ 口腔护理 □ 肛周护理	□ 执行分级护理 □ 晨晚间护理 □ 安全护理 □ 口腔护理 □ 皮肤护理 □ 肛周护理
专科护理	□ 病情观察 □ 感染、出血护理 □ 输血护理（必要时） □ 心理护理	□ 观察患者病情变化，重点观察免疫抑制药的副作用 □ 感染、出血护理 □ 生命体征监测，必要时做好重症记录 □ 输血护理（必要时） □ 心理护理
重点医嘱	□ 详见医嘱执行单	□ 详见医嘱执行单
病情变异记录	□ 无 □ 有，原因： 1. 2.	□ 无 □ 有，原因： 1. 2.
护士签名		

时间	免疫抑制剂治疗第 5~60 天	住院第 30~120 天（出院日）
健康宣教	□ 宣教预防感染和出血 □ 饮食指导 □ 再次简单介绍骨髓穿刺、骨髓活检的目的方法和注意事项 □ 心理指导	□ 出院宣教：用药、饮食、卫生、休息，监测血常规、生化等 □ PICC 院外维护宣教 □ 指导办理出院手续 □ 告知患者科室联系电话 □ 定期门诊随访
护理处置	□ 遵医嘱完成相关化验检查 □ 遵照医嘱及时给予对症支持治疗 □ PICC 导管维护 □ 执行保护性隔离措施	□ 为患者领取出院带药 □ 协助整理患者用物 □ 发放 PICC 院外维护手册 □ 床单位终末消毒
基础护理	□ 执行分级护理 □ 晨晚间护理 □ 安全护理 □ 口腔护理 □ 肛周护理	□ 安全护理（护送出院）
专科护理	□ 密切观察病情观察 □ 感染、出血护理 □ 输血护理（必要时） □ 心理护理	□ 预防感染和出血指导 □ 心理护理
重点医嘱	□ 详见医嘱执行单	□ 详见医嘱执行单
病情变异记录	□ 无 □ 有，原因： 1. 2.	□ 无 □ 有，原因： 1. 2.
护士签名		

再生障碍性贫血临床路径-2护士表单

适用对象：第一诊断为再生障碍性贫血（ICD-10：D61）并符合2010年《再生障碍性贫血诊断专家共识》[中华医学会血液学分会红细胞疾病（贫血）血组]的NSAA诊断标准

患者姓名：________性别：________年龄：________门诊号：________住院号：________

住院日期：_____年___月___日　出院日期：_____年___月___日　标准住院日：14~21天

时间	住院第1天	住院第2天
健康宣教	□ 入院宣教：介绍病房环境、设施、医院相关制度、主管医师和护士 □ 告知各项检查、化验的目的及注意事项 □ 指导饮食、卫生、活动等 □ 指导漱口和坐浴的方法 □ 安全宣教 □ PICC置管介绍 □ 做好心理安慰，减轻患者入院后焦虑、紧张的情绪	□ 宣教疾病知识 □ 指导预防感染和出血 □ PICC维护宣教 □ 介绍骨髓穿刺的目的、方法和注意事项 □ 做好用药指导
护理处置	□ 入院护理评估：询问病史、相关查体、血常规、检查皮肤黏膜有无出血、营养状况、血管情况等 □ 监测和记录生命体征 □ 建立护理记录（病危、重患者） □ 卫生处置：剪指（趾）甲、沐浴（条件允许时），更换病服 □ 完成各项化验检查的准备（加急化验及时采集标本并送检） □ PICC置管术（条件允许时），术前签署PICC置管知情同意书	□ 完成各项化验标本的留取并及时送检 □ 遵医嘱完成相关检查 □ PICC导管维护
基础护理	□ 根据患者病情和生活自理能力确定护理级别（遵医嘱执行） □ 晨晚间护理 □ 安全护理 □ 口腔护理 □ 肛周护理	□ 执行分级护理 □ 晨晚间护理 □ 安全护理 □ 口腔护理 □ 肛周护理
专科护理	□ 执行血液病护理常规 □ 病情观察 □ 填写患者危险因素评估表（必要时） □ 感染、出血护理 □ 输血护理（必要时） □ 化疗护理 □ 心理护理	□ 观察患者病情变化 □ 感染、出血护理（必要时） □ 输血护理（必要时） □ 化疗护理 □ 心理护理
重点医嘱	□ 详见医嘱执行单	□ 详见医嘱执行单
病情变异记录	□ 无　□ 有，原因： 1. 2.	□ 无　□ 有，原因： 1. 2.
护士签名		

时间	住院第 3~7 天	治疗第 1~5 天
健康宣教	□ 免疫抑制药、雄激素治疗宣教 告知用药及注意事项 免疫治疗期间患者饮食、个人卫生 免疫治疗期间嘱患者适当多饮水 对陪伴家属健康指导 □ 指导预防感染和出血 □ 介绍其他药物作用、不良反应 □ 心理指导	□ 免疫抑制期间宣教：预防感染和出血 □ 饮食指导 □ 指导做好个人卫生工作 □ 心理指导
护理处置	□ 遵医嘱完成相关化验检查 □ 遵照医嘱及时给予对症治疗（必要时） □ PICC 导管维护 □ 执行保护性隔离措施	□ 遵医嘱完成相关化验检查 □ 遵照医嘱及时给予对症支持治疗（必要时） □ PICC 导管维护 □ 执行保护性隔离措施
基础护理	□ 执行分级护理 □ 晨晚间护理 □ 安全护理 □ 口腔护理 □ 肛周护理	□ 执行分级护理 □ 晨晚间护理 □ 安全护理 □ 口腔护理 □ 肛周护理
专科护理	□ 病情观察 □ 感染、出血护理（必要时） □ 输血护理（必要时） □ 心理护理	□ 观察患者病情变化 □ 感染、出血护理（必要时） □ 输血护理（必要时） □ 心理护理
重点医嘱	□ 详见医嘱执行单	□ 详见医嘱执行单
病情变异记录	□ 无　□ 有，原因： 1. 2.	□ 无　□ 有，原因： 1. 2.
护士签名		

时间	治疗第5~10天	住院第14~21天（出院日）
健康宣教	□ 宣教预防感染和出血 □ 饮食指导 □ 心理指导	□ 出院宣教：用药、饮食、卫生、休息，监测血常规、生化等 □ PICC 院外维护宣教 □ 指导办理出院手续 □ 告知患者科室联系电话 □ 定期门诊随访
护理处置	□ 遵医嘱完成相关化验检查 □ 遵照医嘱给予对症支持治疗（必要时） □ PICC 导管维护 □ 执行保护性隔离措施	□ 为患者领取出院带药 □ 协助整理患者用物 □ 发放 PICC 院外维护手册 □ 床单位终末消毒
基础护理	□ 执行分级护理 □ 晨晚间护理 □ 安全护理 □ 口腔护理 □ 肛周护理	□ 安全护理（护送出院）
专科护理	□ 密切观察病情观察 □ 感染、出血护理（必要时） □ 输血护理（必要时） □ 心理护理	□ 预防感染和出血指导 □ 心理护理
重点医嘱	□ 详见医嘱执行单	□ 详见医嘱执行单
病情变异记录	□ 无 □ 有，原因： 1. 2.	□ 无 □ 有，原因： 1. 2.
护士签名		

（三）患者表单

再生障碍性贫血临床路径患者表单-1

适用对象：**第一诊断为**再生障碍性贫血（ICD-10：D61）并符合2010年《再生障碍性贫血诊断专家共识》［中华医学会血液学分会红细胞疾病（贫血）血组］的SAA诊断标准

患者姓名：________性别：________年龄：________住院号：________

住院日期：_____年___月___日　出院日期：_____年___月___日　标准住院日：60~120天

时间	入院第1天	入院第2天
医患配合	□ 接受询问病史、收集资料，请务必详细告知既往史、用药史、过敏史 □ 配合进行体格检查 □ 有任何不适请告知医师 □ 配合进行相关检查 □ 签署相关知情同意书	□ 配合完成相关检查（B超、心电图、X线胸片等） □ 配合完成各项化验 □ 配合骨髓穿刺、活检等 □ 有任何不适请告知医师
护患配合	□ 配合测量体温、脉搏、呼吸、血压、身高体重 □ 配合完成入院护理评估（回答护士询问病史、过敏史、用药史） □ 接受入院宣教（环境介绍、病室规定、探视陪伴制度、送餐订餐制度、贵重物品保管等） □ 配合完成紧急的各项检查 □ 配合护士选择静脉通路，接受PICC置管 □ 有任何不适请告知护士	□ 配合测量体温、脉搏、呼吸，询问排便 □ 配合各项检查（需要空腹的请遵照执行） □ 配合采集血标本 □ 接受疾病知识介绍 □ 接受骨髓穿刺、活检宣教 □ 接受用药指导 □ 接受PICC维护 □ 接受预防感染和出血指导 □ 接受心理护理 □ 接受基础护理 □ 有任何不适请告知护士
饮食	□ 遵照医嘱饮食配合	□ 遵照医嘱饮食配合
排泄	□ 尿便异常时及时告知医护人员	□ 尿便异常时及时告知医护人员
活动	□ 根据病情适当活动 □ 有出血倾向的卧床休息，减少活动	□ 根据病情适当活动 □ 有出血倾向的卧床休息，减少活动

时间	入院第3~7天	免疫抑制药治疗第1~5天
医患配合	□ 配合相关检查 □ 配合用药 □ 配合签署免疫抑制治疗知情同意书 □ 有任何不适请告知医师	□ 配合相关检查 □ 配合用药 □ 配合各种支持治疗 □ 有任何不适请告知医师
护患配合	□ 配合定时测量生命体征、每日询问排便 □ 配合各种相关检查 □ 配合采集血标本 □ 接受疾病知识介绍 □ 接受用药指导 □ 接受 PICC 维护 □ 接受预防感染和出血指导 □ 接受保护性隔离措施 □ 接受心理护理 □ 接受基础护理 □ 有任何不适请告知护士	□ 配合定时测量生命体征、每日询问排便 □ 配合各种相关检查 □ 配合采集血标本 □ 接受疾病知识介绍 □ 接受用药指导 □ 接受 PICC 维护 □ 接受预防感染和出血指导 □ 接受保护性隔离措施 □ 接受心理护理 □ 接受基础护理 □ 有任何不适请告知护士
饮食	□ 遵照医嘱饮食	□ 洁净饮食
排泄	□ 尿便异常时及时告知医护人员	□ 尿便异常时及时告知医护人员
活动	□ 根据病情适当活动 □ 有出血倾向的卧床休息，减少活动	□ 根据病情适当活动 □ 有出血倾向的卧床休息，减少活动

时间	免疫抑制剂治疗第5~60天	住院第30~120天（出院日）
医患配合	□ 配合相关检查 □ 配合用药 □ 配合各种治疗 □ 配合骨髓穿刺 □ 有任何不适请告知医师	□ 接受出院前指导 □ 遵医嘱出院后用药 □ 知道复查时间 □ 获取出院诊断书
护患配合	□ 配合定时测量生命体征、每日询问排便 □ 配合各种相关检查 □ 配合采集血标本 □ 接受疾病知识介绍 □ 接受用药指导 □ 接受 PICC 维护 □ 接受预防感染和出血指导 □ 接受保护性隔离措施 □ 接受心理护理 □ 接受基础护理 □ 有任何不适请告知护士	□ 接受出院宣教 □ 办理出院手续 □ 获取出院带药 □ 知道服药方法、作用、注意事项 □ 知道预防感染、出血措施 □ 知道复印病历方法 □ 接受 PICC 院外维护指导 □ 签署 PICC 院外带管协议
饮食	□ 洁净饮食	□ 普通饮食 □ 避免进生、冷、硬、辛辣和刺激饮食
排泄	□ 二尿异常时及时告知医护人员	□ 二尿异常（出血时）及时就诊
活动	□ 根据病情适当活动 □ 有出血倾向的卧床休息，减少活动	□ 适当活动，避免疲劳 □ 注意保暖，避免感冒 □ 注意安全，减少出血

再生障碍性贫血临床路径患者表单-2

适用对象：**第一诊断为**再生障碍性贫血（ICD-10：D61）并符合2010年《再生障碍性贫血诊断专家共识》［中华医学会血液学分会红细胞疾病（贫血）血组］NSAA的诊断标准。

患者姓名：________性别：________年龄：________住院号：________

住院日期：_____年___月___日　出院日期：_____年___月___日　标准住院日：14~21天内

时间	入院第1天	入院第2天
医患配合	□ 接受询问病史、收集资料，请务必详细告知既往史、用药史、过敏史 □ 配合进行体格检查 □ 有任何不适请告知医师 □ 配合进行相关检查 □ 签署相关知情同意书	□ 配合完成相关检查（B超、心电图、X线胸片等） □ 配合完成各项化验 □ 配合骨髓穿刺、活检等 □ 有任何不适请告知医师
护患配合	□ 配合测量体温、脉搏、呼吸、血压、身高体重 □ 配合完成入院护理评估（回答护士询问病史、过敏史、用药史） □ 接受入院宣教（环境介绍、病室规定、探视陪伴制度、送餐订餐制度、贵重物品保管等） □ 配合完成紧急的各项检查 □ 配合护士选择静脉通路，接受PICC置管 □ 有任何不适请告知护士	□ 配合测量体温、脉搏、呼吸，询问排便 □ 配合各项检查（需要空腹的请遵照执行） □ 配合采集血标本 □ 接受疾病知识介绍 □ 接受骨髓穿刺、活检宣教 □ 接受用药指导 □ 接受PICC维护 □ 接受预防感染和出血指导 □ 接受心理护理 □ 接受基础护理 □ 有任何不适请告知护士
饮食	□ 遵照医嘱饮食配合	□ 遵照医嘱饮食配合
排泄	□ 尿便异常时及时告知医护人员	□ 尿便异常时及时告知医护人员
活动	□ 根据病情适当活动 □ 有出血倾向的卧床休息，减少活动	□ 根据病情适当活动 □ 有出血倾向的卧床休息，减少活动

时间	入院第 3~7 天	治疗第 1~5 天
医患配合	□ 配合相关检查 □ 配合用药 □ 配合签署免疫抑制治疗知情同意书 □ 有任何不适请告知医师	□ 配合相关检查 □ 配合用药 □ 配合各种治疗 □ 有任何不适请告知医师
护患配合	□ 配合定时测量生命体征、每日询问排便 □ 配合各种相关检查 □ 配合采集血标本 □ 接受疾病知识介绍 □ 接受用药指导 □ 接受 PICC 维护 □ 接受预防感染和出血指导 □ 接受保护性隔离措施 □ 接受心理护理 □ 接受基础护理 □ 有任何不适请告知护士	□ 配合定时测量生命体征、每日询问排便 □ 配合各种相关检查 □ 配合采集血标本 □ 接受疾病知识介绍 □ 接受用药指导 □ 接受 PICC 维护 □ 接受预防感染和出血指导 □ 接受保护性隔离措施 □ 接受心理护理 □ 接受基础护理 □ 有任何不适请告知护士
饮食	□ 遵照医嘱饮食	□ 遵照医嘱饮食
排泄	□ 尿便异常时及时告知医护人员	□ 尿便异常时及时告知医护人员
活动	□ 根据病情适当活动 □ 有出血倾向的卧床休息，减少活动	□ 根据病情适当活动 □ 有出血倾向的卧床休息，减少活动

时间	治疗第 5~10 天	住院第 14~21 天（出院日）
医患配合	□ 配合相关检查 □ 配合用药 □ 配合各种治疗 □ 配合骨髓穿刺 □ 有任何不适请告知医师	□ 接受出院前指导 □ 遵医嘱出院后用药 □ 知道复查时间 □ 获取出院诊断书
护患配合	□ 配合定时测量生命体征、每日询问排便 □ 配合各种相关检查 □ 配合采集血标本 □ 接受疾病知识介绍 □ 接受用药指导 □ 接受 PICC 维护 □ 接受预防感染和出血指导 □ 接受保护性隔离措施 □ 接受心理护理 □ 接受基础护理 □ 有任何不适请告知护士	□ 接受出院宣教 □ 办理出院手续 □ 获取出院带药 □ 知道服药方法、作用、注意事项 □ 知道预防感染、出血措施 □ 知道复印病历方法 □ 接受 PICC 院外维护指导 □ 签署 PICC 院外带管协议
饮食	□ 洁净饮食	□ 普通饮食 □ 避免进生、冷、硬、辛辣和刺激饮食
排泄	□ 尿便异常时及时告知医护人员	□ 尿便异常（出血时）及时就诊
活动	□ 根据病情适当活动 □ 有出血倾向的卧床休息，减少活动	□ 适当活动，避免疲劳 □ 注意保暖，避免感冒 □ 注意安全，减少出血

附：原表单（2011年版）

再生障碍性贫血临床路径表单-1

适用对象：**第一诊断为**再生障碍性贫血（ICD-10：D61）并符合1987年全国再障会议关于重型再障的诊断标准

患者姓名：________性别：________年龄：________门诊号：________住院号：________

住院日期：_____年___月___日　出院日期：_____年___月___日　标准住院日：60~120天

时间	住院第1天	住院第2天	住院第3~7天
主要诊疗工作	□ 询问病史与体格检查 □ 开具检查、化验单 □ 上级医师查房评估病情 □ 患者家属签署输血同意书、骨髓穿刺，以及PICC插管同意书（必要时） □ 告知并签署病重通知 □ 完成首次病程记录和大病历	□ 完成入院检查 □ 上级医师查房 □ 完成病历记录 □ 骨髓检查 □ 完成必要的相关科室会诊	□ 根据初步骨髓结果制订治疗方案 □ 患者家属签署免疫治疗知情同意书 □ 雄激素、免疫抑制药治疗 □ 完成病程记录 □ 上级医师查房
重要医嘱	**长期医嘱：** □ 血液病护理常规 □ 一级护理 □ 饮食 □ 抗菌药物（必要时） **临时医嘱：** □ 急查血常规+血型，网织红细胞计数、血涂片、凝血分析 □ 尿常规+镜检、抗人球蛋白试验、抗核抗体、免疫球蛋白、肝肾功能、感染性疾病筛查 □ 胸部X线、腹部超声 □ 必要时行血红蛋白电泳，维生素B_{12}和叶酸，酸溶血试验和流式细胞学检测CD55、CD59，微小病毒B_{19}、EB病毒、CMV病毒，咽拭子培养、血培养等 □ 对症处理	**长期医嘱：** □ 患者既往基础用药 □ 抗菌药物（必要时） □ 每日复查血常规或根据病情决定复查间隔 **临时医嘱：** □ 骨髓细胞学分类，有条件者做骨髓活检，染色体核型分析，流式细胞学检测CD55、CD59 □ 输血医嘱（必要时） □ 对症处理：止血、预防感染、输血（必要时）	**长期医嘱：** □ 雄激素治疗 □ 免疫抑制药 □ 造血细胞因子（必要时） □ 抗菌药（必要时） **临时医嘱：** □ 输血医嘱（必要时） □ 每周复查2次血生化（肝肾功能）及电解质 □ 血培养、X线胸片（必要时） □ 其他特殊医嘱 □ 对症处理：止血、预防感染、输血（必要时）
主要护理工作	□ 介绍病房环境、设施和设备 □ 入院护理评估，静脉取血	□ 宣教（血液病知识） □ 随时观察患者病情变化 □ 心理与生活护理	□ 宣教（血液病知识） □ 随时观察患者病情变化 □ 心理与生活护理
病情变异记录	□ 无 □ 有，原因： 1. 2.	□ 无 □ 有，原因： 1. 2.	□ 无 □ 有，原因： 1. 2.
护士签名	白班　小夜班　大夜班	白班　小夜班　大夜班	白班　小夜班　大夜班
医师签名			

时间	免疫抑制剂治疗第 1~5 天	免疫抑制剂治疗 5~60 天	住院第 30~120 天（出院日）
主要诊疗工作	□ 上级医师查房，注意病情变化 □ 住院医师完成常规病历书写 □ 每日复查血细胞分析 □ 注意观察生命体征等 □ 输血、抗炎等支持治疗（必要时） □ 造血细胞集落刺激因子（必要时）	□ 上级医师查房 □ 住院医师完成常规病历书写 □ 每日复查血细胞分析。 □ 根据血细胞分析情况，在用药 30 天左右复查骨髓穿刺 □ 注意观察生命体征等 □ 输血、抗炎等支持治疗（必要时） □ 造血细胞集落刺激因子（必要时）	□ 上级医师查房，进行疗效评估（根据血象、骨髓穿刺），确定有无并发症情况，明确是否出院 □ 完成出院记录、病案首页、出院证明书 □ 向患者交代出院后的注意事项
重要医嘱	**长期医嘱：** □ 普食 □ 造血细胞集落刺激因子（必要时） □ 雄激素治疗 □ 免疫抑制药 □ 保肝治疗（必要时） **临时医嘱：** □ 全血细胞分析、尿便常规 □ 血生化全相、电解质 □ 输血、抗炎等支持治疗（必要时） □ 造血细胞集落刺激因子（必要时） □ X 线胸片、胸部 CT（必要时） □ 血培养、痰培养、尿便培养（必要时）	**长期医嘱：** □ 普食 □ 造血细胞集落刺激因子（必要时） □ 雄激素治疗 □ 免疫抑制药 □ 保肝治疗（必要时） **临时医嘱：** □ 全血细胞分析、尿便常规 □ 血生化全相、电解质 □ 输血、抗炎等支持治疗（必要时） □ 造血细胞集落刺激因子（必要时） □ 复查骨髓穿刺、骨髓活检（必要时） □ 血培养、痰培养、尿便培养（必要时）	**出院医嘱：** □ 出院带药：雄激素、免疫抑制剂、中药、保肝药物（必要时）
主要护理工作	□ 随时观察患者情况 □ 心理与生活护理	□ 随时观察患者情况 □ 心理与生活护理 □ 指导患者生活护理	□ 指导患者办理出院手续
病情变异记录	□ 无 □ 有，原因： 1. 2.	□ 无 □ 有，原因： 1. 2.	□ 无 □ 有，原因： 1. 2.
护士签名	白班 小夜班 大夜班	白班 小夜班 大夜班	白班 小夜班 大夜班
医师签名			

再生障碍性贫血临床路径表单-2

适用对象：**第一诊断为**再生障碍性贫血（ICD-10：D61）并符合1987年全国再障会议关于慢性再障的诊断标准，SAA-II不包括在内

患者姓名：_______性别：_______年龄：_______门诊号：_______住院号：_______

住院日期：____年___月___日 出院日期：____年___月___日 标准住院日：14~21天

时间	住院第1天			住院第2天			住院第3~7天		
主要诊疗工作	□ 询问病史与体格检查 □ 开具常规检查、化验单 □ 上级医师查房评估病情 □ 患者家属签署输血同意书、骨髓穿刺，以及PICC插管同意书（必要时） □ 向患者家属告知并签署病重通知 □ 完成首次病程记录和大病历 □ 对症处理：预防感染、止血、输血（必要时） □ 完成上级医师查房纪录			□ 上级医师查房：分型、治疗方案和预后评估 □ 完成上级医师查房记录 □ 完成入院检查 □ 骨髓检查 □ 完成必要的相关科室会诊 □ 对症处理：止血、预防感染、成分输血（必要时）			□ 根据初步骨髓结果制订治疗方案 □ 患者家属签署免疫治疗知情同意书 □ 雄激素治疗 □ 免疫抑制药治疗 □ 住院医师完成病程记录 □ 上级医师查房 □ 对症处理：止血、预防感染、成分输血（必要时）		
重要医嘱	**长期医嘱：** □ 血液病护理常规，二级护理 □ 饮食：◎普食◎糖尿病饮食◎其他 □ 抗菌药物（必要时） **临时医嘱：** □ 急查血常规+血型，网织红细胞计数、血涂片、凝血分析 □ 尿常规+镜检、抗人球蛋白试验、抗核抗体、免疫球蛋白、肝肾功能、感染性疾病筛查 □ 胸部X线、腹部超声 □ 必要时做血红蛋白电泳，维生素B_{12}和叶酸，酸溶血试验和流式细胞学检测CD55、CD59，微小病毒B_{19}、EB病毒、CMV病毒，咽拭子培养、血培养等			**长期医嘱：** □ 患者既往基础用药 □ 抗菌药物（必要时） **临时医嘱：** □ 骨髓细胞学分类，有条件者做骨髓活检，染色体核型分析，流式细胞学检测CD55、CD59 □ 输血医嘱（必要时） □ 血常规			**长期医嘱：** □ 雄激素治疗 □ 免疫抑制药 □ 造血细胞因子（必要时） □ 抗菌药物（必要时） **临时医嘱：** □ 输血医嘱（必要时） □ 每周复查2次血生化（肝肾功能）及电解质 □ 血培养、X线胸片（必要时） □ 其他特殊医嘱		
主要护理工作	□ 介绍病房环境、设施和设备 □ 入院护理评估，静脉取血			□ 宣教（血液病知识） □ 随时观察患者病情变化 □ 心理与生活护理			□ 宣教（血液病知识） □ 随时观察患者病情变化 □ 心理与生活护理		
病情变异记录	□ 无 □ 有，原因：			□ 无 □ 有，原因：			□ 无 □ 有，原因：		
护士签名	白班	小夜班	大夜班	白班	小夜班	大夜班	白班	小夜班	大夜班
医师签名									

时间	治疗第1~5天			治疗5~10天			住院第14~21天（出院日）		
主要诊疗工作	□上级医师查房，注意病情变化 □住院医师完成常规病历书写 □复查血细胞分析 □注意观察生命体征 □输血、抗炎等支持治疗（必要时）			□上级医师查房，注意病情变化 □住院医师完成常规病历书写 □复查血细胞分析 □注意观察体温、血压等 □输血、抗炎等支持治疗（必要时） □监测环孢素浓度（必要时）			□上级医师查房，确定有无并发症情况，明确是否出院 □完成出院记录、病案首页、出院证明书 □向患者交代出院后的注意事项		
重要医嘱	**长期医嘱：** □普食 □雄激素治疗 □免疫抑制药（必要时） □保肝治疗（必要时） **临时医嘱：** □全血细胞分析、尿便常规 □血生化全项、电解质 □输血、抗炎等支持治疗（必要时）			**长期医嘱：** □普食 □雄激素治疗 □免疫抑制药（必要时） □保肝治疗（必要时） **临时医嘱：** □全血细胞分析、尿便常规 □血生化全相、电解质 □输血、抗炎等支持治疗（必要时） □环孢素浓度（必要时）			**出院医嘱：** □出院带药：雄激素、免疫抑制药（必要时）、中药、保肝药物（必要时）		
主要护理工作	□随时观察患者情况 □心理与生活护理			□随时观察患者情况 □心理与生活护理 □指导患者生活护理			□指导患者办理出院手续		
病情变异记录	□无 □有，原因： 1. 2.			□无 □有，原因： 1. 2.			□无 □有，原因： 1. 2.		
护士签名	白班	小夜班	大夜班	白班	小夜班	大夜班	白班	小夜班	大夜班
医师签名									